U0233546

胰腺影像与病理
——基于不同类型的病例分析

Pancreatic Imaging：A Pattern-Based Approach to Radiologic Diagnosis with Pathologic Correlation

胰腺影像与病理
——基于不同类型的病例分析

Pancreatic Imaging：A Pattern–Based Approach to Radiologic Diagnosis with Pathologic Correlation

原著主编 Atif Zaheer
Elliot K. Fishman
Meredith E. Pittman
Ralph H. Hruban

主　　译 刘　岘　叶　靖　吴元魁

副 主 译 陈维翠　叶泳松　刘国清　万　芸

北京大学医学出版社

YIXIAN YINGXIANG YU BINGLI——JIYU BUTONG LEIXING DE BINGLI FENXI

图书在版编目（CIP）数据

胰腺影像与病理：基于不同类型的病例分析 /（美）阿蒂夫·查希尔（Atif Zaheer）等原著；刘岘，叶靖，吴元魁主译．—北京：北京大学医学出版社，2022.7

书名原文：Pancreatic Imaging：A Pattern-Based Approach to Radiologic Diagnosis with Pathologic Correlation

ISBN 978-7-5659-2659-4

Ⅰ. ①胰… Ⅱ. ①阿… ②刘… ③叶… ④吴… Ⅲ. ①胰腺疾病－病理－影像诊断 Ⅳ. ① R576.04

中国版本图书馆 CIP 数据核字（2022）第 094051 号

北京市版权局著作权合同登记号：图字：01-2022-1683

First published in English under the title
Pancreatic Imaging：A Pattern-Based Approach to Radiologic Diagnosis with Pathologic Correlation
edited by Atif Zaheer，Elliot K. Fishman，Meredith E. Pittman and Ralph H. Hruban

胰腺影像与病理——基于不同类型的病例分析

主　　译：刘　岘　叶　靖　吴元魁
出版发行：北京大学医学出版社
地　　址：（100191）北京市海淀区学院路 38 号　北京大学医学部院内
电　　话：发行部 010-82802230；图书邮购 010-82802495
网　　址：http://www.pumpress.com.cn
E-mail：booksale@bjmu.edu.cn
印　　刷：北京信彩瑞禾印刷厂
经　　销：新华书店
责任编辑：张李娜　**责任校对：**靳新强　**责任印制：**李　啸
开　　本：787 mm×1092 mm　1/16　**印张：**19.5　**字数：**428 千字
版　　次：2022 年 7 月第 1 版　2022 年 7 月第 1 次印刷
书　　号：ISBN 978-7-5659-2659-4
定　　价：260.00 元

译者名单

主　　译

刘　岘　广州中医药大学第二附属医院
叶　靖　江苏省苏北人民医院
吴元魁　南方医科大学南方医院

副 主 译

陈维翠　广州中医药大学第二附属医院
叶泳松　广州中医药大学第二附属医院
刘国清　广州中医药大学第二附属医院
万　芸　广州中医药大学第二附属医院

审校专家（按审校章节排序）

陈维翠　广州中医药大学第二附属医院
刘　岘　广州中医药大学第二附属医院
叶泳松　广州中医药大学第二附属医院
刘国清　广州中医药大学第二附属医院
郭　蕾　广州中医药大学第二附属医院
吴元魁　南方医科大学南方医院
叶　靖　江苏省苏北人民医院
万　芸　广州中医药大学第二附属医院

译　　者（按翻译章节排序）

叶泳松　广州中医药大学第二附属医院
郭　蕾　广州中医药大学第二附属医院
毛礼厅　广州中医药大学第二附属医院
刘国清　广州中医药大学第二附属医院
李　玲　陕西省第二人民医院
陈娴婧　广州市番禺区第三人民医院
韦秋荣　广州中医药大学第二附属医院
黄周叁　南方医科大学南方医院
陈维翠　广州中医药大学第二附属医院

吕　霞　广州中医药大学第二附属医院
张　颖　广州中医药大学第二附属医院
朱庆强　江苏省苏北人民医院
李洪梅　江苏省苏北人民医院
曹海媚　南方医科大学南方医院
王兰菁　珠海市人民医院
邱若薇　南方医科大学南方医院
莫海珠　南方医科大学南方医院
刘小闽　南方医科大学南方医院
尹昳丽　江苏省苏北人民医院
罗先富　江苏省苏北人民医院

译者前言

胰腺是一个兼具内分泌和外分泌功能的重要而又神秘的器官。尽管医学技术日新月异，胰腺疾病的临床诊断和治疗仍然颇具挑战。医学影像当是揭开胰腺疾病神秘面纱的首选。2017 年，约翰斯·霍普金斯大学和康奈尔大学的放射诊断学专家和胰腺病理学专家联合编撰了 *Pancreatic Imaging*：*A Pattern-Based Approach to Radiologic Diagnosis with Pathologic Correlation* 一书。通读之后，爱不释手。该书有以下四个特色。

1. 精选大体解剖和与之对应的影像，不仅有助于读者对影像征象的理解，而且，其图片之精美、视角之精巧，让人叹为观止。谓之“精”。

2. 书中的病例全部经过约翰斯·霍普金斯医院多学科诊疗团队（包括放射科、病理科、胃肠病科、肿瘤科和胰腺外科）对其影像特征、鉴别诊断要点、重要临床问题等进行深入细致的讨论、挖掘和提炼。谓之“深”。

3. 裁剪了影像技术原理、检查方法等枝蔓，聚焦疾病诊断的过程和重要环节。借用网红词汇形容，即“满满的干货”。谓之“简”。

4. 涵盖胰腺的解剖变异、炎症、常见和少见的肿瘤。谓之“全”。

本书的翻译力求准确并忠于原著的结构风格，译者们逐字逐句反复核实修改，力求将原著以科学严谨的形式呈现给读者。北京大学医学出版社作为本书的出版单位，为译文的审读、编辑和出版做了大量工作，在此表示深深的感谢和敬意！同时，囿于能力，翻译难免存在一些语言瑕疵，还请广大读者不吝指正。

译　者

原著献词

感谢我父母给予的激励，感谢我妻子的不懈支持，感谢我的儿子 Asad 和 Ali 让这一切变得有意义，感谢所有的胰腺学专家，直到永远。

A.Z.

致 Max Saul Zember，希望他有灿烂的未来，引导帮助下一代不断发现新事物。

E.K.F.

致我所有的病理学老师。

M.E.P

致下一代有才华的放射科医生，包括亲爱的 Mila。

R.H.H.

原著前言

基于病例的教学一直是放射学教育的传统，并且是放射科医生培训和实践中受欢迎的形式，因为它反映了放射学的实践本质。胰腺病变中多种多样的病理学改变产生不同的影像特点，因此，根据其影像表现进行总结汇编是很自然的。将大体病理融入放射学教学中，有助于直观地了解影像征象的病理解剖基础。本书基于病例分析的模式使读者能够在日常工作中使用本书作为参考，根据 CT 和 MRI 影像表现进行诊断和鉴别诊断，并将影像表现与大体病理、临床表现相结合。本书中每个病例的编排顺序都是从简要病史、影像表现描述、鉴别诊断开始，然后对其特点进行讨论，最后是教学重点。

本书内容涵盖了解剖变异、炎症、常见及不常见疾病，罕见的胰腺恶性肿瘤也包含其中。本书分为两个主要部分，包括胰腺实质疾病和导管疾病，以便于浏览和阅读。又进一步细分为多个部分，即根据增强模式、实性或囊性成分、钙化和病灶范围进行分类。

本书中收集的病例来自约翰斯·霍普金斯大学多年的经验积累。多数病例在约翰斯·霍普金斯大学的多学科会议上进行过深入细致的讨论，为放射学专家、病理学专家、胃肠病学专家、肿瘤学专家和胰腺外科医生之间的讨论精髓。我们希望能够代表胰腺疾病领域内这些专家、医生，将这些珍贵的资料和文献提供给放射科培训医师、放射科执业医师和对影像学感兴趣的临床医师，以为患者提供最佳的医疗服务。

Atif Zaheer

暨全体主编及编者

目 录

第一部分 实质异常：局灶性低强化肿块

病例 1 胰腺腺癌伴肿块远端结构变化 …… 3
病例 2 胰腺腺癌合并急性胰腺炎 …… 6
病例 3 手术无法切除的胰腺腺癌 …… 9
病例 4 边缘可切除的胰腺腺癌 …… 11
病例 5 胰腺腺癌术后复发 …… 13
病例 6 胰腺腺鳞癌 …… 15
病例 7 腺泡细胞癌 …… 18
病例 8 实性假乳头状瘤 …… 21
病例 9 淋巴瘤 …… 24
病例 10 浆细胞瘤 …… 27
病例 11 神经鞘瘤 …… 29
病例 12 脂肪瘤 …… 32
病例 13 未分化脂肪肉瘤 …… 35
病例 14 胰腺转移性黑色素瘤 …… 38
病例 15 胰母细胞瘤 …… 41

第二部分 实质异常：胰腺区域实质改变

病例 16 急性坏死性胰腺炎 …… 47
病例 17 坏死性胰腺炎后遗症 …… 50
病例 18 胰腺腺癌 …… 53
病例 19 胰腺转移性乳腺癌 …… 55
病例 20 局灶性脂肪浸润 …… 58
病例 21 囊性纤维化中的脂肪浸润 …… 60
病例 22 局灶性放射性萎缩 …… 63
病例 23 短胰腺 …… 65
病例 24 5- 羟色胺型神经内分泌肿瘤 …… 68
病例 25 自身免疫性胰腺炎 …… 70
病例 26 局灶性自身免疫性胰腺炎 …… 74
病例 27 自身免疫性胰腺炎的疗效评价 …… 78
病例 28 局灶性慢性胰腺炎 …… 80

病例 29　血色素沉着症…………83

第三部分　实质异常：囊性病变

病例 30　浆液性囊腺瘤伴远端胰管扩张…………87
病例 31　小浆液性囊腺瘤…………90
病例 32　寡囊型浆液性囊腺瘤…………93
病例 33　黏液性囊性肿瘤伴低级别异型增生…………96
病例 34　黏液性囊性肿瘤伴中级别异型增生…………98
病例 35　黏液性囊性肿瘤伴高级别异型增生及浸润性癌…………100
病例 36　表现为囊内囊的黏液性囊性肿瘤…………103
病例 37　黏液性囊性肿瘤伴壁结节…………106
病例 38　胰头黏液性囊性肿瘤…………108
病例 39　导管内乳头状黏液性肿瘤：混合胰管型伴低级别异型增生…………111
病例 40　多发导管内乳头状黏液性肿瘤…………113
病例 41　导管内乳头状黏液性肿瘤与假性囊肿…………116
病例 42　节段性导管内乳头状黏液性肿瘤…………119
病例 43　导管内乳头状黏液性肿瘤切除术后继发胰腺导管腺癌…………121
病例 44　主胰管型导管内嗜酸性乳头状肿瘤…………123
病例 45　实性假乳头状瘤…………126
病例 46　多发实性假乳头状瘤…………130
病例 47　类似导管内乳头状黏液性肿瘤的胰腺小脂肪瘤…………133
病例 48　淋巴上皮囊肿…………137
病例 49　前肠畸形囊肿…………141
病例 50　Von Hippel-Lindau 综合征中的胰腺囊肿…………144
病例 51　囊性神经鞘瘤…………147
病例 52　沟槽状胰腺炎…………149
病例 53　类似肿块的胰腺包裹性坏死…………152
病例 54　胰腺包裹性坏死…………155
病例 55　胰腺慢性假性囊肿…………158
病例 56　易误诊为胰腺囊肿的十二指肠憩室…………161
病例 57　囊性神经内分泌肿瘤…………163
病例 58　伴有破骨细胞样巨细胞的胰腺未分化癌…………167
病例 59　胰腺腺泡细胞囊腺瘤…………169

第四部分　实质异常：明显强化的实性肿块

病例 60　神经内分泌肿瘤…………175
病例 61　胰腺转移性肾细胞癌…………178
病例 62　巨大淋巴结增生症…………181

病例 63 类似肿块的胃十二指肠动脉假性动脉瘤……184
病例 64 富血供浆液性囊腺瘤……186
病例 65 异位脾……188
病例 66 与肠旋转不良相关的胰腺假肿块……191
病例 67 环状胰腺……193
病例 68 胰腺尾部裂……196
病例 69 异位胰腺……198
病例 70 胰腺动静脉畸形……201
病例 71 胰腺错构瘤……203
病例 72 胰腺髓样癌……205
病例 73 胰腺上皮样血管肉瘤……208
病例 74 血管活性肠肽瘤……210
病例 75 胃泌素瘤……213
病例 76 生长抑素瘤……217
病例 77 胰高血糖素瘤……219

第五部分 实质异常：钙化

病例 78 慢性胰腺炎……223
病例 79 慢性胰腺炎囊性纤维化……226
病例 80 慢性胰腺炎和胰腺导管腺癌……228
病例 81 神经内分泌肿瘤……231
病例 82 未分化肉瘤样癌……235
病例 83 未分化多形性肉瘤的钙化转移……237
病例 84 伴有中央钙化的浆液性囊腺瘤……239
病例 85 伴有包膜钙化的黏液性囊性肿瘤……241
病例 86 实性假乳头状瘤……243
病例 87 伴有胶样癌的导管内乳头状黏液性肿瘤……246

第六部分 导管异常：弥漫性导管异常

病例 88 混合型导管内乳头状黏液性肿瘤……251
病例 89 导管内管状乳头状肿瘤……255
病例 90 MRI 双胰管伪影……259
病例 91 慢性胰腺炎胰管改变……261
病例 92 慢性胰腺炎并胰管结石……264
病例 93 慢性胰腺炎胰管狭窄……266
病例 94 促胰液素引起的异常腺泡化……268
病例 95 慢性胰腺炎 Frey 手术后改变……270
病例 96 自身免疫性胰腺炎伴胰管消失……272

第七部分　导管异常：局限性导管异常

病例 97　共同管过长……277
病例 98　胰腺分裂伴背侧胰管囊肿……280
病例 99　环形胰管……283
病例 100　胰管破裂……286
病例 101　胰十二指肠切除术后吻合口狭窄……289

索　引……292

第一部分

实质异常：局灶性低强化肿块

病例 1 胰腺腺癌伴肿块远端结构变化

Stephanie Coquia
叶泳松 译 陈维翠 校

临床病史

男性，54 岁，上腹疼痛，其母亲有胰腺腺癌的相关家族史。

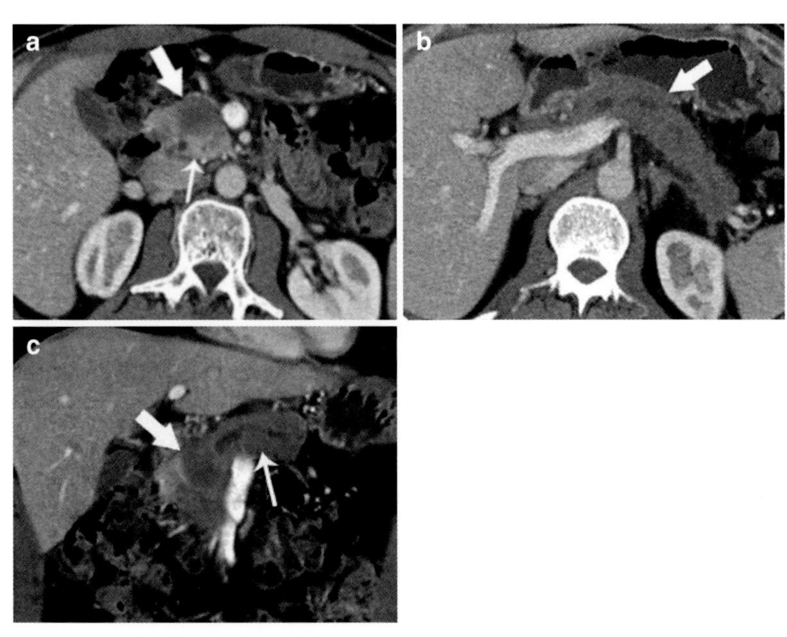

图 1

影像表现

CT 增强扫描静脉期横断位像显示胰头的低强化肿块（图 1a，粗箭头）。胰腺钩突正常强化（图 1a，细箭头）。胰体和胰尾呈弥漫性低强化（图 1b，箭头）并远端主胰管扩张。与胰尾的弥漫性低强化（图 1c，细箭头）相比，胰头的孤立性肿块（图 1c，粗箭头）更倾向于占位性病变。

鉴别诊断

胰腺腺癌和自身免疫性胰腺炎。

诊断

胰腺腺癌。

讨论

大多数胰腺腺癌（pancreatic adenocarcinoma，PDAC）为散发性，但 5% ～ 10% 的患者有家族史。患者直系亲属有胰腺腺癌病史，会增加其发生 PDAC 的风险。遗传性乳腺癌和卵巢癌、遗传性胰腺炎、Peutz-Jeghers 综合征、Lynch 综合征及家族性非典型多发痣黑色素瘤等癌症易感性综合征均可增加发生胰腺腺癌的风险[1]。例如，Peutz-Jeghers 综合征患者患胰腺癌的风险比正常人增加约 130 倍。

PDAC 的典型 CT 表现为肿瘤平扫呈低密度（与周围正常胰腺实质相比），增强扫描呈低强化，以及由于肿瘤阻塞导管而致远端主胰管扩张（图 1）。以上特征在胰腺实质期（注入造影剂后约 40 s）表现最为明显。PDAC 在 T1WI 平扫脂肪抑制序列上呈低信号，这是促结缔组织增生的间质对肿瘤的反应所导致的纤维化[2]（图 3）。因此，增强后呈延迟和边缘强化（图 3）。未受累的远端胰腺实质有时会因为合并胰腺炎或长期梗阻发生纤维化等结构改变（图 1b，c），出现类似于自身免疫性胰腺炎（autoimmune pancreatitis，AIP）[3] 的影像表现。血清 IgG4 有助于鉴别，但文献报道其敏感性从 44% 到 70% 不等。胰腺腊肠样外观、延迟强化、胶囊征（低密度边缘）和胆总管壁增厚是 AIP 的典型特征，有助于区分 AIP 和 PDAC[3-4]。AIP 患者需采用类固醇治疗，无需手术，故影像学在鉴别 PDAC 和 AIP 中仍具有重要的临床意义[4-5]。

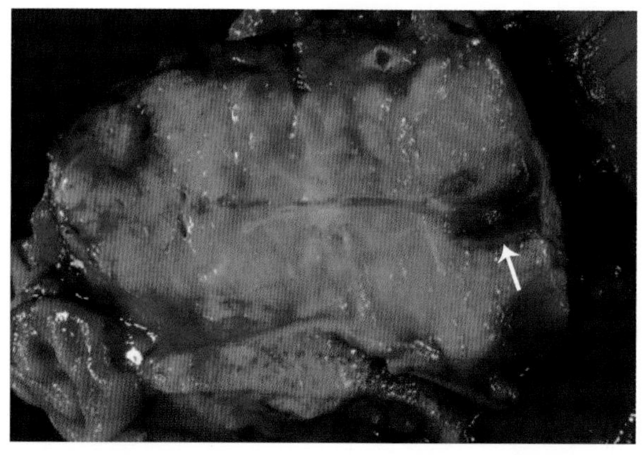

图 2　图 1 所示的患者接受了 Whipple 手术。手术大体标本显示胰头部边缘呈星芒状白色肿块，质地坚硬，压迫胰腺导管，肿块远端导管扩张（箭头）。组织学证实为胰腺腺癌

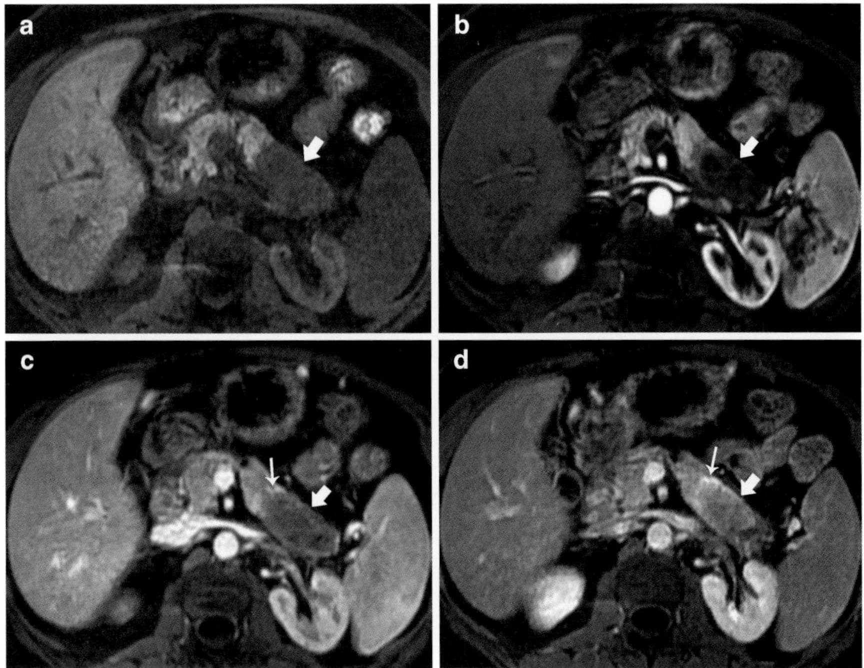

图 3　类似病例。女性，58 岁，确诊为胰腺腺癌。T1WI 像（**a**，箭头）显示胰腺体尾部低信号肿块，增强扫描动脉期（**b**，箭头）、静脉期（**c**，粗箭头）和延迟期（**d**，粗箭头）呈渐进性强化。静脉期（**c**，细箭头）和延迟期（**d**，细箭头）肿瘤周边呈较明显强化

教学重点

PDAC 患者中，未受累的远端胰腺实质有时由于合并胰腺炎或长期梗阻发生纤维化等结构改变。

参考文献

1. Salo-Mullen EE, O'Reilly EM, Kelsen DP, Ashraf AM, Lowery MA, Yu KH, et al. Identification of germline genetic mutations in patients with pancreatic cancer. Cancer. 2015;121(24):4382–8. doi:10.1002/cncr.29664.
2. Hakime A, Giraud M, Vullierme MP, Vilgrain V. MR imaging of the pancreas. J Radiol. 2007;88(1 Pt 1):11–25.
3. Zaheer A, Singh VK, Akshintala VS, Kawamoto S, Tsai SD, Gage KL, et al. Differentiating autoimmune pancreatitis from pancreatic adenocarcinoma using dual-phase computed tomography. J Comput Assist Tomogr. 2014;38(1):146–52. doi:10.1097/RCT.0b013e3182a9a431.
4. Frulloni L, Scattolini C, Falconi M, Zamboni G, Capelli P, Manfredi R, et al. Autoimmune pancreatitis: differences between the focal and diffuse forms in 87 patients. Am J Gastroenterol. 2009;104(9):2288–94. doi:10.1038/ajg.2009.327.
5. Morselli-Labate AM, Pezzilli R. Usefulness of serum IgG4 in the diagnosis and follow up of autoimmune pancreatitis: a systematic literature review and meta-analysis. J Gastroenterol Hepatol. 2009;24(1):15–36. doi:10.1111/j.1440-1746.2008.05676.x.

病例 2 胰腺腺癌合并急性胰腺炎

Stephanie Coquia
叶泳松 译 陈维翠 校

临床病史

男性，66 岁，呕吐伴轻微中腹部疼痛。

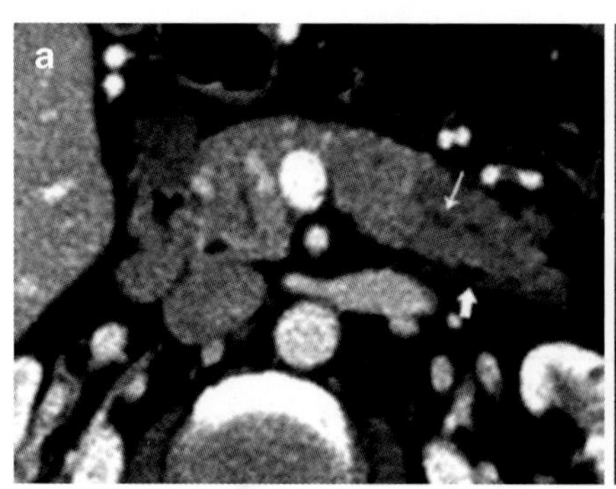

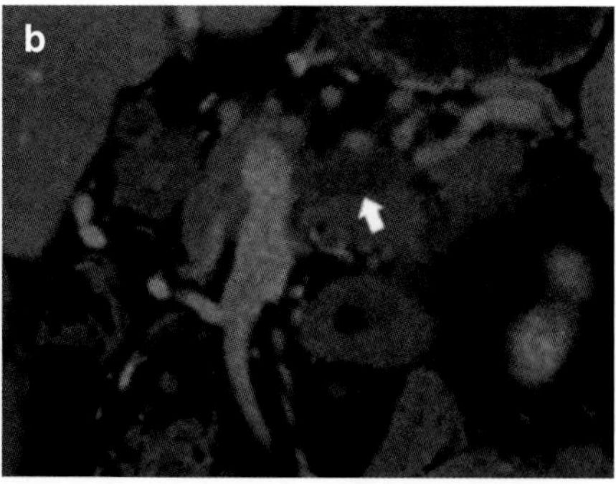

图 1

影像表现

CT 增强动脉期横断位图像示与正常的胰头和胰体相比，胰尾强化减低，伴胰周条状低密度影（图 1a，粗箭头）和主胰管截然扩张（图 1a，细箭头）。增强静脉期冠状位图像［最大密度投影（maximum intensity projection，MIP）］显示脾静脉闭塞（图 1b，箭头），左上方见侧支血管。

鉴别诊断

局灶性急性胰腺炎，胰腺腺癌合并胰腺炎，自身免疫性胰腺炎。

诊断

胰腺腺癌合并胰腺炎。

讨论

胰腺腺癌（PDAC）偶尔会引发急性胰腺炎的发作，这可能是由胰管机械性阻塞和肿瘤细胞侵袭血管或直接激活胰酶引起的胰腺缺血所致[1]。在大多数病例中，患者表现为轻度急性胰腺炎[1-2]。

急性胰腺炎可作为 PDAC 的首发症状（图 1 和 2），尤其是 40 岁以上的患者，如无胰腺炎的相关危险因素，如胆结石、酗酒史等，需排除胰腺是否存在较隐蔽的恶性肿瘤[3]。

病变区域胰管截然扩张是本病例的特点，表明胰管梗阻（图 1a 和 2a）。自身免疫性胰腺炎也可表现为胰腺低密度区，但通常不会出现胰管扩张[4]。自身免疫性胰腺炎患者的血清 IgG4 会升高，可能有助于诊断。在该病例中，脾静脉血栓并不具有特异性，7% ～ 20% 的急性胰腺炎患者可发生此征象，并不一定支持 PDAC 的诊断[5]。急性胰腺炎的炎症控制后，需对患者进行 CT 或 MRI 复查，以便评估胰腺是否有潜在的肿块。另外，超声内镜（endoscopic ultrasound，EUS）也可用于以上病变的评估。

图 1 所示患者行胰腺远端切除术，病理证实为 PDAC（图 3）。

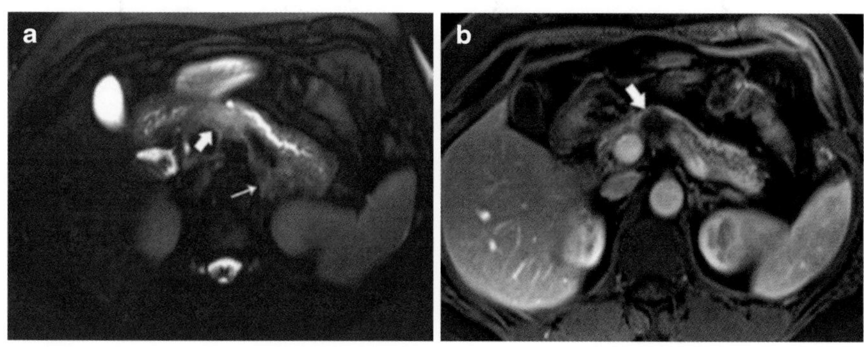

图 2　类似病例。女性，48 岁，腹痛，血清脂肪酶升高。T2WI 横断位像示胰腺体部高信号肿块（**a**，粗箭头）、肿块远端胰管扩张，伴胰周炎症（**a**，细箭头）。T1WI 增强横断位像示肿块呈轻度强化（**b**，箭头）。术前影像资料提示病灶为 PDAC，遂行胰腺远端切除术

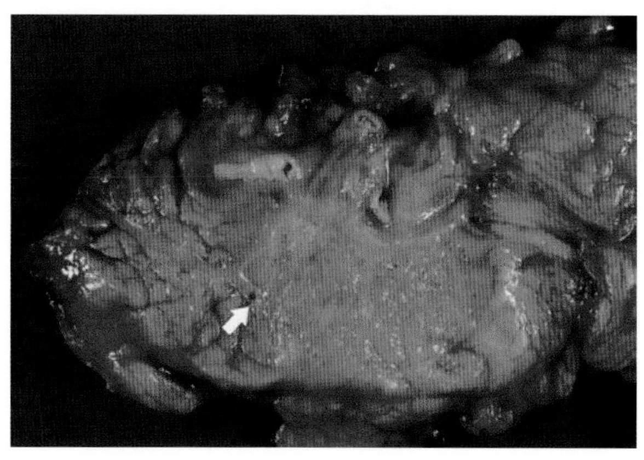

图 3　大体病理标本显示，胰腺边缘可见轻度扩张的通畅胰管（左），在肿瘤部位截然中断。肿瘤周围可见正常分叶状、褐色的胰腺实质，肿瘤所在区域胰腺正常结构消失（箭头）。肿块内可见多种成分：黄色的结构提示脂肪成分或萎缩的胰腺实质，白色的结构提示为纤维。鉴别诊断首先应考虑 PDAC，其次为慢性胰腺炎。组织学检查显示肿块为未分化 PDAC

教学重点

患者如无胰腺炎的相关危险因素却患有胰腺炎，需排除胰腺是否存在较隐蔽的恶性肿瘤，尤其是影像上可见截然扩张的胰管时。

参考文献

1. Mujica VR, Barkin JS, Go VL. Acute pancreatitis secondary to pancreatic carcinoma. Study Group Participants. Pancreas. 2000;21(4):329–32.
2. Kohler H, Lankisch PG. Acute pancreatitis and hyperamylasaemia in pancreatic carcinoma. Pancreas. 1987;2(1):117–9.
3. Munigala S, Kanwal F, Xian H, Scherrer JF, Agarwal B. Increased risk of pancreatic adenocarcinoma after acute pancreatitis. Clin Gastroenterol Hepatol. 2014;12(7):1143–50. e1 doi:10.1016/j.cgh.2013.12.033.
4. Zaheer A, Singh VK, Akshintala VS, Kawamoto S, Tsai SD, Gage KL, et al. Differentiating autoimmune pancreatitis from pancreatic adenocarcinoma using dual-phase computed tomography. J Comput Assist Tomogr. 2014;38(1):146–52. doi:10.1097/RCT.0b013e3182a9a431.
5. Heider TR, Azeem S, Galanko JA, Behrns KE. The natural history of pancreatitis-induced splenic vein thrombosis. Ann Surg. 2004;239(6):876–80. discussion 80–2.

病例 3 手术无法切除的胰腺腺癌

Stephanie Coquia
叶泳松 译 陈维翠 校

临床病史

男性，74 岁，有早饱感，伴进食后恶心、呕吐和间歇性腹痛等症状，体重减轻。

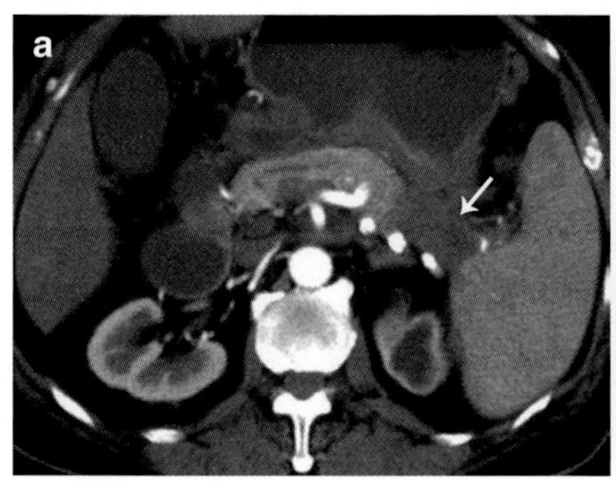

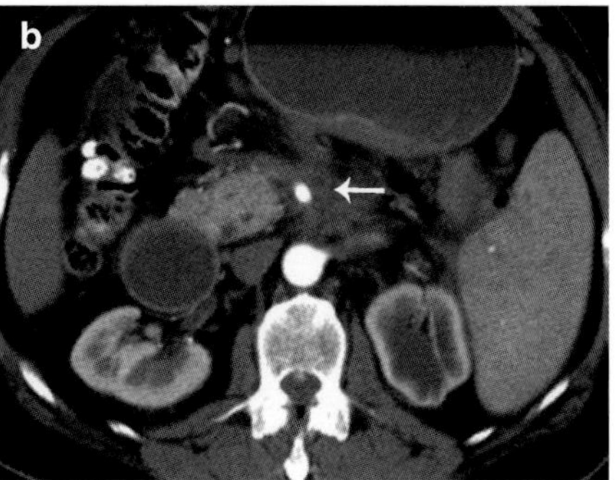

图 1

影像表现

CT 增强动脉期横断位像示胰腺尾部一低密度肿块，边界不清（图 1a，箭头），并向脾门处延伸；肿块包绕肠系膜上动脉（superior mesenteric artery，SMA）（图 1b，箭头）。

鉴别诊断

胰腺腺癌，急性胰腺炎。

诊断

手术无法切除的胰腺腺癌。

讨论

胰腺腺癌一旦浸润到胰腺外网膜组织，则易侵犯动脉周围神经丛和淋巴管。SMA

是胃肠道的主要供血血管，根治性切除存在肠缺血及致死的风险。此外，即使在少数冒险切除神经血管组织的病例中，切缘也往往是阳性的，这也增加了肿瘤复发的风险。

肿瘤包绕 SMA 的范围如不超过 180°，视为可切除；如包绕范围大于 180°，则不可切除[1-2]。如肿瘤不包绕 SMA，应评估 SMA 和手术区域其他主要动脉是否存在解剖学变异，尤其是肝动脉的起源，这是因为动脉血管的解剖学变异将增加术后并发症的风险，如出血、假动脉瘤形成和缺血。

CT 和 MRI 能清晰地显示肿瘤与邻近血管的关系。CT 图像显示肿瘤包绕动脉的范围大于 180°，则提示该动脉受侵犯，敏感性为 80%，特异性为 98%[3]（图 1）。

在本病例中，患者呈慢性进展的病情、肿块呈浸润性生长，均可排除急性胰腺炎的诊断。

教学重点

由于肿瘤完全包绕 SMA，故无法手术切除。

参考文献

1. Evans DB, George B, Tsai S. Non-metastatic pancreatic cancer: resectable, borderline resectable, and locally advanced-definitions of increasing importance for the optimal delivery of multimodality therapy. Ann Surg Oncol. 2015;22(11):3409–13. doi:10.1245/s10434-015-4649-2.
2. Katz MH, Marsh R, Herman JM, Shi Q, Collison E, Venook AP, et al. Borderline resectable pancreatic cancer: need for standardization and methods for optimal clinical trial design. Ann Surg Oncol. 2013;20(8):2787–95. doi:10.1245/s10434-013-2886-9.
3. Lu DS, Reber HA, Krasny RM, Kadell BM, Sayre J. Local staging of pancreatic cancer: criteria for unresectability of major vessels as revealed by pancreatic-phase, thin-section helical CT. AJR Am J Roentgenol. 1997;168(6):1439–43. doi:10.2214/ajr.168.6.9168704.

病例 4 边缘可切除的胰腺腺癌

Stephanie Coquia
叶泳松　译　陈维翠　校

临床病史

男性，39 岁，梗阻性黄疸。内镜引导下细针抽吸术（endoscopic-guided fine needle aspiration，FNA）提示胰腺癌，故患者行 CT 检查评估肿瘤是否可切除。

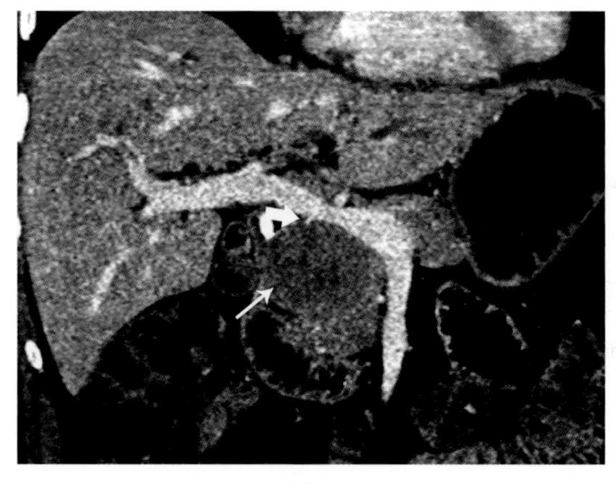

图 1

影像表现

CT 增强静脉期冠状位像示胰头部一低密度肿块（图 1，细箭头），毗邻门静脉，门静脉轻度移位，管腔未见狭窄（图 1，粗箭头）。

鉴别诊断

边缘可切除的胰腺腺癌。

诊断

边缘可切除的胰腺腺癌（低分化）。

讨论

发生于胰腺近端（头部、颈部及体部近端）的胰腺癌常会累及门静脉和肠系膜上静脉（superior mesenteric veins，SMV），静脉受累并非手术切除肿瘤的禁忌证。随着血管重建技术的进展和新辅助治疗水平的提高，外科医生能对静脉进行切除重建，故任何程度的静脉侵犯都被认为是可切除的[1-2]。

Ishikawa 分型通过评估门静脉和（或）（SMV）管径的变化，以及血管受累的长度，预测静脉受累者的长期预后。分型如下：Ⅰ，正常（无受累）；Ⅱ，门静脉 /SMV 轻度移位，无狭窄；Ⅲ，单侧狭窄；Ⅳ，双侧狭窄；Ⅴ，双侧狭窄伴侧支静脉[3]。Ishikawa 的研究结果表明，Ⅰ、Ⅱ或Ⅲ型且纵向受累血管长度≤ 1.2 cm 的患者比Ⅳ或Ⅴ型的患者长期预后好。

冠状位 CT 图像在评估胰腺癌可否边缘切除上，具有较大价值。图 1 所示的患者，肿瘤推移门静脉使其轻度移位，门静脉管腔无狭窄，符合Ⅱ型受累。该患者接受新辅助治疗后行胰十二指肠切除术，切缘为阴性。

图 2 所示的类似病例为胰腺体部腺癌（图 2a，箭头），由于肿瘤包埋血管，脾静脉汇入门静脉处明显狭窄（图 2b，箭头），与 Ishikawa Ⅳ型受累一致。

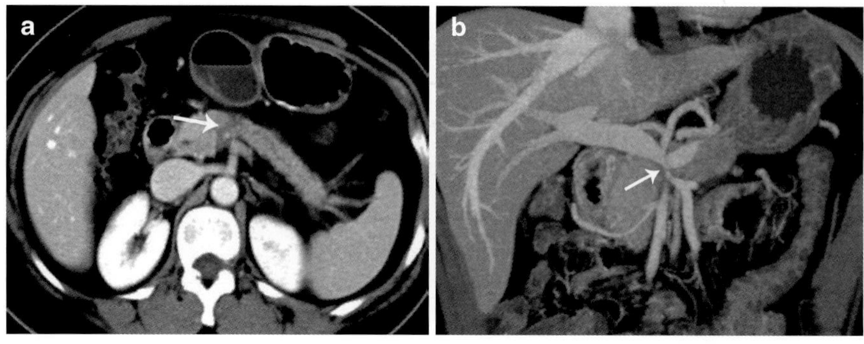

图 2　类似病例。女性，48 岁，胰腺腺癌。CT 增强门静脉期横断位图像示胰腺体部腺癌（**a**，箭头），由于肿瘤包埋血管，脾静脉汇入门静脉处明显狭窄（**b**，箭头），符合 Ishikawa Ⅳ型受累

教学重点

Ishikawa 分型通过评估门静脉和 SMV 管径的变化，以及血管受累的长度来评估胰腺癌静脉受累者的长期预后。

参考文献

1. Gillen S, Schuster T, Meyer Zum Buschenfelde C, Friess H, Kleeff J. Preoperative/neoadjuvant therapy in pancreatic cancer: a systematic review and meta-analysis of response and resection percentages. PLoS Med. 2010;7(4):e1000267. doi:10.1371/journal.pmed.1000267.
2. Neoptolemos JP, Stocken DD, Friess H, Bassi C, Dunn JA, Hickey H, et al. A randomized trial of chemoradiotherapy and chemotherapy after resection of pancreatic cancer. N Engl J Med. 2004;350(12):1200–10. doi:10.1056/NEJMoa032295.
3. Ishikawa O, Ohigashi H, Imaoka S, Furukawa H, Sasaki Y, Fujita M, et al. Preoperative indications for extended pancreatectomy for locally advanced pancreas cancer involving the portal vein. Ann Surg. 1992;215(3):231–6.

病例 5 胰腺腺癌术后复发

Stephanie Coquia
叶泳松 译 陈维翠 校

临床病史

男性，60 岁，既往有胰腺腺癌、胰十二指肠切除术病史，定期进行 CT 检查随访。

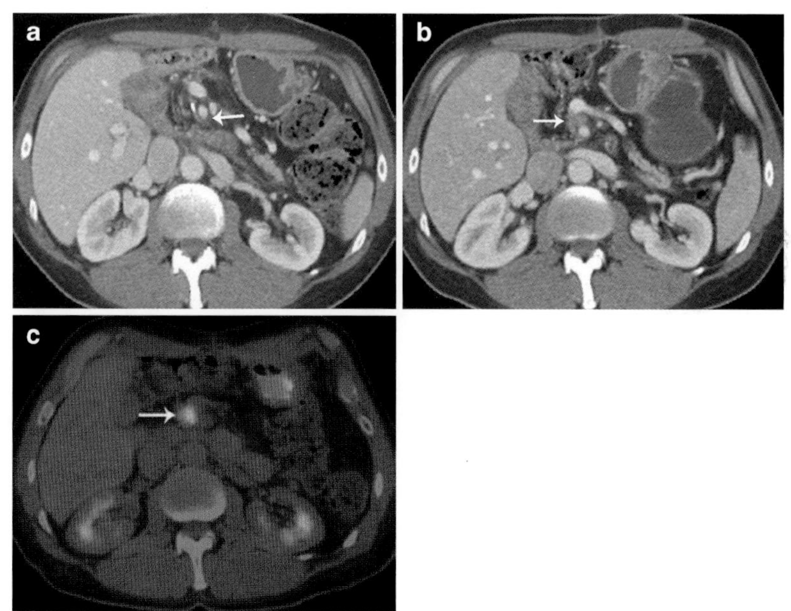

图 1

影像表现

患者行胰十二指肠切除术后 1 个月复查 CT，增强静脉期横断位像显示术区新月形软组织增厚（图 1a，箭头），考虑为术后改变。术后 13 个月复查 CT 显示，在肠系膜上动脉和肠系膜上静脉之间一个新发的软组织结节（图 1b，箭头）。术后 14 个月行正电子发射断层扫描（positron emission tomography，PET）-CT 检查，横断位融合图像显示，该结节氟脱氧葡萄糖（fluorodeoxyglucose，FDG）呈高摄取（图 1c，箭头）。

鉴别诊断

术后 / 治疗后改变，肿瘤复发。

诊断

胰腺腺癌术后复发。

讨论

胰腺腺癌行胰十二指肠切除术后最常见的复发部位是胰床和肝[1]。72% ～ 92% 的胰腺腺癌患者在手术后 2 年内发生局部复发[2]，如果手术切缘呈阳性，则复发的风险增加。因此，建议胰腺腺癌患者手术切除后至少 2 年对该区域进行密切的影像学随访复查[3]。胰十二指肠切除术后，术区常出现肠系膜上动脉和肠系膜上静脉周围软组织增厚、纤维化等现象，表现为血管后方的薄新月形软组织密度影（图 1a）。若随访发现该区域进行性增厚或肿块形成，伴随血管管腔狭窄，临床则需高度怀疑存在肿瘤局部复发的可能性[4]（图 1b）。PET-CT 在检测肿瘤复发方面优于增强 CT，敏感性为 96%。与普通 CT 相比，PET-CT 可以更早地发现肿瘤复发，具有更高的敏感性和特异性[2]。PET-CT 可作为血清 CA 19-9 水平升高、临床怀疑复发的患者[3]（图 1c）的首选检查方法。

教学重点

胰腺腺癌患者行胰十二指肠切除术后，常发生肿瘤局部复发，表现为术区血管周围软组织进行性增厚及肿块形成。肿瘤复发需与术后改变鉴别，术后改变的软组织增厚通常呈新月形。

参考文献

1. Bluemke DA, Abrams RA, Yeo CJ, Cameron JL, Fishman EK. Recurrent pancreatic adenocarcinoma: spiral CT evaluation following the Whipple procedure. Radiographics. 1997;17(2):303–13. doi:10.1148/radiographics.17.2.9084073.
2. Sahani DV, Bonaffini PA, Catalano OA, Guimaraes AR, Blake MA. State-of-the-art PET/CT of the pancreas: current role and emerging indications. Radiographics. 2012;32(4):1133–58. discussion 58-60 doi:10.1148/rg.324115143.
3. Ishigami K, Yoshimitsu K, Irie H, Tajima T, Asayama Y, Hirakawa M, et al. Significance of perivascular soft tissue around the common hepatic and proximal superior mesenteric arteries arising after pancreaticoduodenectomy: evaluation with serial MDCT studies. Abdom Imaging. 2008;33(6):654–61. doi:10.1007/s00261-008-9359-9.
4. Zaheer A, Wadhwa V, Oh J, Fishman EK. Pearls and pitfalls of imaging metastatic disease from pancreatic adenocarcinoma: a systematic review. Clin Imaging. 2015;39(5):750–8. doi:10.1016/j.clinimag.2015.04.017.

病例 6 胰腺腺鳞癌

Stephanie Coquia
叶泳松　译　陈维翠　校

临床病史

女性，50 岁，近几周体重减轻，伴腹痛。

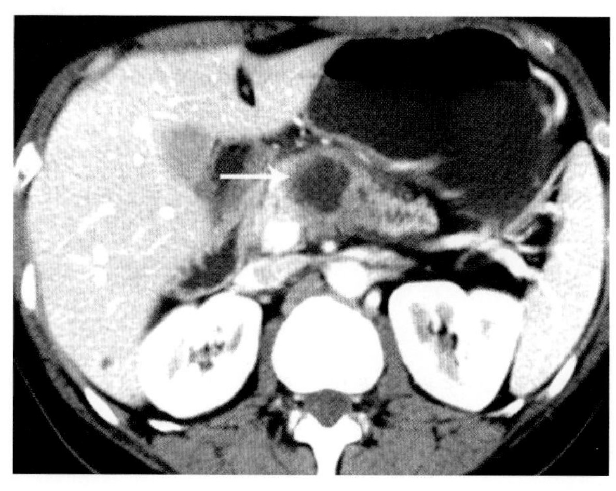

图 1

影像表现

CT 增强静脉期横断位像显示胰腺体部低强化肿块，中央见低密度坏死区（图 1，箭头），伴远端主胰管扩张。

鉴别诊断

胰腺腺癌，胰腺转移瘤，黏液性囊性肿瘤，导管内乳头状黏液性肿瘤（intraductal papillary mucinous neoplasm，IPMN）。

诊断

腺鳞癌（腺癌亚型）。

讨论

腺鳞癌是同时具有腺癌和鳞癌成分的恶性上皮肿瘤，且鳞癌成分不低于30%[1]。腺鳞癌罕见，发病率占胰腺外分泌恶性肿瘤的4%以下[2]。如图1所示，胰腺低密度肿块、远端胰管扩张及脾静脉阻塞，临床通常首先考虑胰腺腺癌。腺鳞癌的临床症状、影像表现和大体标本与腺癌类似。但是，肿瘤中央大片坏死可能提示腺鳞癌[3]。腺鳞癌患者的平均就诊年龄为63岁，男性居多[4]。

与腺癌相比，胰腺腺鳞癌具有侵袭性，预后较差[4]。大多数患者在确诊时身体其他部位已经出现转移。不论是否手术，患者中位生存期一般不会超过1年[1]。腺鳞癌对铂基类的化疗药物敏感[5]，故准确诊断有助于临床医生选择治疗方案。

图1病例的鉴别诊断应包括最常见的胰腺腺癌。如果其他部位没有发现肿瘤，则无需考虑转移瘤。由于肿瘤中央有囊状无强化区，故还需考虑胰腺囊性肿瘤，如黏液性囊性肿瘤和IPMN，但肿块未见明确包膜不支持胰腺囊性肿瘤的诊断。

图1所示的患者接受了胰腺远端切除术。大体病理标本显示肿瘤大片坏死导致的囊性变（图2）。

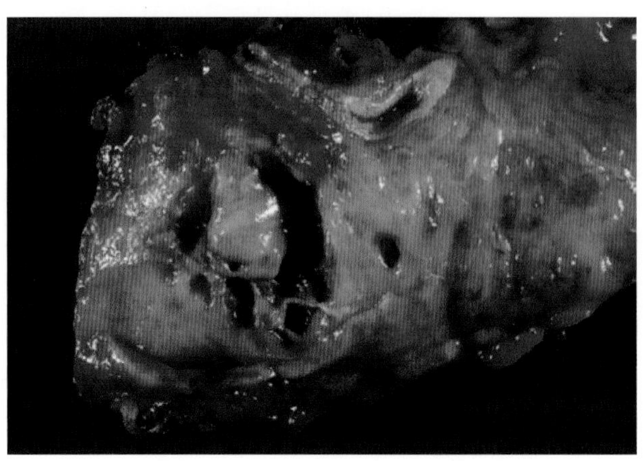

图2　大体病理标本显示肿瘤大片坏死导致的囊性变

教学重点

胰腺腺鳞癌是导管腺癌的一种亚型，侵袭性强，肿瘤常表现为广泛的中央坏死。

参考文献

1. Hruban RH, Pittman MB, Klimstra DS. Tumors of the pancreas, 4th series. Washington, DC: American Registry of Pathology Press; 2007.
2. Smoot RL, Zhang L, Sebo TJ, Que FG. Adenosquamous carcinoma of the pancreas: a single-institution experience comparing resection and palliative care. J Am Coll Surg. 2008;207(3):368–70. doi:10.1016/j.jamcollsurg.2008.03.027.

3. Toshima F, Inoue D, Yoshida K, Yoneda N, Minami T, Kobayashi S, et al. Adenosquamous carcinoma of pancreas: CT and MR imaging features in eight patients, with pathologic correlations and comparison with adenocarcinoma of pancreas. Abdom Radiol (NY). 2016;41(3):508–20. doi:10.1007/s00261-015-0616-4.
4. Kardon DE, Thompson LD, Przygodzki RM, Heffess CS. Adenosquamous carcinoma of the pancreas: a clinicopathologic series of 25 cases. Mod Pathol. 2001;14(5):443–51. doi:10.1038/modpathol.3880332.
5. Wild AT, Dholakia AS, Fan KY, Kumar R, Moningi S, Rosati LM, et al. Efficacy of platinum chemotherapy agents in the adjuvant setting for adenosquamous carcinoma of the pancreas. J Gastrointest Oncol. 2015;6(2):115–25. doi:10.3978/j.issn.2078-6891.2014.091.

病例 7 腺泡细胞癌

Katherine M. Troy，Karen S. Lee
叶泳松 译 陈维翠 校

临床病史

女性，54 岁，间歇性上腹部疼痛，伴双膝和肩膀剧烈疼痛。

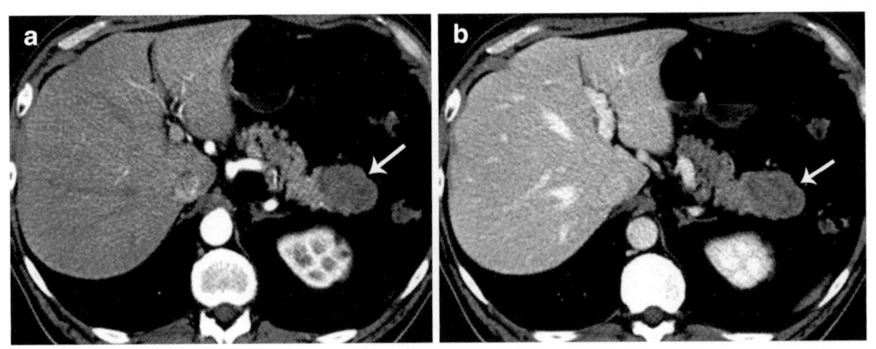

图 1

影像表现

CT 增强动脉期（图 1a）和门静脉期（图 1b）横断位像显示胰腺尾部一局限性、分叶状肿块。动脉期肿块强化程度低于正常胰腺实质（图 1a，箭头），门静脉期肿块呈不均匀、渐进性强化（图 1b，箭头），但强化程度低于正常胰腺实质。肿块周围见环形强化的包膜。肿块内未见钙化或脂肪。

鉴别诊断

腺癌，神经内分泌肿瘤，腺泡细胞癌，淋巴瘤，局灶性自身免疫性胰腺炎。

诊断

腺泡细胞癌。

讨论

腺泡细胞癌是一种上皮源性恶性肿瘤，临床罕见，约占胰腺所有外分泌肿瘤的 1%[1]。临床上常表现为腹痛，可出现黄疸，但黄疸的发生率低于胰腺腺癌。男性患者稍多，年龄约为 60 ～ 70 岁。腺泡细胞癌可产生外分泌酶，过多的酶分泌至血浆中，导致多发性关节炎、脂膜炎或皮下脂肪坏死。

腺泡细胞癌可发生于胰腺各部位，表现为部分或完全外生型生长[2-3]。肿瘤边界清楚，有包膜，可发生囊性变（图 2），偶见出血。少许病例可出现钙化，一项小样本研

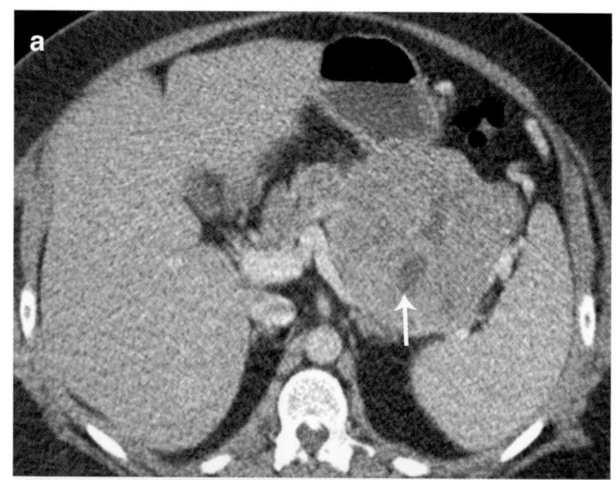

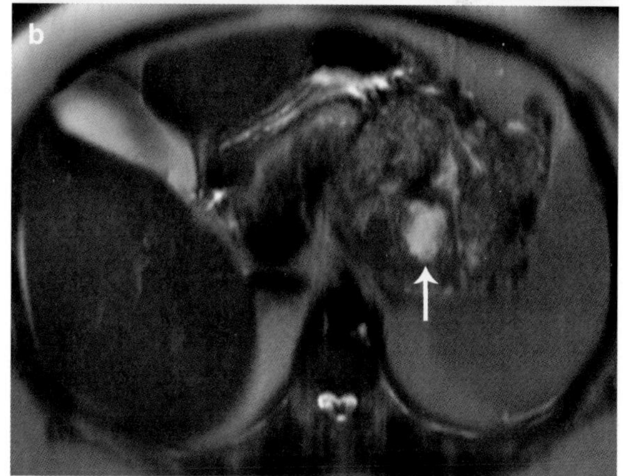

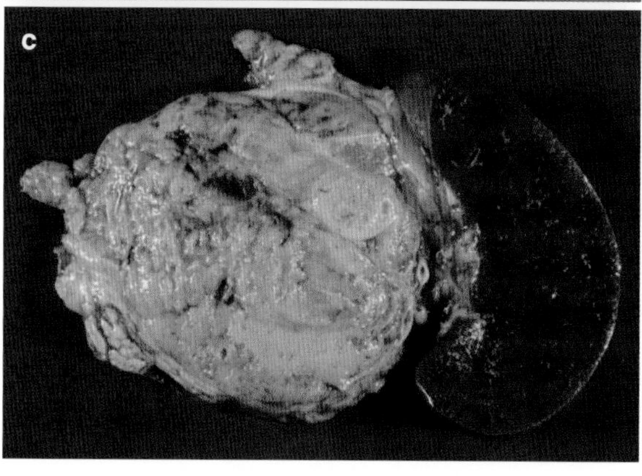

图 2　类似病例。女性，59 岁，腹痛。CT 增强动脉晚期，胰体尾部见一较大肿物，边界清楚，轻度强化，中央低密度区（**a**，箭头）为囊性变区，T2WI 为高信号（**b**，箭头）。大体病理标本（**c**）显示腺泡细胞癌切面呈鱼肉状

究发现27%的病例有钙化[1]，另一研究表明钙化发生率仅为6%[4]。腺泡细胞癌一般不会造成胆道或胰管扩张，但如肿瘤位于胰头，则可出现此征象[2]。腺泡细胞癌与胰腺腺癌的鉴别征象包括体积大，无胆道或胰管扩张，外生型生长[2]。

腺泡细胞癌可发生局部侵袭，直接侵犯邻近的胃、十二指肠或脾。此外，患者确诊时常已发生转移，最常见的部位是肝[1]。一项研究发现，30例腺泡细胞癌患者确诊时有15例伴随淋巴结转移，12例伴随肝转移[4]。治疗通常采用手术切除，也可以进行化疗。患者的1年生存率约为50%，5年生存率约为6%[3]，与腺癌相似。

图1所示的患者接受了胰腺远端切除术。大体标本显示肿瘤呈均匀的鱼肉状，边界清楚（图2c和图3）。镜下显示肿瘤细胞形成腺泡结构或呈片状生长，胞质呈嗜酸性，居中、明显的核仁是肿瘤细胞特征性表现。

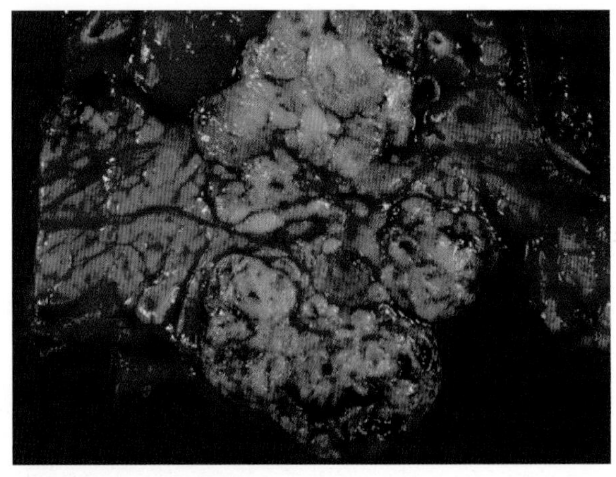

图3　图1的患者行胰腺远端切除术，大体标本示肿瘤边界清楚，质地软，伴出血，符合腺泡细胞癌表现

教学重点

腺泡细胞癌是一种罕见的恶性肿瘤，体积较大，表现为部分或完全外生型生长。

参考文献

1. Tatli S, Mortele KJ, Levy AD, Glickman JN, Ros PR, Banks PA, et al. CT and MRI features of pure acinar cell carcinoma of the pancreas in adults. AJR Am J Roentgenol. 2005;184(2):511–9. doi:10.2214/ajr.184.2.01840511.
2. Raman SP, Hruban RH, Cameron JL, Wolfgang CL, Kawamoto S, Fishman EK. Acinar cell carcinoma of the pancreas: computed tomography features – a study of 15 patients. Abdom Imaging. 2013;38(1):137–43. doi:10.1007/s00261-012-9868-4.
3. Virlos IT, Papazachariou IM, Wiliamson RC. Acinar cell carcinoma of the pancreas with and without endocrine differentiation. HPB (Oxford). 2002;4(2):87–90. doi:10.1080/136518202760378452.
4. Bhosale P, Balachandran A, Wang H, Wei W, Hwang RF, Fleming JB, et al. CT imaging features of acinar cell carcinoma and its hepatic metastases. Abdom Imaging. 2013;38(6):1383–90. doi:10.1007/s00261-012-9970-7.

病例 8 实性假乳头状瘤

Katherine M. Troy，Karen S. Lee
叶泳松 译 陈维翠 校

临床病史

女性，27 岁，上腹部轻度疼痛。

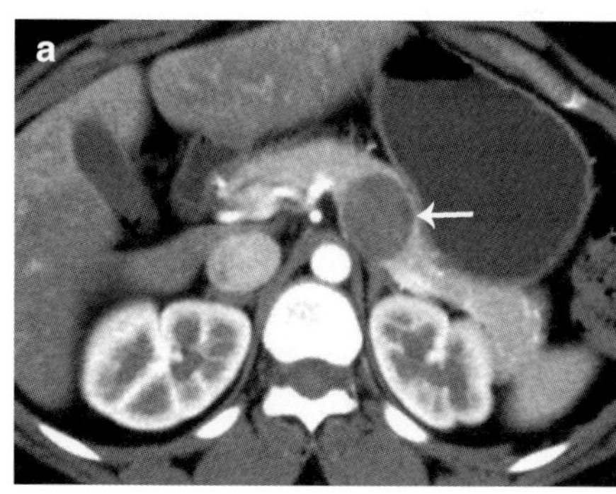

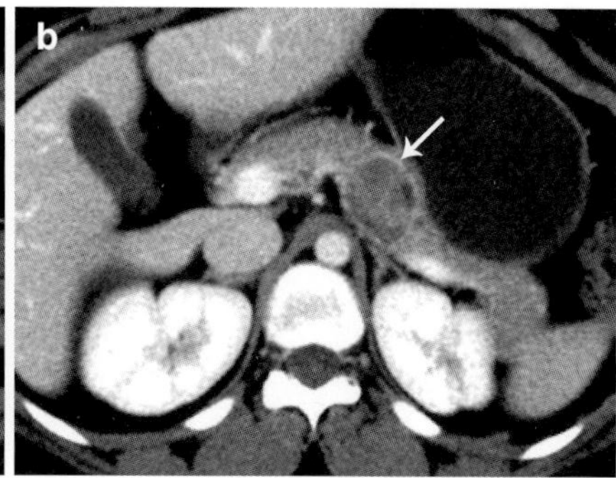

图 1

影像表现

CT 增强动脉期横断位像显示胰腺体部边界清楚、类圆形的低强化肿块（图 1a，箭头），强化程度不均匀。门静脉期显示肿块呈渐进性强化，周围见环形强化的包膜（图 1b，箭头），提示肿块为实性，伴少量囊性变（图 1b），未见钙化。胰腺周围结构未见异常，胰管无扩张。

鉴别诊断

实性假乳头状瘤，囊性神经内分泌肿瘤，黏液性囊性肿瘤，转移瘤，假性囊肿。

诊断

实性假乳头状瘤。

讨论

实性假乳头状瘤（solid-pseudopapillary neoplasm，SPN）是一种少见的胰腺肿瘤，好发于 20 ～ 40 岁的年轻女性。

典型的 SPN 为实性部分和不同比例的囊性部分混合而成，圆形，有包膜，瘤内有出血，瘤体中央或周围可见钙化[1]。肿瘤最初呈实性，随着时间推移发生囊性变。当被发现时，大部分 SPN 同时包含实性和囊性成分。影像上，肿瘤实性成分在 CT 和 MRI 上呈渐进性强化。病灶出血 T1WI 为不均匀高信号，有助于诊断。由于包膜为纤维成分，在 T2WI 上表现为低信号并伴有延迟强化[1]。一般不会引起胰管和胆管扩张。

包膜的存在有助于缩小鉴别诊断的范围（图 1b）。虽然胰腺假性囊肿也会出血，但增强扫描无强化。囊性神经内分泌肿瘤的实性部分通常表现为动脉早期明显强化，与 SPN 的渐进性强化方式不同（图 1）。如果身体其他部位没有原发恶性肿瘤，鉴别诊断可排除转移瘤。黏液性囊性肿瘤和 SPN 的影像学特征也存在着部分重叠，但两者的好发人群不同，前者多见于中年女性，而后者多见于年轻女性。

SPN 被归类为低级别的恶性肿瘤，转移罕见，最常见的转移部位是区域淋巴结和肝。此外，SPN 可以突破包膜并局部侵犯邻近器官[1]。

SPN 患者在怀孕期间，肿瘤体积增大[2]，提示激素可能在 SPN 的生长中发挥作用。女性与男性的发病率之比是 10∶1 或更高，男性罕见发生 SPN[3]。大多数 SPN 是无症状的，早期通常无法发现。肿块体积较大时，患者可因上腹或背部疼痛就诊。

大体病理标本上（图 2），SPN 为同时含有囊性和实性成分的圆形肿块，可见出血[5]。组织学上肿瘤细胞的分化方向不明确，呈多边形，细胞间界限清晰，胞质呈嗜酸性，核沟多见。根据影像学表现不能推断 SPN 的组织学侵袭性[6]。

多数情况下，患者行手术切除肿瘤即可治愈，预后良好。图 1 所示的患者行胰腺远端切除术及脾切除术。病理标本示胰腺区一小圆形 SPN，有包膜（图 2）。

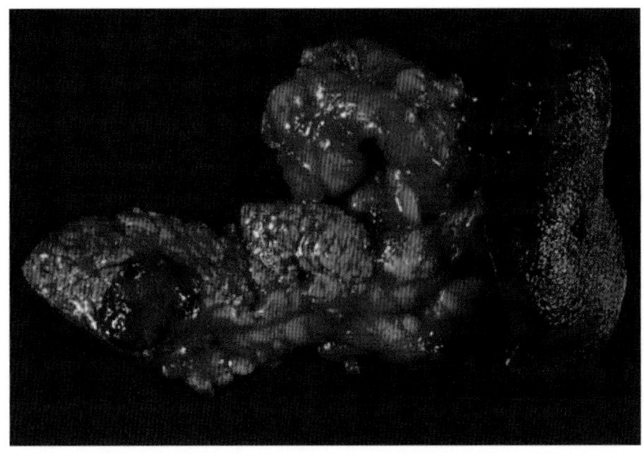

图 2　胰腺大体病理标本显示胰腺尾部 SPN，边缘光滑，有包膜，大部分为实性，内部有少量囊性成分和出血

教学重点

典型的 SPN 由实性部分和囊性部分按不同比例混合而成，呈圆形，有包膜，可有瘤内出血，病灶中央或周围可见钙化。

参考文献

1. Choi SH, Kim SM, Oh JT, Park JY, Seo JM, Lee SK. Solid pseudopapillary tumor of the pancreas: a multicenter study of 23 pediatric cases. J Pediatr Surg. 2006;41(12):1992–5. doi:10.1016/j.jpedsurg.2006.08.024.
2. Canzonieri V, Berretta M, Buonadonna A, Libra M, Vasquez E, Barbagallo E, et al. Solid pseudopapillary tumour of the pancreas. Lancet Oncol. 2003;4(4):255–6.
3. Palmucci S, Uccello A, Leone G, Failla G, Ettorre GC. Rare pancreatic neoplasm: MDCT and MRI features of a typical solid pseudopapillary tumor. J Radiol Case Rep. 2012;6(1):17–24. doi:10.3941/jrcr.v6i1.823.
4. Kalb B, Sarmiento JM, Kooby DA, Adsay NV, Martin DR. MR imaging of cystic lesions of the pancreas. Radiographics. 2009;29(6):1749–65. doi:10.1148/rg.296095506.
5. Yang F, Jin C, Long J, Yu XJ, Xu J, Di Y, et al. Solid pseudopapillary tumor of the pancreas: a case series of 26 consecutive patients. Am J Surg. 2009;198(2):210–5. doi:10.1016/j.amjsurg.2008.07.062.
6. Raman SP, Kawamoto S, Law JK, Blackford A, Lennon AM, Wolfgang CL, et al. Institutional experience with solid pseudopapillary neoplasms: focus on computed tomography, magnetic resonance imaging, conventional ultrasound, endoscopic ultrasound, and predictors of aggressive histology. J Comput Assist Tomogr. 2013;37(5):824–33. doi:10.1097/RCT.0b013e31829d44fa.

病例 9 淋巴瘤

Katherine M. Troy，Karen S. Lee
叶泳松 译 陈维翠 校

临床病史

女性，60 岁，上腹疼痛伴有体重减轻。

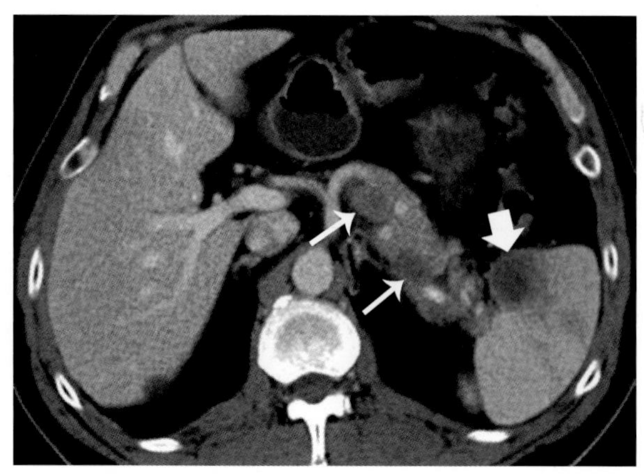

图 1

影像表现

CT 增强门静脉期横断位像示胰腺体部和尾部各见一低密度肿块（图 1，细箭头），胰管未见扩张。此外，脾前内侧缘可见一边界欠清的局灶性低密度病灶（图 1，粗箭头）。

鉴别诊断

转移瘤，淋巴瘤。

诊断

淋巴瘤。

讨论

胰腺淋巴瘤可为原发性或继发性，大多数为 B 细胞非霍奇金淋巴瘤。胰腺原发性淋巴瘤很少见，仅占结外非霍奇金淋巴瘤的不到 2%[1]。原发性胰腺淋巴瘤仅有胰腺和胰周淋巴结受侵，并不累及脾、肝，也无远处转移。图 1 所示的病例中，出现脾受累，说明胰腺病变为继发性淋巴瘤，这是由胰周肿大淋巴结侵犯所致，可见于 30% 的非霍奇金淋巴瘤和广泛扩散的病例[2]。继发性淋巴瘤通常广泛扩散，但并不总是如此，胰腺受累是由胰周肿大淋巴结直接侵犯所致。

胰腺受累有两种类型：局灶型和浸润型。局灶型病变最常见于胰头，病灶较大（平均大小为 8 cm），表现类似腺癌或局灶性急性胰腺炎。浸润型病变累及整个腺体，胰腺肿胀，失去正常的羽毛状外观，表现类似急性弥漫性胰腺炎或自身免疫性胰腺炎（图 2）。

患者最常见的临床症状是腹痛和体重减轻，腹部常可触及包块。值得注意的是，即使肿块发生在胰头区，也极少出现黄疸[1]。患者年龄范围广，35 岁到 75 岁不等，无性别差异。

淋巴瘤在 CT 平扫中表现为低密度，增强扫描后呈均匀轻度强化（与正常胰腺实质相比）[1]。MRI 图像上，局灶型淋巴瘤的典型表现为 T1WI 低信号，T2WI 中等信号。浸润型淋巴瘤在 T1WI 为低信号，T2WI 信号多变[3]。与 CT 相似，淋巴瘤的强化程度低于正常胰腺实质。病变可出现扩散受限。淋巴瘤几乎不发生钙化，但治疗后可出现。肿瘤包绕血管，而不侵犯血管也是其常见的影像学征象。

局灶型淋巴瘤与胰腺腺癌鉴别较困难。淋巴瘤不会造成胆道、胰管梗阻或侵犯血管。此外，淋巴瘤常见肾静脉水平以下的淋巴结肿大。浸润型淋巴瘤的表现可类似于自身免疫性胰腺炎（图 2）。

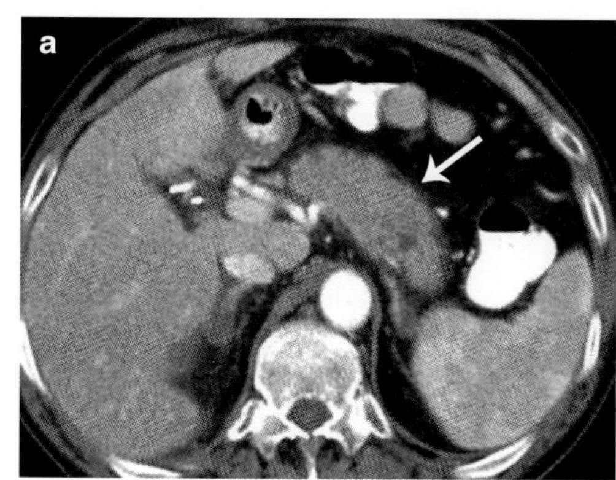

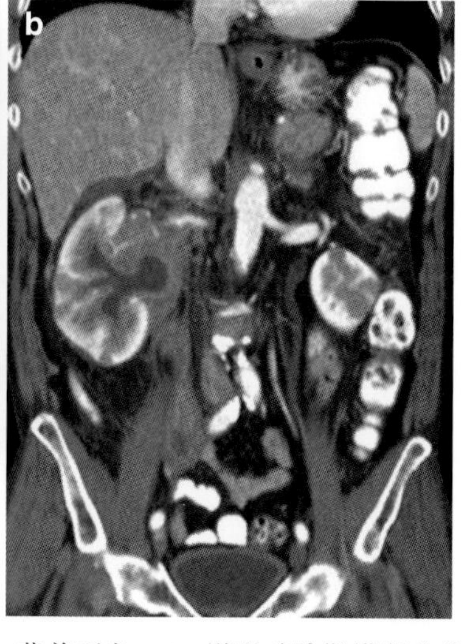

图 2　男性，56 岁，人类免疫缺陷病毒（HIV）携带者，营养不良。CT 增强动脉期横断位像示胰腺弥漫性增大、密度均匀减低（**a**，箭头）。冠状位重建像（**b**）示双肾多发低密度软组织病变广泛浸润，包绕右肾集合系统和右肾动脉，并沿输尿管向远端延伸，右肾动脉无闭塞。病理结果提示胰腺继发性淋巴瘤

腹部其他部位的肿大淋巴结等胰腺外病变，有助于诊断胰腺淋巴瘤（图 2）。

确诊可通过细针穿刺抽吸、活检或手术切除肿块。大体病理上，淋巴瘤表现为分布于正常胰腺实质间光滑、色白及质软的肿块，并可延伸至胰周脂肪（图 3）。流式细胞术分析和免疫组织化学染色淋巴标记有助于确诊。

如果无需手术即可确诊，则治疗上通常采用化疗和放疗。原发性胰腺淋巴瘤的预后往往较差，文献报道仅 30% 的患者治疗有效，而继发性淋巴瘤的预后取决于组织学亚型[1]。

图 1 所示的患者行胰腺远端切除术和脾切除术，大体病理标本提示弥漫性大 B 细胞淋巴瘤（图 3）。

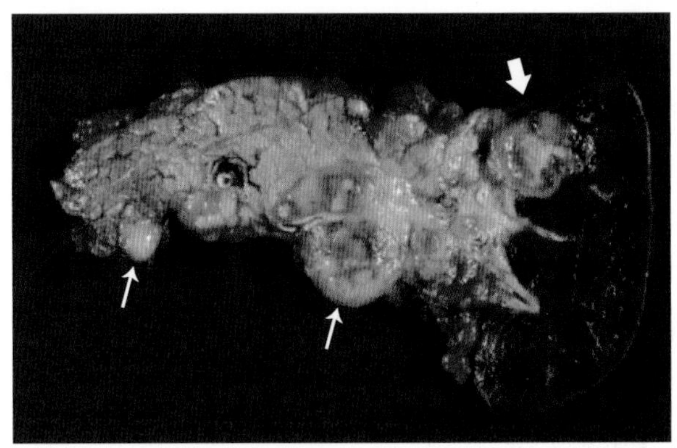

图 3　胰腺和脾大体病理标本示胰体和胰尾部边界模糊、呈浸润性生长的白棕色软组织肿块，并延伸到胰周脂肪及脾内侧缘（箭头与图 1 中的箭头对应）

教学重点

继发性淋巴瘤比原发性淋巴瘤更常见，通常与淋巴瘤广泛扩散有关，胰腺受累是由胰周淋巴结肿大直接侵犯所致。

参考文献

1. Merkle EM, Bender GN, Brambs HJ. Imaging findings in pancreatic lymphoma: differential aspects. AJR Am J Roentgenol. 2000;174(3):671–5. doi:10.2214/ajr.174.3.1740671.
2. Low G, Panu A, Millo N, Leen E. Multimodality imaging of neoplastic and nonneoplastic solid lesions of the pancreas. Radiographics. 2011;31(4):993–1015. doi:10.1148/rg.314105731.
3. Ishigami K, Tajima T, Nishie A, Ushijima Y, Fujita N, Asayama Y, et al. MRI findings of pancreatic lymphoma and autoimmune pancreatitis: a comparative study. Eur J Radiol. 2010; 74(3):e22–8. doi:10.1016/j.ejrad.2009.03.022.

病例 10 浆细胞瘤

Katherine M. Troy，Karen S. Lee
郭 蕾 译 陈维翠 校

临床病史

男性，71 岁，有多发性骨髓瘤病史，诉腹痛。

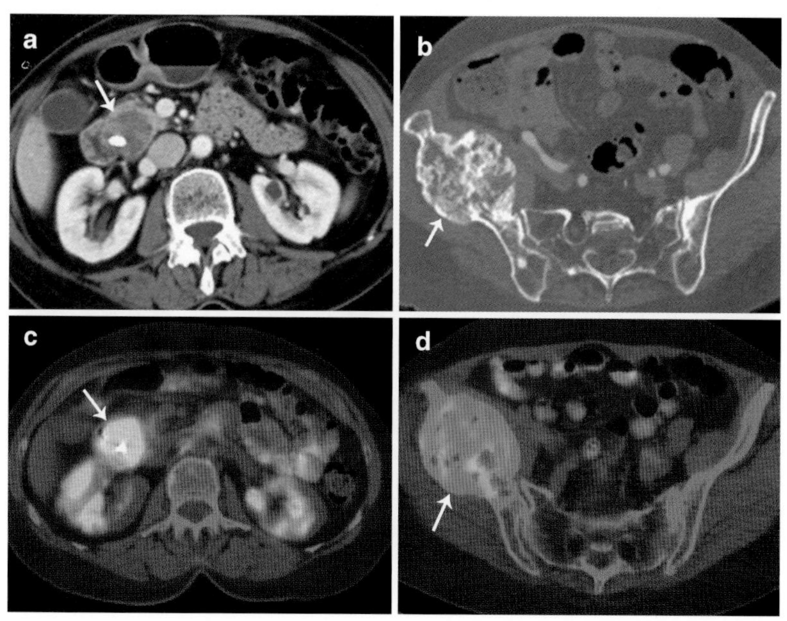

图 1

影像表现

CT 增强门静脉期横断位像示胰头一低强化肿块（图 1a，箭头），并致胆总管梗阻性扩张。右侧髂骨见膨胀性骨质破坏区，周围伴软组织肿块形成（图 1b，箭头）。^{18}F-FDG PET/CT 显示胰头肿块（图 1c，箭头）和右侧髂骨肿块（图 1d，箭头）为高浓聚状态。

鉴别诊断

浆细胞瘤（plasma cell neoplasm，PCN）（多发性骨髓瘤），淋巴瘤，胰腺腺癌，胰腺神经内分泌肿瘤，转移瘤。

诊断

浆细胞瘤。

讨论

PCN 是一种起源于骨髓、由恶性浆细胞构成的全身性肿瘤。髓外 PCN 发生率只有 5%，其主要发生在上呼吸道，其中只有 10% 发生在消化道，通常发生在肝、脾和胃。发生在胰腺的 PCN 很罕见。据已报道的病例，胰腺 PCN 多发生在胰头区[1]。

胰腺 PCN 的影像表现为均匀强化的肿块。如果发生在胰头区，则胆总管及胰管均可扩张。散在的病例报道显示，胰腺 PCN 可表现为胰腺弥漫性肿大，亦可表现为孤立的肿块[2]。

如图 1 病例所示，胰腺或其他髓外 PCN 主要发生于有髓内浆细胞瘤病史的患者。其主要临床症状通常是腹痛，如合并胆道梗阻，则可表现为黄疸。

图 1 所示患者右侧髂骨表现为膨胀性骨质破坏。由于胰腺癌骨转移较少见，且通常骨转移病灶较小，所以此病例为胰腺癌的可能性较小[3]。

胰腺 PCN 是一种罕见的实性肿瘤，确诊通常依靠活检。一旦确诊，由于肿瘤对放疗和化疗非常敏感，因此一般不考虑手术治疗。

教学重点

胰腺 PCN 较罕见，髓外浆细胞瘤主要发生在上呼吸道，只有 10% 发生在消化道。

参考文献

1. Smith A, Hal H, Frauenhoffer E. Extramedullary plasmacytoma of the pancreas: a rare entity. Case Rep Radiol. 2012;2012:798264. doi:10.1155/2012/798264.
2. Hiller N, Goitein O, Ashkenazi YJ. Plasmacytoma of the pancreas. Isr Med Assoc J. 2004; 6(11):704–5.
3. Zaheer A, Wadhwa V, Oh J, Fishman EK. Pearls and pitfalls of imaging metastatic disease from pancreatic adenocarcinoma: a systematic review. Clin Imaging. 2015;39(5):750–8. doi:10.1016/j.clinimag.2015.04.017.

病例 11 神经鞘瘤

Katherine M. Troy，Karen S. Lee
郭 蕾 译 陈维翠 校

临床病史

女性，59 岁，右上腹痛伴恶心呕吐数月。

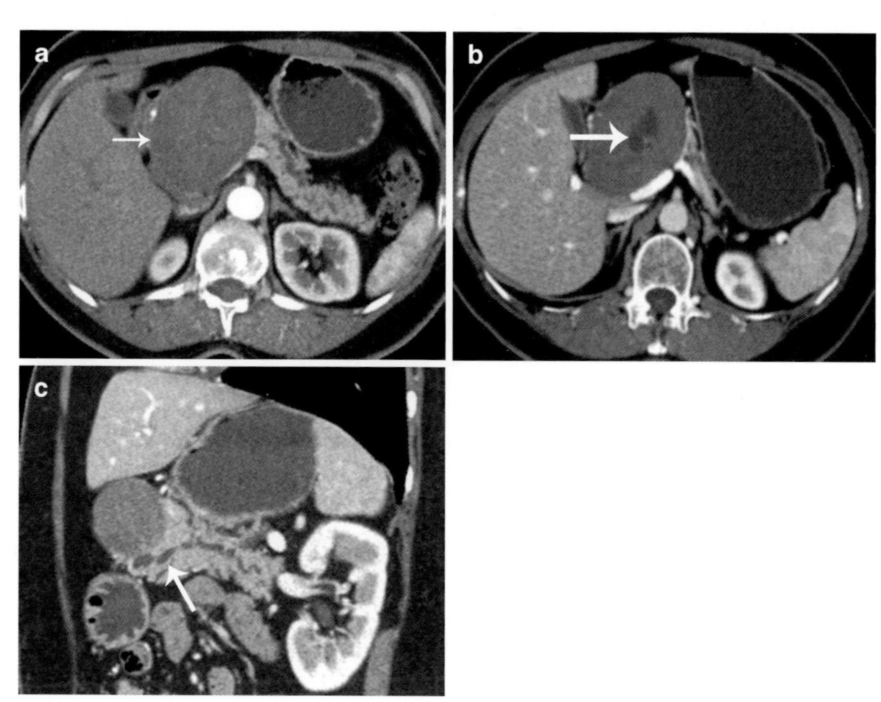

图 1

影像表现

CT 增强横断位像示胰头区一边界清晰的肿块，动脉期轻度强化（图 1a，箭头），门静脉期中央见坏死（图 1b，箭头）。曲面重建图像上显示肿块导致胰管梗阻性扩张（图 1c，箭头）。

鉴别诊断

神经内分泌肿瘤，转移瘤，实性假乳头状瘤，黏液性囊性肿瘤，神经鞘瘤。

诊断

神经鞘瘤。

讨论

神经鞘瘤是一种起源于神经鞘施万细胞的良性肿瘤。最常见于周围神经，常沿脑神经、脊神经根和肋间神经分布，也可沿四肢分布。

胰腺神经鞘瘤很罕见，主要发生在胰头区。肿瘤可以表现为完全实性（60%），也可含有囊性成分（40%）（图1）[1]，部分可有钙化或出血。肿瘤体积越大，囊性变的可能性也越大，其表现与胰腺其他囊性病变相似，如黏液性囊性肿瘤和导管内乳头状黏液性肿瘤。

此病的平均发病年龄为55岁，无性别差异。一项回顾性研究（41例病例）中，70%的患者有临床症状，主要表现为腹痛和（或）体重减轻，但是肿瘤的大小和部位并不会造成症状差异[1]。

随着肿瘤囊性变和体积的增大，肿瘤恶变的可能性增加。当肿瘤直径超过10 cm时，需要扩大切除的范围[1]。

影像上，神经鞘瘤表现为边界清晰的肿块，如有囊性变或坏死，则密度不均，易与胰腺其他囊性病变混淆。增强扫描时，与胰腺实质相比，肿瘤实性部分在动脉期呈轻度强化（图1b），强化程度低于神经内分泌肿瘤。MRI平扫，神经鞘瘤于T1WI呈低信号、T2WI呈高信号[2]。

病理上，神经鞘瘤有包膜。图1的病例，肿瘤呈实性（图2）。镜下，神经鞘瘤由Antoni A区和B区组成。A区细胞密集，梭形细胞紧密排列，为肿瘤的实性部分。B区细胞稀疏，由散在的黏液和肿瘤细胞构成[1]。

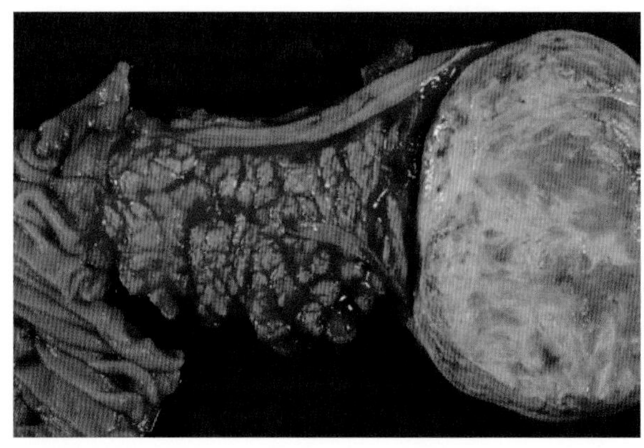

图2　胰头神经鞘瘤的大体病理标本图。胰头区可见一边界清楚、黄色的实性病灶，伴少许囊性变，病灶周围可见正常胰腺组织环绕

神经鞘瘤存在恶变的风险，治疗主要依靠外科手术切除肿瘤。当肿瘤为良性时，完全切除则复发率低，预后较好。

图 1 所示的患者接受了胰十二指肠切除术，病理诊断为良性神经鞘瘤（图 2）。

教学重点

胰腺神经鞘瘤较罕见，影像表现为边界清晰的实性肿块，体积增大可发生囊性变，需与胰腺其他囊性病变，如黏液性囊腺瘤或实性假乳头状瘤进行鉴别。

参考文献

1. Moriya T, Kimura W, Hirai I, Takeshita A, Tezuka K, Watanabe T, et al. Pancreatic schwannoma: case report and an updated 30-year review of the literature yielding 47 cases. World J Gastroenterol. 2012;18(13):1538–44. doi:10.3748/wjg.v18.i13.1538.
2. Novellas S, Chevallier P, Saint Paul MC, Gugenheim J, Bruneton JN. MRI features of a pancreatic schwannoma. Clin Imaging. 2005;29(6):434–6. doi:10.1016/j.clinimag.2005.04.017.

病例 12 脂肪瘤

Katherine M. Troy，Karen S. Lee
郭 蕾 译 陈维翠 校

临床病史

女性，58 岁，因右下腹痛行急诊 CT 检查发现病变。

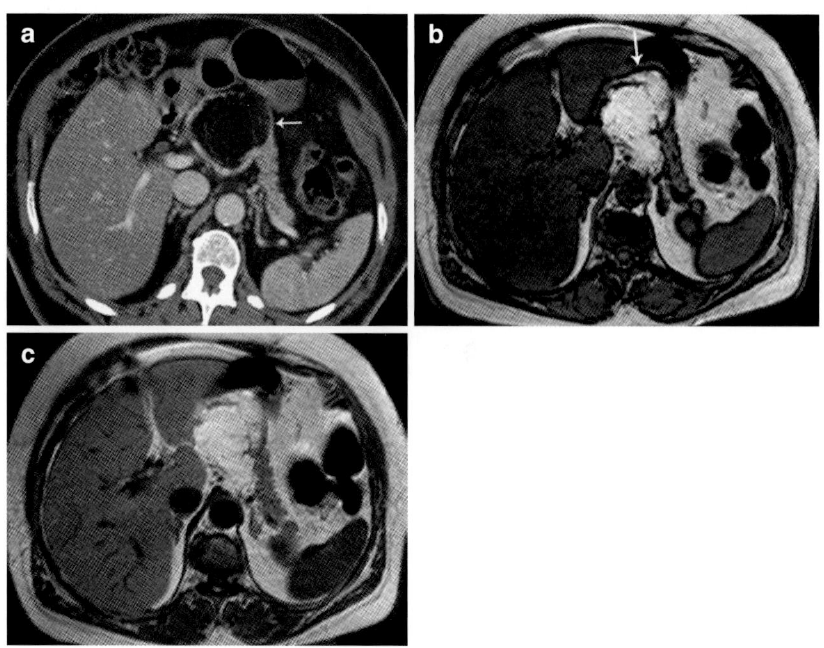

图 1

影像表现

CT 增强门静脉期横断位像示胰体一分叶状肿块，密度较均匀，含脂肪成分（图 1a，箭头）。对比 MRI T1WI 同相位图像（图 1c），T1WI 反相位序列（图 1b，箭头）显示病灶周围的化学位移伪影（印度墨水伪影），提示肿块内含大量脂肪。胰管无扩张。此外，T1WI 反相位图像上显示肝内脂肪浸润（图 1b）。

鉴别诊断

脂肪瘤，脂肪肉瘤，胰腺脂肪瘤病（局灶性脂肪变），畸胎瘤，血管平滑肌脂肪瘤。

诊断

脂肪瘤。

讨论

与其他间叶组织来源肿瘤相似，胰腺脂肪瘤临床少见，占胰腺肿瘤的不到 1%。它由成熟的脂肪细胞组成，其特征性影像学表现有助于诊断。

脂肪瘤边界清楚，密度均匀，由于含有大量脂肪成分，CT 值为负值（－80 ～－120 HU），MRI 非脂肪抑制序列表现为高信号，脂肪抑制序列为低信号。T1WI 同相位、反相位图像相比，反相位图像病灶边缘因化学位移伪影导致信号减低，即印度墨水伪影（图 1 和 2）。MRI 是脂肪瘤的最佳检查方法，特别对于较小的脂肪瘤，CT 值测量往往不准确或易误认为小囊性病灶，如导管内乳头状黏液性肿瘤（图 2）。脂肪瘤中无软组织结节。

鉴别脂肪瘤和局灶性脂肪变 / 脂肪浸润有一定难度。局灶性脂肪变通常不呈圆形[1]，大多发生在胰头前部，胰腺腹侧始基保持完好[2]。

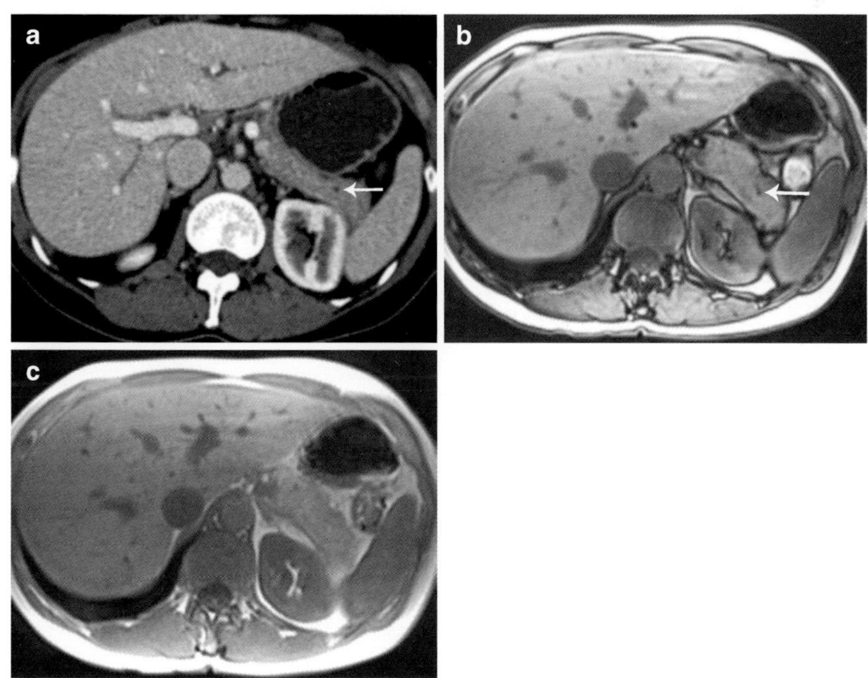

图 2 类似病例。女性，58 岁，偶然发现胰腺病变。CT 增强门静脉期横断位像示胰尾一低密度灶（**a**，箭头），CT 值－40 HU，被误以为是小囊性灶。与同相位图相比（**c**），反相位可见信号减低区（**b**，箭头），符合脂肪瘤表现。因病灶太小，病灶周围未能显示印度墨水伪影

其他鉴别诊断包括胰腺脂肪瘤、脂肪肉瘤及其他含脂病变，病灶是否含有低强化的分隔或软组织成分有助于鉴别。

一项回顾性研究（13 例病例）表明，胰腺脂肪瘤好发于胰头（54%），胰尾次之（23%），胰体（15%）及钩突（8%）[3] 较少见。瘤体大小不等，可从小于 1 cm 到大于 3 cm。

临床上，胰腺脂肪瘤通常无症状，大多偶然发现，无需特别治疗或影像随访。如果瘤体含有软组织成分，提示脂肪肉瘤可能，此时需手术切除。

病理上，脂肪瘤由成熟脂肪组织构成，有或无完整包膜。

教学重点

胰腺脂肪瘤影像表现具有特征性，MRI 化学位移成像序列最为敏感。

参考文献

1. Kim HJ, Byun JH, Park SH, Shin YM, Kim PN, Ha HK, et al. Focal fatty replacement of the pancreas: usefulness of chemical shift MRI. AJR Am J Roentgenol. 2007;188(2):429–32. doi:10.2214/AJR.05.1095.
2. Mortele KJ, Rocha TC, Streeter JL, Taylor AJ. Multimodality imaging of pancreatic and biliary congenital anomalies. Radiographics. 2006;26(3):715–31. doi:10.1148/rg.263055164.
3. Stadnik A, Cieszanowski A, Bakon L, Grodzicka A, Rowinski O. Pancreatic lipoma: an incidentaloma which can resemble cancer – analysis of 13 cases studied with CT and MRI. Pol J Radiol. 2012;77(3):9–13.

病例 13 未分化脂肪肉瘤

Katherine M. Troy，Karen S. Lee
郭 蕾 译 刘 岘 校

临床病史

男性，50 岁，上腹部隐痛及饱腹感数月。

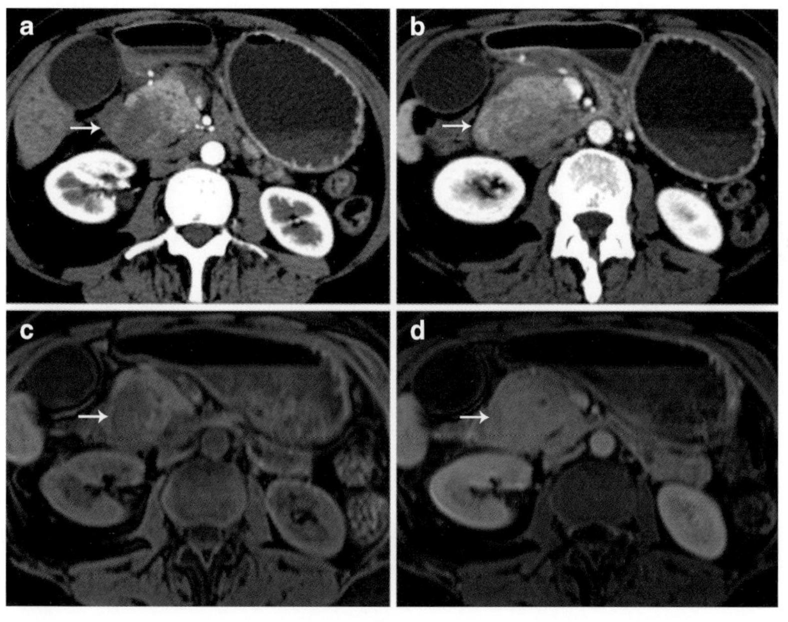

图 1

影像表现

CT 增强动脉期横断位图像显示胰头区一分叶状肿块（图 1a，箭头），门静脉期均匀强化（图 1b，箭头）。MRI 平扫 T1WI 脂肪抑制序列，肿块相对正常胰腺组织呈低信号（图 1c，箭头），T1WI 增强扫描门静脉期表现与 CT 增强门静脉期相仿（图 1d，箭头）。肿块紧邻肠系膜上静脉，肠系膜上静脉稍受压，未见明显受侵或栓塞。肿块内未见钙化、出血或脂肪成分。胰管无扩张。

鉴别诊断

胰腺神经内分泌肿瘤，肉瘤，淋巴瘤，转移瘤。

诊断

未分化脂肪肉瘤。

讨论

脂肪肉瘤是一种向脂肪分化的恶性间叶源性肿瘤[1]，大多发生在四肢，也可发生在腹膜后，通常来自肾周脂肪组织，发生在胰腺者罕见。

脂肪肉瘤分为五个组织学亚型：高分化型、黏液样型、未分化型、多形性型以及混合型。高分化型和黏液样型含有脂肪，并可见强化的分隔或实性成分。未分化型、多形性型和混合型脂肪肉瘤影像表现多种多样，且影像上病灶内不一定有脂肪密度或信号。

如图 1 所示（对比图 2），病灶内无明显脂肪，因此较难做出定性诊断。如果病灶位于腹膜后，诊断上首先要考虑脂肪肉瘤。由于肿块位于胰腺，尚需要考虑胰腺其他实性肿瘤可能，所以鉴别诊断应考虑的范围更广。

未分化型脂肪肉瘤是具有侵袭性的高级别肿瘤，当体积较大时会侵犯邻近器官，并且有 10% ～ 15% 的病例出现转移[2]。

临床上，患者年龄通常在 50 ～ 70 岁，无性别差异[3]。治疗需要手术彻底切除，因为病灶边界常常不清晰，体积较大，彻底切除较困难，因此肿瘤有较高的复发率[4-5]。

图 1 所示的患者接受了胰十二指肠切除术，病理为未分化型脂肪肉瘤。大体标本示肿瘤呈白色，边界不清，浸润性强[3]（图 3）。

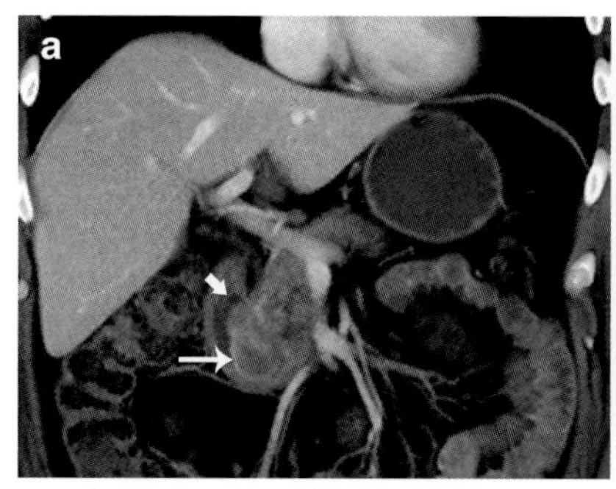

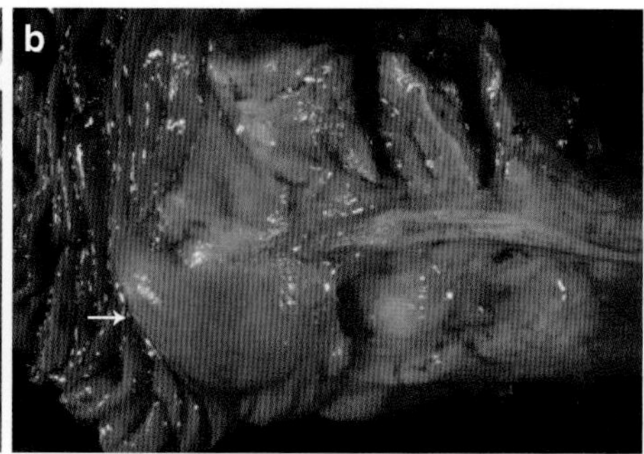

图 2　类似病例。男性，50 岁，壶腹周围肿块。CT 增强冠状位重建像示壶腹周围一边界清晰、低强化肿块（**a**，细箭头），内见大量脂肪组织（**a**，粗箭头）。大体病理显示肿块边界清晰、光滑（**b**，箭头），提示为高分化型脂肪肉瘤

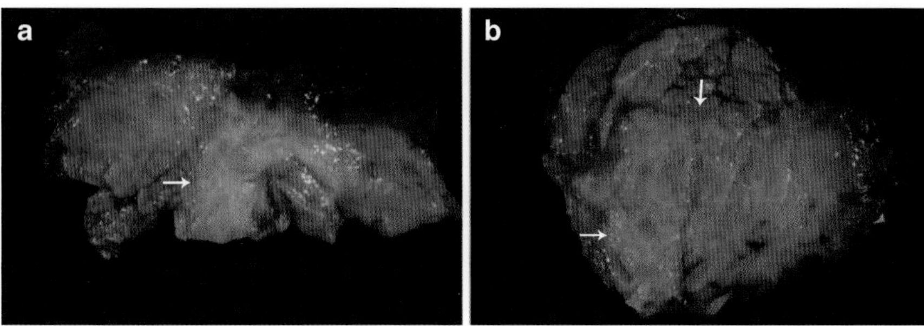

图 3　大体病理标本（**a**）和切面标本（**b**）显示白色、伴纤维化、边界不清的肿块侵入胰腺实质（箭头）

教学重点

未分化型、多形性型和混合型脂肪肉瘤影像表现各异，病灶内不一定有脂肪密度或信号，这点和脂肪瘤不同。

参考文献

1. Kim JY, Song JS, Park H, Byun JH, Song KB, Kim KP, et al. Primary mesenchymal tumors of the pancreas: single-center experience over 16 years. Pancreas. 2014;43(6):959–68. doi:10.1097/MPA.0000000000000130.
2. Henricks WH, Chu YC, Goldblum JR, Weiss SW. Dedifferentiated liposarcoma: a clinicopathological analysis of 155 cases with a proposal for an expanded definition of dedifferentiation. Am J Surg Pathol. 1997;21(3):271–81.
3. Craig WD, Fanburg-Smith JC, Henry LR, Guerrero R, Barton JH. Fat-containing lesions of the retroperitoneum: radiologic-pathologic correlation. Radiographics. 2009;29(1):261–90. doi:10.1148/rg.291085203.
4. Dodo IM, Adamthwaite JA, Jain P, Roy A, Guillou PJ, Menon KV. Successful outcome following resection of a pancreatic liposarcoma with solitary metastasis. World J Gastroenterol. 2005;11(48):7684–5.
5. Pereira JM, Sirlin CB, Pinto PS, Casola G. CT and MR imaging of extrahepatic fatty masses of the abdomen and pelvis: techniques, diagnosis, differential diagnosis, and pitfalls. Radiographics. 2005;25(1):69–85. doi:10.1148/rg.251045074.

病例 14　胰腺转移性黑色素瘤

Katherine M. Troy，Karen S. Lee
郭　蕾　译　刘　岘　校

临床病史

女性，63 岁，既往原发性皮肤黑色素瘤病史，初次肿瘤分期的 CT 检查提示无转移灶。

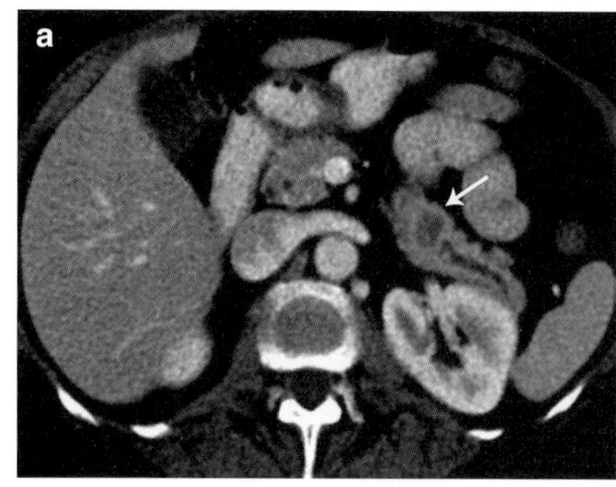

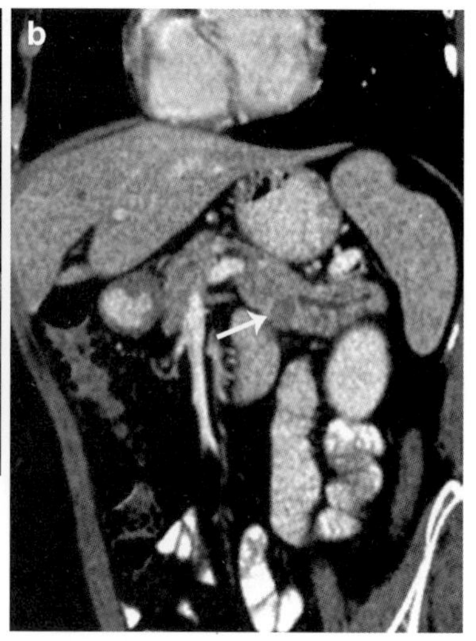

图 1

影像表现

CT 增强门静脉期横断位像（图 1a）和冠状位重建像（图 1b）示胰体部一边界清晰的低强化肿块，呈环形强化（图 1a、1b，箭头），肿块远端胰管扩张。

鉴别诊断

胰腺腺癌，转移瘤。

诊断

转移性黑色素瘤。

讨论

外科手术中，胰腺转移性病变约占胰腺恶性肿瘤的 2%[1]，而因恶性肿瘤死亡的死者尸检结果显示，多达 12% 的死者存在胰腺转移[2]。

根据手术切除的组织病理学标本统计，胰腺转移瘤中最常见的原发肿瘤是肾癌、非小细胞肺癌和黑色素瘤[3]，乳腺、胃肠道、前列腺和甲状腺肿瘤来源次之[1]。

转移瘤具有多种影像表现，可表现为单发、多发或浸润性，其影像学特征与原发肿瘤相似。若原发肿瘤为黑色素瘤、结肠癌、乳腺癌和肺癌，则转移瘤强化程度较低，伴有周边薄环形强化（图 1、3、4、5），若原发肿瘤为肾癌的某些亚型和甲状腺癌，则转移瘤表现为动脉期明显强化（图 4），还可伴有瘤内出血[4]。黑色素瘤也被认为是“杰出的模仿者”，因为它和很多恶性肿瘤影像表现相似，如腺癌和淋巴瘤[5]。

临床上，患者可能因转移灶造成的局部疼痛而就诊，但更多是在肿瘤分期或影像学随访时偶然发现。治疗策略的选择取决于原发肿瘤的性质，如来源于黑色素瘤的转移灶，手术切除仅仅是为了缓解临床症状，但有研究表明，若仅有单个转移灶，手术切除可以提高患者生存率[6]，这包括原发肿瘤为肾癌的病例[7]。

转移瘤的病理学表现与原发肿瘤相似。

图 1 所示的患者接受了胰腺远端切除术，病理显示为黑色素瘤转移灶，如图 2 所示。

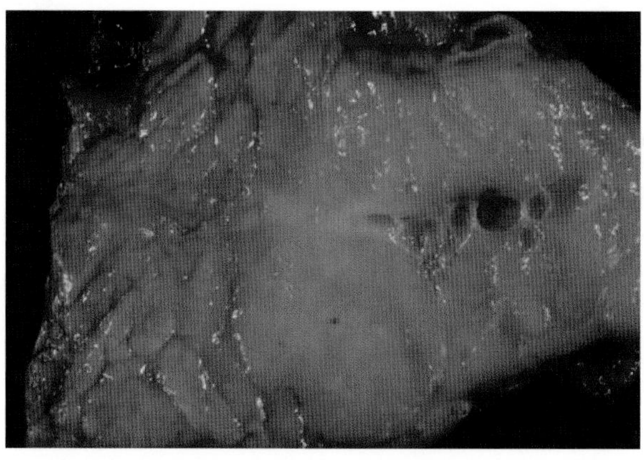

图 2　图 1 所示患者切除的胰尾大体标本，局部见一边界清晰的肿块，阻塞主胰管。黑色素瘤大体标本有时能看到色素沉着，但在这个病例上并没有观察到此征象

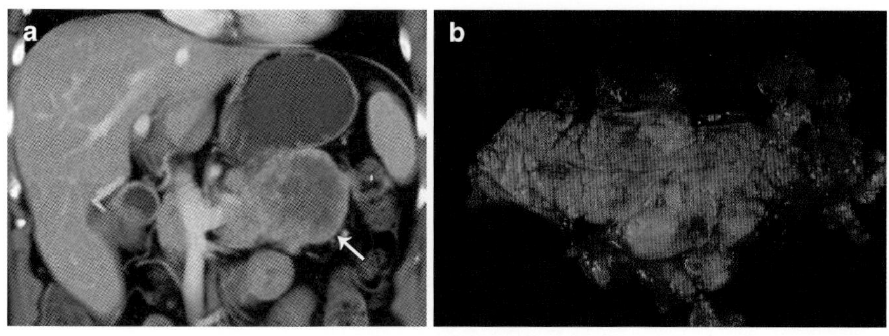

图 3　梅克尔细胞癌转移至胰腺。CT 增强门静脉期曲面重建图像示胰腺一轻度强化肿块（**a**，箭头），中央见低密度坏死区，大体标本图（**b**）显示病灶为边界不清的鱼肉样肿块

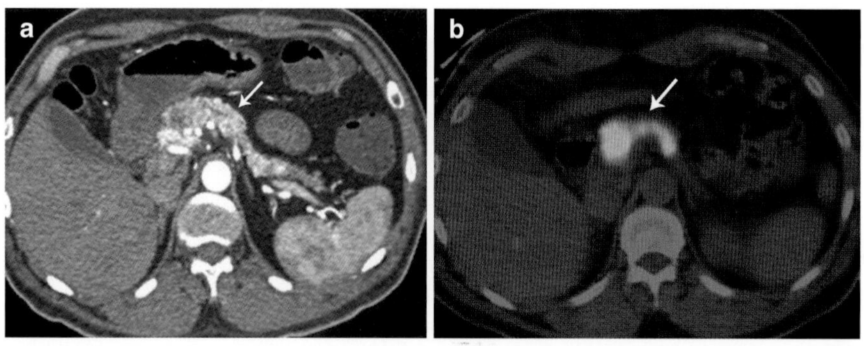

图 4　甲状腺癌转移至胰腺。CT 增强动脉期横断位像示胰腺区多发明显强化病灶（**a**，箭头），在 PET-CT 图像上显示为 ^{18}F-FDG 浓聚病灶（**b**，箭头）

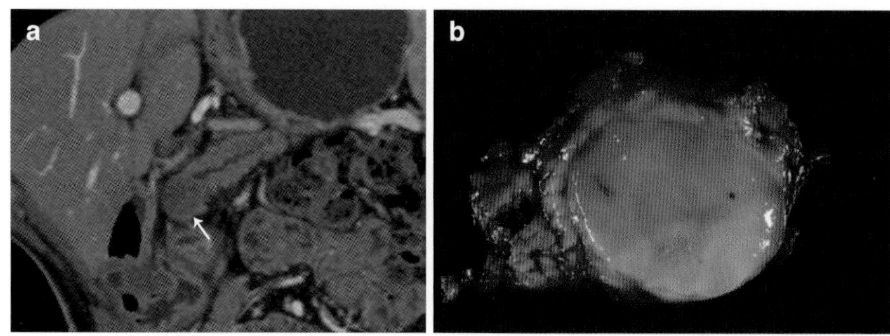

图 5　黏液样型脂肪肉瘤转移至胰腺。CT 增强门静脉期曲面重建像示胰腺局部一类圆形、低强化实性肿块（**a**，箭头），远端胰管扩张。大体病理切面（**b**）示病灶边界清晰，呈亮白色，为黏液样型脂肪肉瘤转移灶

教学重点

胰腺转移瘤较少见，其影像学表现与原发肿瘤类似，因此详尽的临床病史是影像科医生正确诊断病灶的关键。

参考文献

1. Triantopoulou C, Kolliakou E, Karoumpalis I, Yarmenitis S, Dervenis C. Metastatic disease to the pancreas: an imaging challenge. Insights Imaging. 2012;3(2):165–72. doi:10.1007/s13244-011-0144-x.
2. Rumancik WM, Megibow AJ, Bosniak MA, Hilton S. Metastatic disease to the pancreas: evaluation by computed tomography. J Comput Assist Tomogr. 1984;8(5):829–34.
3. Hiotis SP, Klimstra DS, Conlon KC, Brennan MF. Results after pancreatic resection for metastatic lesions. Ann Surg Oncol. 2002;9(7):675–9.
4. Ahmed S, Johnson PT, Hruban R, Fishman EK. Metastatic disease to the pancreas: pathologic spectrum and CT patterns. Abdom Imaging. 2013;38(1):144–53. doi:10.1007/s00261-012-9856-8.
5. Hruban RH, Pittman MB, Klimstra DS. Tumors of the pancreas, 4th series. Washington, DC: ARP Press; 2007.
6. Showalter SL, Hager E, Yeo CJ. Metastatic disease to the pancreas and spleen. Semin Oncol. 2008;35(2):160–71. doi:10.1053/j.seminoncol.2007.12.008.
7. Tosoian JJ, Cameron JL, Allaf ME, Hruban RH, Nahime CB, Pawlik TM, et al. Resection of isolated renal cell carcinoma metastases of the pancreas: outcomes from the Johns Hopkins Hospital. J Gastrointest Surg. 2014;18(3):542–8. doi:10.1007/s11605-013-2278-2.

病例 15 胰母细胞瘤

Javad Azadi，Atif Zaheer
郭 蕾 译 刘 岘 校

临床病史

中老年女性患者，诉腹痛。

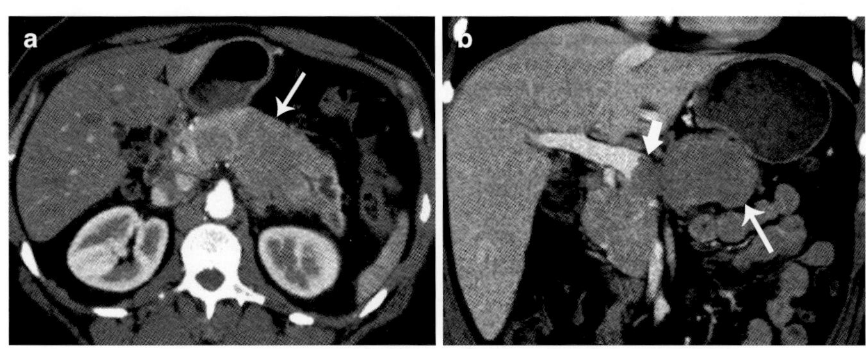

图 1

影像表现

CT 增强动脉期横断位像和静脉期冠状位像示胰腺体尾部一实性低强化肿块（图 1a、b，细箭头）。门静脉主干可见癌栓（图 1b，粗箭头）。

鉴别诊断

胰腺神经内分泌肿瘤，腺泡细胞癌，导管腺癌，实性假乳头状瘤，胰母细胞瘤。

诊断

胰母细胞瘤。

讨论

胰母细胞瘤是一种上皮来源的恶性肿瘤，其分化具有多样性，其中混有腺泡及鳞状小体，也可向神经内分泌、间充质及导管方向分化[1]。胰母细胞瘤常发生在儿童[2]，无性别差异。在东亚国家，胰母细胞瘤的发病率逐年攀升，占目前已报告病例的 50% 以上。血清学标志物，如甲胎蛋白和促肾上腺皮质激素水平可能升高。Beckwith-Wiedemann 综合征和家族性腺瘤性息肉病综合征会增加胰母细胞瘤的发病风险[3-4]。胰母细胞瘤在患有 Beckwith-Wiedemann 综合征的婴儿中通常呈囊性。

约 1/3 的胰母细胞瘤发生于成人，平均发病年龄为 40 岁[1]。成人胰母细胞瘤临床罕见，且预后不良。据报道，成人患者 3 年生存率不到 40%[4]。与儿童患者不同，成人的血清学肿瘤标志物通常为阴性[4]。

30% 的患者会发生远处转移，最常见转移至肝[5]。胰母细胞瘤的 CT 表现为体积较大、边界清楚的肿块，呈分叶状，偶见钙化，增强扫描呈不均匀强化（图 1）。肝转移和门静脉侵犯可在患者首诊时发现（图 1b）。鉴别诊断包括胰腺神经内分泌肿瘤（非高强化者）、腺泡细胞癌、导管腺癌和实性假乳头状瘤。

外科手术是治疗胰母细胞瘤的主要手段，化疗和放疗为辅助治疗手段，但其在治疗中的作用尚未完全明确[4-7]。

图 1 所示的患者行胰腺远端切除术和脾切除术，大体标本显示肿块边界清楚，组织病理学诊断为胰母细胞瘤（图 2），并侵犯周围神经和门静脉，淋巴结转移。

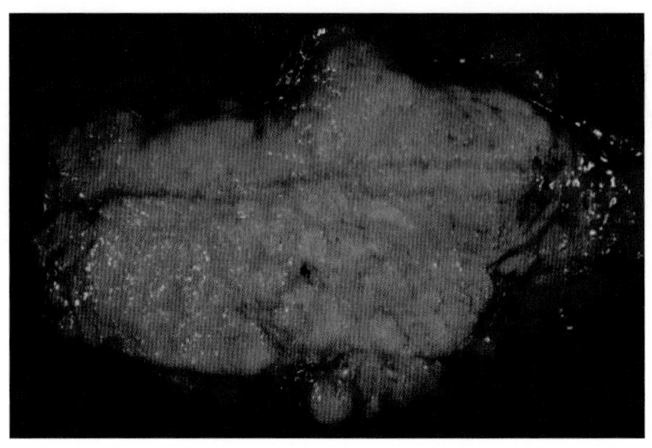

图 2 手术标本切面示一个巨大的白色肿块，边界清楚，但无包膜，局部正常胰腺组织完全被破坏

教学重点

胰母细胞瘤发生于成人者少见，肿瘤一般为实性，预后差。

参考文献

1. Hruban RH, Pittman MB, Klimstra DS. Tumors of the pancreas, 4th series. Washington, DC: ARP Press; 2007.
2. Shorter NA, Glick RD, Klimstra DS, Brennan MF, Laquaglia MP. Malignant pancreatic tumors in childhood and adolescence: the Memorial Sloan-Kettering experience, 1967 to present. J Pediatr Surg. 2002;37(6):887–92.
3. Nijs E, Callahan MJ, Taylor GA. Disorders of the pediatric pancreas: imaging features. Pediatr Radiol. 2005;35(4):358–73; quiz 457. doi:10.1007/s00247-004-1326-1.

4. Zouros E, Manatakis DK, Delis SG, Agalianos C, Triantopoulou C, Dervenis C. Adult pancreatoblastoma: a case report and review of the literature. Oncol Lett. 2015;9(5):2293–8. doi:10.3892/ol.2015.3001.
5. Shet NS, Cole BL, Iyer RS. Imaging of pediatric pancreatic neoplasms with radiologic-histopathologic correlation. AJR Am J Roentgenol. 2014;202(6):1337–48. doi:10.2214/AJR.13.11513.
6. Sacco Casamassima MG, Gause CD, Goldstein SD, Abdullah F, Meoded A, Lukish JR, et al. Pancreatic surgery for tumors in children and adolescents. Pediatr Surg Int. 2016;32(8):779–88. doi:10.1007/s00383-016-3925-y.
7. Salman B, Brat G, Yoon YS, Hruban RH, Singhi AD, Fishman EK, et al. The diagnosis and surgical treatment of pancreatoblastoma in adults: a case series and review of the literature. J Gastrointest Surg. 2013;17(12):2153–61. doi:10.1007/s11605-013-2294-2.

第二部分

实质异常：胰腺区域实质改变

病例 16 急性坏死性胰腺炎

Stephen I. Johnson
郭　蕾　译　刘　岘　校

临床病史

男性，70 岁，临床表现为持续性腹痛，5 周前患急性胰腺炎。

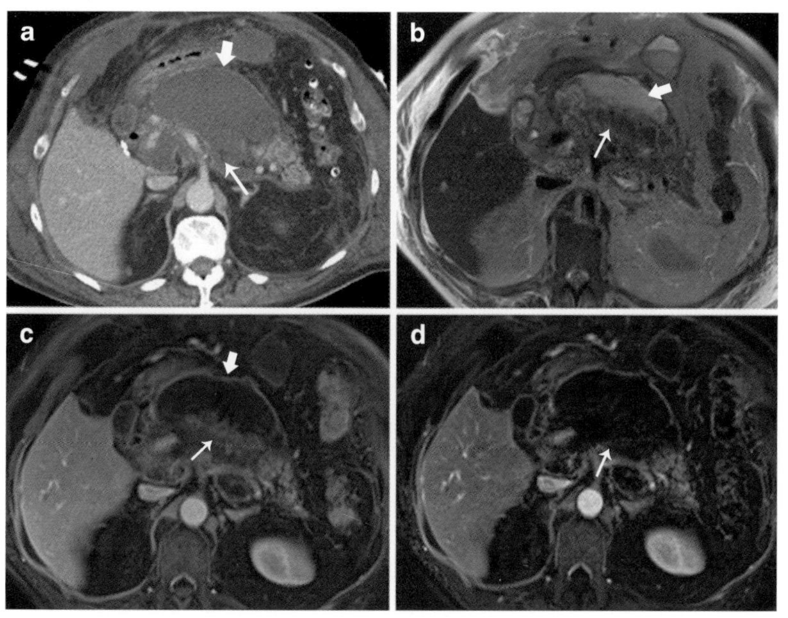

图 1

影像表现

CT 增强静脉期横断位像示胰头、胰体和近端胰尾区域大量液体积聚（图 1a，粗箭头），局部见少许斑片状脂肪密度影（图 1a，细箭头）。1 天之后的 MRI T2WI 图像显示胰腺区有破絮状、斑片状碎片影（图 1b，细箭头）和液体（图 1b，粗箭头）。T1WI 增强扫描静脉期示病灶呈环形强化，提示为孤立性包裹性积液（图 1c，粗箭头）。T1WI 平扫脂肪抑制图像示胰腺呈特有的高信号，因而此处可见胰体显示（图 1c，细箭头）。然而，减影图像示此处胰腺无强化（图 1d，箭头）。

鉴别诊断

急性坏死性胰腺炎伴包裹性坏死，间质水肿性胰腺炎伴假性囊肿，黏液性囊性肿瘤。

诊断

急性坏死性胰腺炎伴包裹性坏死。

讨论

急性胰腺炎是一个具有广泛临床和影像学表现的炎症过程。修订后的亚特兰大胰腺炎分类标准规范了文献中关于急性胰腺炎各种局部并发症的定义差异，特别是胰腺和胰周积液[1]。统一胰腺炎的各种表现和并发症术语，对确定患者的治疗方案和预后有重要意义。根据新修订的亚特兰大分类标准，急性胰腺炎可进一步划分为急性间质水肿性胰腺炎和急性坏死性胰腺炎[1-3]。根据坏死部位的不同，急性坏死性胰腺炎又分为三类：胰腺和胰周组织同时坏死是最常见的一种类型，占急性坏死性胰腺炎的75% ～ 80%；20% 的患者仅出现胰周组织坏死；胰腺实质单独坏死最少见，只占大约5%[4]。

在亚特兰大分类中，与坏死性胰腺炎相关的急性坏死性积液，在发病 4 周后被称为“包裹性坏死”；而与急性间质水肿性胰腺炎有关的胰周液体积聚，在发病 4 周后出现者，则称为“胰腺假性囊肿”[1-2]。

急性间质水肿性胰腺炎在 CT 增强上呈现的密度减低区是由于胰腺实质局部或弥漫性水肿，伴胰周脂肪渗出。而胰腺实质坏死在增强 CT 上也表现为低强化[5]（图 1）。通常，出现症状 3 天以后行增强 CT 检查，可以准确区分胰腺坏死和水肿[6]。MRI 减影成像是将增强后的图像减去胰腺平扫时呈现的 T1WI 高信号，从而可以帮助明确胰腺是否有强化（图 1c、d）。急性坏死性积液之所以密度混杂，是由于积液中含有数量不一的坏死组织碎片和脂肪[5, 7]。CT 上表现为高密度的坏死组织碎片与低密度的脂肪组织相混杂，坏死组织在 T2WI 像上呈低信号[7]。与 CT 相比，T2WI 可以更好地评估积聚液体中所含有液体和碎片的比例[7]（图 1a、b）。

急性坏死性胰腺炎的死亡率（12% ～ 30%）比急性间质水肿性胰腺炎高（3%）[8]。此外，当出现症状时，包裹性坏死需要更积极的治疗，包括胰管支架植入和（或）内镜 / 外科术清除坏死物[1]。

教学重点

根据修订后的亚特兰大分类标准，坏死性胰腺炎病程超过 4 周，其相关的液体积聚称为“包裹性坏死”。

参考文献

1. Zaheer A, Singh VK, Qureshi RO, Fishman EK. The revised Atlanta classification for acute pancreatitis: updates in imaging terminology and guidelines. Abdom Imaging. 2013;38(1):125–36. doi:10.1007/s00261-012-9908-0.
2. Banks PA, Bollen TL, Dervenis C, Gooszen HG, Johnson CD, Sarr MG, et al. Classification of acute pancreatitis – 2012: revision of the Atlanta classification and definitions by international consensus. Gut. 2013;62(1):102–11. doi:10.1136/gutjnl-2012-302779.
3. Murphy KP, O'Connor OJ, Maher MM. Updated imaging nomenclature for acute pancreatitis. AJR Am J Roentgenol. 2014;203(5):W464–9. doi:10.2214/AJR.13.12222.
4. Sakorafas GH, Tsiotos GG, Sarr MG. Extrapancreatic necrotizing pancreatitis with viable pancreas: a previously under-appreciated entity. J Am Coll Surg. 1999;188(6):643–8.
5. Thoeni RF. The revised Atlanta classification of acute pancreatitis: its importance for the radiologist and its effect on treatment. Radiology. 2012;262(3):751–64. doi:10.1148/radiol.11110947.
6. Balthazar EJ. Acute pancreatitis: assessment of severity with clinical and CT evaluation. Radiology. 2002;223(3):603–13.
7. Kamal A, Singh VK, Akshintala VS, Kawamoto S, Tsai S, Haider M, et al. CT and MRI assessment of symptomatic organized pancreatic fluid collections and pancreatic duct disruption: an interreader variability study using the revised Atlanta classification 2012. Abdom Imaging. 2015;40(6):1608–16. doi:10.1007/s00261-014-0303-x.
8. Banks PA, Freeman ML. Practice guidelines in acute pancreatitis. Am J Gastroenterol. 2006;101(10):2379–400.

病例 17 坏死性胰腺炎后遗症

Stephen I. Johnson
郭 蕾 译 刘 岘 校

临床病史

中年男性患者，既往急性酒精性坏死性胰腺炎病史，因胰腺内、外分泌功能降低行影像学检查。

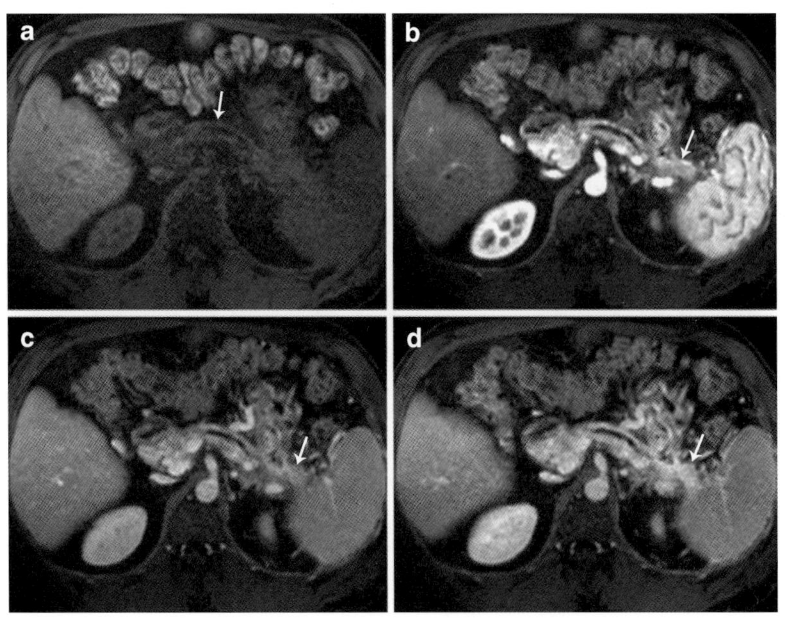

图 1

影像表现

MRI 平扫 T1WI 脂肪抑制横断位像示胰腺实质呈广泛低信号（图 1a，箭头），增强扫描动脉期（图 1b，箭头）、静脉期（图 1c，箭头）和延迟期（图 1d，箭头）示胰尾部呈渐进性强化。

鉴别诊断

坏死性胰腺炎后继发慢性胰腺炎。

诊断

坏死性胰腺炎后继发慢性胰腺炎。

讨论

在美国，酗酒是慢性胰腺炎急性发作最重要的危险因素[1]。急性酒精性胰腺炎一般症状较轻，且有自限性。然而，20% 的患者会发展为重症胰腺炎，这些患者继发于并发症的死亡率更高[2]。由于持续饮酒[3]，约 50% 的酒精性胰腺炎患者会反复发生急性胰腺炎，约 15% 的急性胰腺炎患者会发展为慢性胰腺炎[4]。吸烟和基因突变，如 *SPINK1*、*PRSS1* 和 *CFTR* 的种系突变，也是导致慢性胰腺炎的危险因素[5-6]。

慢性胰腺炎的影像学表现包括胰管和胰腺实质的改变。胰腺实质改变包括在平扫 T1WI 脂肪抑制像上胰腺正常高信号消失、胰腺实质萎缩及增强扫描呈持续强化[7-8]（图 1）。图 1 所示的病例，结合患者的病史，以及既往的影像学检查（图 2）显示为坏死性胰腺炎伴大量急性坏死性积液，从而凭借 MRI 图像做出了准确诊断。

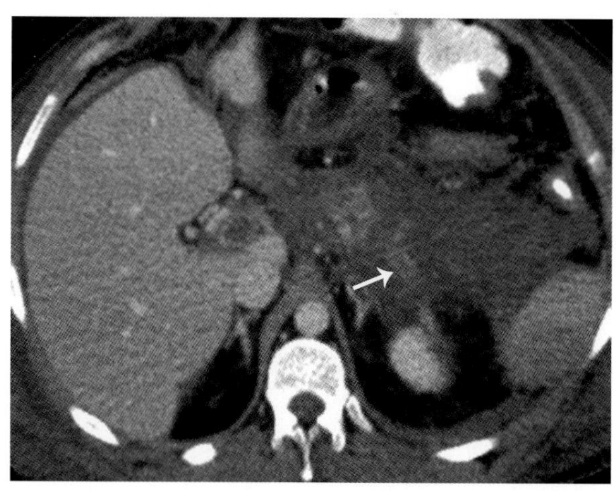

图 2　与图 1 同一患者 3 年前的 CT 增强门静脉期横断位像示胰尾区胰腺实质未见强化（图 2，箭头），周围伴有积液

教学重点

慢性胰腺炎的胰腺实质改变包括在 MRI 平扫 T1WI 脂肪抑制图像上胰腺正常高信号消失、胰腺实质萎缩，增强扫描呈渐进性强化。

参考文献

1. Yadav D, Whitcomb DC. The role of alcohol and smoking in pancreatitis. Nat Rev Gastroenterol Hepatol. 2010;7(3):131–45. doi:10.1038/nrgastro.2010.6.
2. Frossard JL, Steer ML, Pastor CM. Acute pancreatitis. Lancet. 2008;371(9607):143–52. doi:10.1016/S0140-6736(08)60107-5.

3. Pelli H, Sand J, Laippala P, Nordback I. Long-term follow-up after the first episode of acute alcoholic pancreatitis: time course and risk factors for recurrence. Scand J Gastroenterol. 2000;35(5):552.
4. Takeyama Y. Long-term prognosis of acute pancreatitis in Japan. Clin Gastroenterol Hepatol. 2009;7(11 Suppl):S15–7. doi:10.1016/j.cgh.2009.08.022.
5. Sadr-Azodi O, Andrén-Sandberg A, Orsini N, Wolk A. Cigarette smoking, smoking cessation and acute pancreatitis: a prospective population-based study. Gut. 2012;61(2):262–7. doi:10.1136/gutjnl-2011-300566.
6. Whitcomb DC, LaRusch J, Krasinskas AM, Klei L, Smith JP, Brand RE, et al. Common genetic variants in the CLDN2 and PRSS1-PRSS2 loci alter risk for alcohol-related and sporadic pancreatitis. Nat Genet. 2012;44(12):1349–54. doi:10.1038/ng.2466.
7. Semelka RC, Shoenut JP, Kroeker MA, Micflikier AB. Chronic pancreatitis: MR imaging features before and after administration of gadopentetate dimeglumine. J Magn Reson Imaging. 1993;3(1):79–82.
8. Zhang XM, Shi H, Parker L, Dohke M, Holland GA, Mitchell DG. Suspected early or mild chronic pancreatitis: enhancement patterns on gadolinium chelate dynamic MRI. Magnetic resonance imaging. J Magn Reson Imaging. 2003;17(1):86–94. doi:10.1002/jmri.10218.

病例 18 胰腺腺癌

Stephen I. Johnson
郭　蕾　译　刘　岘　校

临床病史

女性，65 岁，诉腹痛。

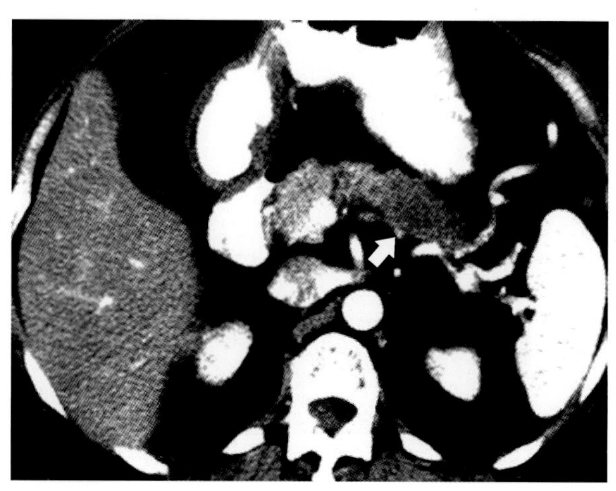

图 1

影像表现

CT 增强门静脉期横断位像示胰尾部一不规则低强化结节（图 1，箭头）。

鉴别诊断

胰腺腺癌，局灶性自身免疫性胰腺炎。

诊断

胰腺腺癌（低分化伴肉瘤样特征）。

讨论

约 90% 的胰腺腺癌表现为常规的管状形态。少见亚型的胰腺癌有相似的影像学表现，但其临床病程不同，包括腺鳞状细胞癌、胶质细胞癌、肝样细胞癌、髓质细胞癌、印戒细胞癌、未分化癌及破骨细胞样巨细胞未分化癌[1]。未分化癌没有明确的分化方向，当梭形细胞占主体时，可称为肉瘤样癌。未分化癌侵袭性强，大多数患者可出现胰腺外淋巴管、周围神经及血管等部位的浸润。

影像上，当胰腺出现低密度区结构改变时，应怀疑肿块的存在（图 1）。特别需要注意的是结构改变伴有胰管扩张，尽管有时这种改变会比较轻微。当存在典型的胰腺外表现或 IgG4 水平升高时，还需考虑局灶性自身免疫性胰腺炎的可能[2]。如果腺癌诊断不明确，可以进行超声内镜下细针穿刺检查帮助诊断。

图 1 所示患者接受了胰腺远端切除术及脾切除术，病理显示肿块直径约 5.5 cm，为低分化肉瘤样腺癌，伴广泛的周围神经浸润（图 2）。

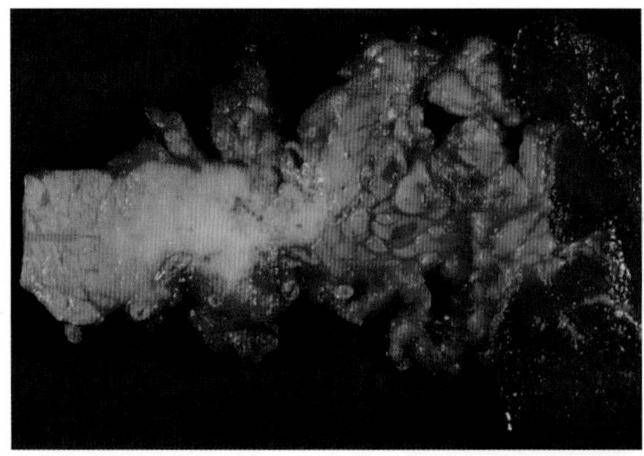

图 2　胰尾见一色白、质韧的肿块，符合低分化腺癌表现

教学重点

当胰腺出现低密度区结构改变时，应该怀疑肿块的存在。

参考文献

1. Hruban RH, Pittman MB, Klimstra DS. Tumors of the pancreas, 4th series. Washington, DC: American Registry of Pathology Press; 2007.
2. Coakley FV, Hanley-Knutson K, Mongan J, Barajas R, Bucknor M, Qayyum A. Pancreatic imaging mimics: part 1, imaging mimics of pancreatic adenocarcinoma. AJR Am J Roentgenol. 2012;199(2):301–8. doi:10.2214/AJR.11.7907.

病例 19 胰腺转移性乳腺癌

Javad Azadi，Atif Zaheer
毛礼厅 译 陈维翠 校

临床病史

女性，35 岁，有乳腺浸润性导管癌、行左乳根治术后 2 年病史。现急性腹痛，血清脂肪酶为 279 U/L（正常范围 16 ～ 63 U/L）。

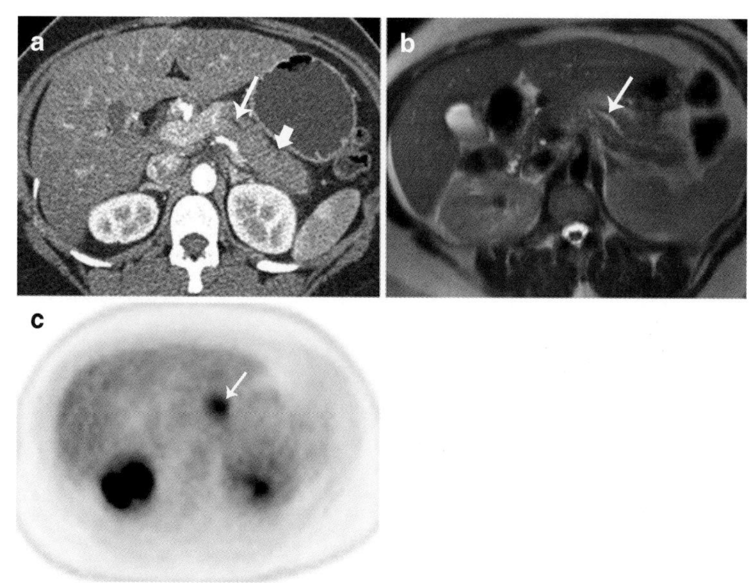

图 1

影像表现

CT 增强动脉期横断位像显示胰腺尾部局限性密度减低区（图 1a，粗箭头），主胰管轻度扩张（图 1a，细箭头）。MRI T2WI 像对显示主胰管扩张较有优势（图 1b，箭头）。^{18}F-FDG 正电子发射断层扫描-计算机断层扫描（positron emission tomography-computed tomography，PET-CT）显示该区域 FDG 浓聚（图 1c，箭头）。

鉴别诊断

特发性急性胰腺炎，自身免疫性胰腺炎，急性或慢性胰腺炎，继发于胰腺原发性导管腺癌的急性胰腺炎，继发于胰腺转移瘤的急性胰腺炎。

诊断

继发于乳腺癌胰腺转移瘤的急性胰腺炎。

讨论

胰腺转移瘤最常见的原发肿瘤有肾细胞癌、黑色素瘤、乳腺癌、结直肠癌和肺腺癌[1]。乳腺癌最常转移至肝和中轴骨[2]。乳腺癌转移至胰腺的孤立病灶不常见，可能在患者确诊乳腺癌后十多年才出现[3-4]。大多数患者无症状，部分患者由于胰头部肿块压迫出现继发的梗阻性黄疸，极少数患者因主胰管阻塞而引发急性胰腺炎。也有报道肺癌、胃癌、黑色素瘤和淋巴瘤转移至胰腺引起急性胰腺炎[3]。

尽管胰腺转移瘤可表现为不成形的肿块[5]，但在无法明确胰腺是否存在占位时，主胰管扩张高度提示存在导致胰管梗阻的病变（图 1）。本例动脉期胰尾部的低密度区，可能是急性胰腺炎的水肿或胰腺实质慢性阻塞性改变导致的纤维化。

图 1 患者行胰腺远端切除术及脾切除术，大体病理标本示胰尾部一分叶状肿块（图 2），病理显示为乳腺癌的转移灶。此外，还存在继发于慢性胰腺炎的病理改变，包括梗阻远端胰腺导管周围明显纤维化改变，同时还可观察到主胰管扩张（图 2）。

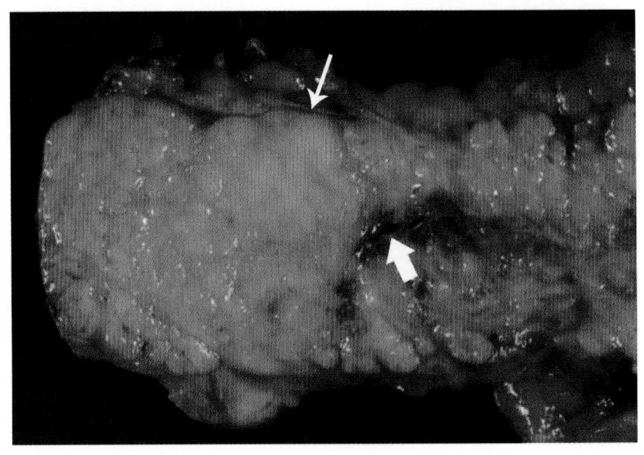

图 2　胰腺远端切除术后大体病理标本示局部一分叶状肿块（细箭头），为乳腺癌转移灶，伴有慢性胰腺炎的改变和主胰管扩张（粗箭头）

教学重点

出现主胰管扩张时，应高度怀疑致胰管梗阻的占位病变，尽管有时病灶可能很隐匿。

参考文献

1. Adsay NV, Andea A, Basturk O, Kilinc N, Nassar H, Cheng JD. Secondary tumors of the pancreas: an analysis of a surgical and autopsy database and review of the literature. Virchows Arch. 2004;444(6):527–35. doi:10.1007/s00428-004-0987-3.
2. Caskey CI, Scatarige JC, Fishman EK. Distribution of metastases in breast carcinoma: CT evaluation of the abdomen. Clin Imaging. 1991;15(3):166–71.
3. Mullady DK, Slivka A. Acute pancreatitis secondary to metastatic lobular breast carcinoma: report of a case and review of the literature. Pancreas. 2007;35(2):194–6. doi:10.1097/01.mpa.0000250124.34155.5f.
4. Pang JC, Roh MH. Metastases to the pancreas encountered on endoscopic ultrasound-guided, fine-needle aspiration. Arch Pathol Lab Med. 2015;139(10):1248–52. doi:10.5858/arpa.2015-0200-RA.
5. Shi HY, Zhao XS, Miao F. Metastases to the pancreas: computed tomography imaging spectrum and clinical features: a retrospective study of 18 patients with 36 metastases. Medicine (Baltimore). 2015;94(23):e913. doi:10.1097/MD.0000000000000913.

病例 20 局灶性脂肪浸润

Stephen I. Johnson
毛礼厅 译 陈维翠 校

临床病史

女性，45 岁，偶然发现胰腺病变。

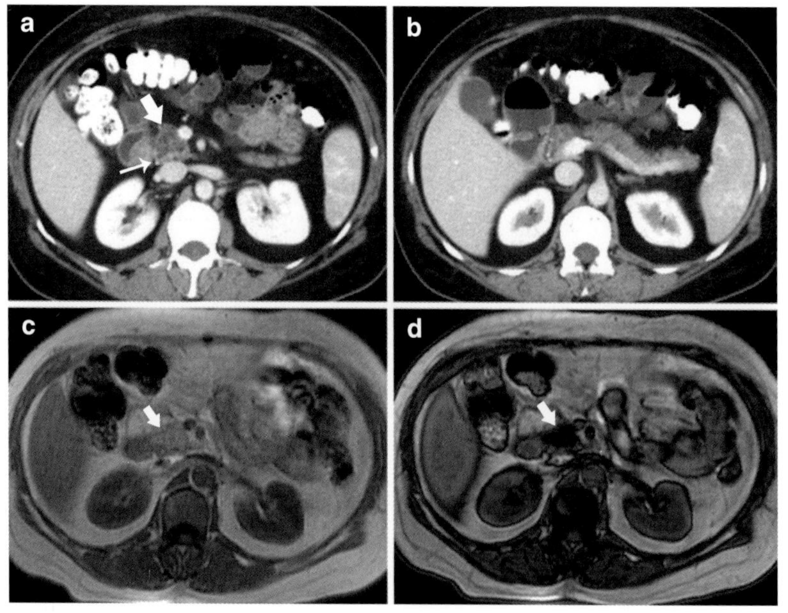

图 1

影像表现

CT 增强门静脉期横断位像示胰头一局灶性低密度区（图 1a，粗箭头），与胰腺腹侧壁分界清晰（图 1a，细箭头），远端胰管未见扩张（图 1b）。MRI T1WI 横断位像示胰头病变呈高信号（图 1c，箭头），于反相位像上呈低信号（图 1d，箭头），提示为局灶性脂肪浸润。

鉴别诊断

局灶性脂肪浸润，胰腺腺癌。

诊断

胰头局灶性脂肪浸润。

讨论

胰腺脂肪浸润是指脂肪组织在胰腺实质内局灶性聚集，为胰腺最常见的组织学改变[1]。当脂肪浸润类似肿块病变时，有时影像上难以正确诊断，易误诊为胰腺腺癌[2]。由于胰腺背侧和腹侧部分在胚胎起源上的差异性，胰腺不同部位的脂肪分布具有特征性，这有助于区分脂肪浸润与胰腺腺癌（图 1a、b）。胰腺腹侧部分脂肪组织缺乏或含量少，特别是在汇管区和胆道周围[3]。有时在含脂肪的胰腺背侧部分（低密度）和等密度的腹侧部分之间，可显示一条清晰的分界线。主胰管无扩张、无血管移位 / 侵犯及远端胰腺萎缩，以上征象都不支持胰腺腺癌。然而，若肿瘤体积小，未阻塞主胰管，也可能不出现上述征象。MRI 化学位移成像对鉴别两者具有重要作用。MRI 反相位像上低信号区与 CT 的低密度区相对应，有助于排除胰腺腺癌（图 1c、d）。

教学重点

胰腺脂肪浸润通常不影响腹侧、胆管周围区域，这一征象有助于与胰腺腺癌鉴别。

参考文献

1. Stamm BH. Incidence and diagnostic significance of minor pathologic changes in the adult pancreas at autopsy: a systematic study of 112 autopsies in patients without known pancreatic disease. Hum Pathol. 1984;15(7):677–83.
2. Kawamoto S, Siegelman SS, Bluemke DA, Hruban RH, Fishman EK. Focal fatty infiltration in the head of the pancreas: evaluation with multidetector computed tomography with multiplanar reformation imaging. J Comput Assist Tomogr. 2009;33(1):90–5. doi:10.1097/RCT.0b013e31815cff0d.
3. Matsumoto S, Mori H, Miyake H, Takaki H, Maeda T, Yamada Y, et al. Uneven fatty replacement of the pancreas: evaluation with CT. Radiology. 1995;194(2):453–8. doi:10.1148/radiology.194.2.7824726.

病例 21 囊性纤维化中的脂肪浸润

Stephen I. Johnson

毛礼斤 译 陈维翠 校

临床病史

男性，30 岁，有囊性纤维化病史。

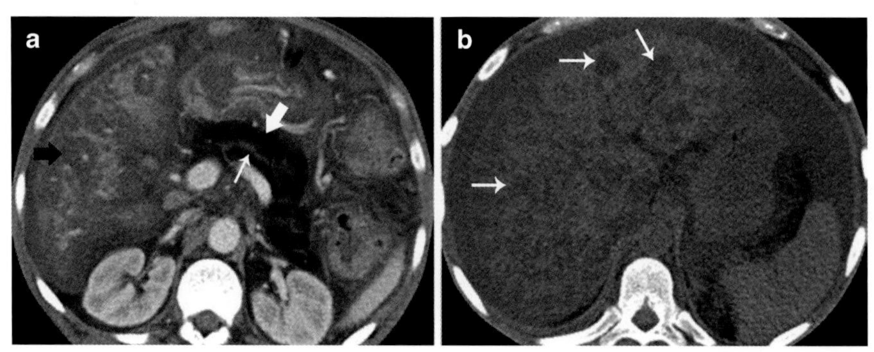

图 1

影像表现

CT 增强横断位像示胰腺实质弥漫性脂肪浸润（图 1a，白色粗箭头），胰管可见（图 1a，细箭头）。肝形态不规则，见多发低密度结节（图 1a，黑色箭头），CT 平扫低密度病灶（图 1b，箭头）CT 值约 1 HU（范围－25 ～ 10 HU）。

鉴别诊断

囊性纤维化，Shwachman-Diamond 综合征，类固醇治疗后，库欣综合征，Johanson-Blizzard 综合征。

诊断

继发于囊性纤维化的胰腺弥漫性脂肪替代。

讨论

胰腺是最常发生囊性纤维化的腹部脏器，可表现为胰腺实质完全被脂肪组织替代。大量黏液聚集在胰腺，胰管血流减少，纤维组织和脂肪组织增生取代正常腺泡。胰管狭窄可导致囊肿形成[1]。由于胰腺外分泌功能不足[2-3]，胰腺脂肪化确诊的平均年龄为 17 岁。约 90% 的囊性纤维化患者由于脂肪吸收不良而出现脂肪泻。残留的胰腺外分泌功能可能导致急性复发性胰腺炎，这可能是囊性纤维化的最初表现[4]，虽然非常罕见。促胰液素刺激 MRI/MRCP（磁共振胰胆管成像）在诊断囊性纤维化患者的外分泌功能不足方面有较高的诊断准确性[5]。30% ～ 40% 的囊性纤维化患者胰腺内分泌功能受损，表现为 1 型、2 型糖尿病[6]的特征。

CT 图像上，由于囊性纤维化，胰腺实质被弥漫性脂肪代替，密度降低，与肠系膜脂肪相似（图 1a）。胰腺轮廓可辨，可在脂肪替代区域见到胰管（图 1）。胰腺也可发生囊性变，且多为单房性（图 2）。其他影像表现包括部分脂肪替代[7]、胰腺实质钙化或无脂肪替代的弥漫性胰腺萎缩[8]。与无囊性纤维化患者相比，囊性纤维化患者急性胰腺炎的影像表现通常较轻。

23% ～ 67% 的囊性纤维化患者可发生肝脂肪变性，这也是肝受累的最常见征象[9]。脂肪替代可呈肿块样，表现为肝内多发的假性肿块[10]（图 1b）。

Shwachman-Diamond 综合征患者也可发生类似的胰腺弥漫性脂肪替代（图 3）。与囊性纤维化患者不同的是，Shwachman-Diamond 综合征中胰腺无钙化和囊肿形成[11]。其他可导致胰腺脂肪浸润的病因包括类固醇治疗、库欣综合征和 Johanson-Blizzard 综合征[12]。

囊性纤维化穿膜传导调节蛋白（cystic fibrosis transmembrane conductance regulator，CFTR）基因的遗传检测可确诊囊性纤维化，患者的生存率随着肺移植、日益进步的非手术治疗方式和营养补充而逐年提高。

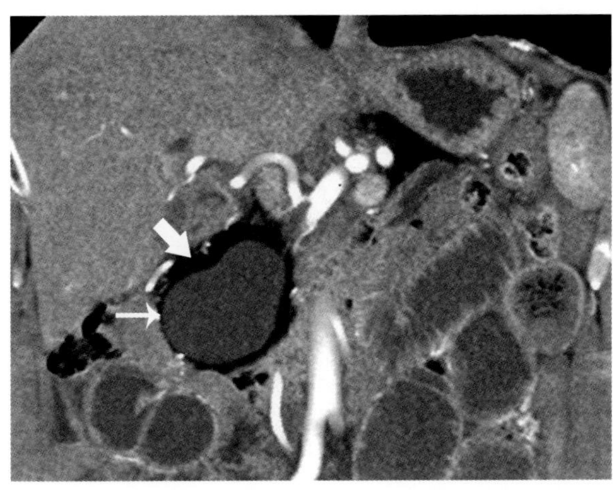

图 2 类似病例。男性，42 岁，确诊囊性纤维化。CT 增强横断位像示胰腺实质完全被脂肪组织取代（粗箭头），胰头可见单房囊肿（细箭头）

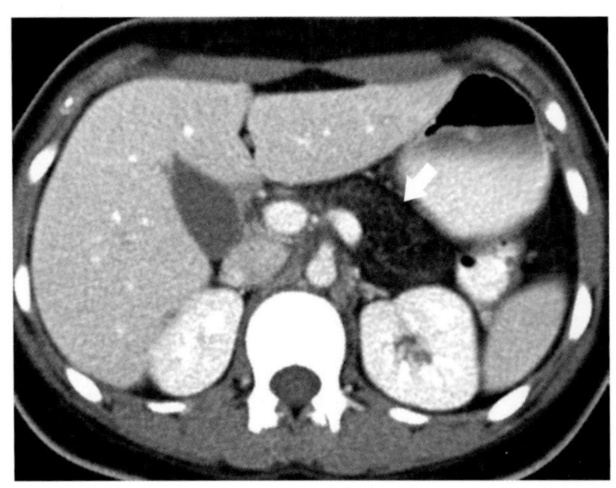

图 3　类似病例。女性，20 岁，Shwachman-Diamond 综合征患者。CT 增强横断位像显示胰腺完全被脂肪组织替代（箭头）

教学重点

胰腺是囊性纤维化最常受累的腹部脏器，表现为完全脂肪替代和囊肿形成，可伴或不伴有钙化。

参考文献

1. Berrocal T, Pajares MP, Zubillaga AF. Pancreatic cystosis in children and young adults with cystic fibrosis: sonographic, CT, and MRI findings. AJR Am J Roentgenol. 2005;184(4):1305–9. doi:10.2214/ajr.184.4.01841305.
2. Daneman A, Gaskin K, Martin DJ, Cutz E. Pancreatic changes in cystic fibrosis: CT and sonographic appearances. AJR Am J Roentgenol. 1983;141(4):653–5. doi:10.2214/ajr.141.4.653.
3. Soyer P, Spelle L, Pelage JP, Dufresne AC, Rondeau Y, Gouhiri M, et al. Cystic fibrosis in adolescents and adults: fatty replacement of the pancreas – CT evaluation and functional correlation. Radiology. 1999;210(3):611–5. doi:10.1148/radiology.210.3.r99mr08611.
4. De Boeck K, Weren M, Proesmans M, Kerem E. Pancreatitis among patients with cystic fibrosis: correlation with pancreatic status and genotype. Pediatrics. 2005;115(4):e463–9. doi:10.1542/peds.2004-1764.
5. Madzak A, Engjom T, Wathle GK, Olesen SS, Tjora E, Njolstad PR, et al. Secretin-stimulated MRI assessment of exocrine pancreatic function in patients with cystic fibrosis and healthy controls. Abdom Radiol (NY). 2016; doi:10.1007/s00261-016-0972-8.
6. Fields TM, Michel SJ, Butler CL, Kriss VM, Albers SL. Abdominal manifestations of cystic fibrosis in older children and adults. AJR Am J Roentgenol. 2006;187(5):1199–203. doi:10.2214/AJR.05.0327.
7. Carucci LR, Jacobs JE. Focal fatty sparing of the pancreatic head in cystic fibrosis: CT findings. Abdom Imaging. 2003;28(6):853–5.
8. Lavelle LP, McEvoy SH, Ni Mhurchu E, Gibney RG, McMahon CJ, Heffernan EJ, et al. Cystic fibrosis below the diaphragm: abdominal findings in adult patients. Radiographics. 2015;35(3):680–95. doi:10.1148/rg.2015140110.
9. Colombo C, Battezzati PM. Liver involvement in cystic fibrosis: primary organ damage or innocent bystander? J Hepatol. 2004;41(6):1041–4. doi:10.1016/j.jhep.2004.10.002.
10. Akata D, Akhan O, Ozcelik U, Ozmen MN, Oguzkurt L, Haliloglu M, et al. Hepatobiliary manifestations of cystic fibrosis in children: correlation of CT and US findings. Eur J Radiol. 2002;41(1):26–33.
11. Vaughn DD, Jabra AA, Fishman EK. Pancreatic disease in children and young adults: evaluation with CT. Radiographics. 1998;18(5):1171–87. doi:10.1148/radiographics.18.5.9747614.
12. Robberecht E, Nachtegaele P, Van Rattinghe R, Afschrift M, Kunnen M, Verhaaren R. Pancreatic lipomatosis in the Shwachman-Diamond syndrome. Identification by sonography and CT-scan. Pediatr Radiol. 1985;15(5):348–9.

病例 22 局灶性放射性萎缩

Stephen I. Johnson
毛礼厅 译 叶泳松 校

临床病史

女性，25 岁，尤因肉瘤脊柱转移病史，常规影像随访检查。

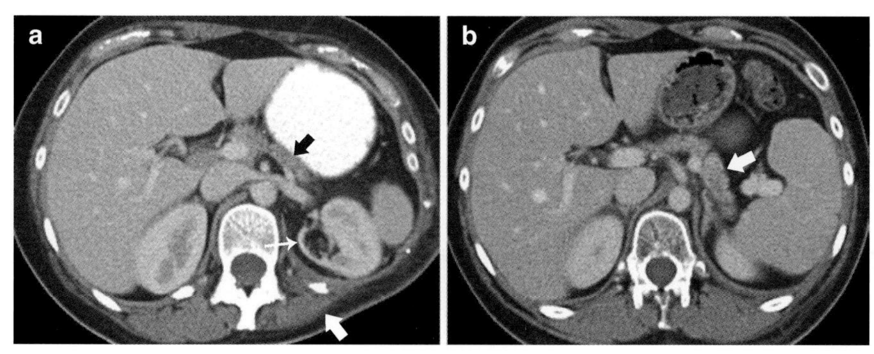

图 1

影像表现

CT 增强门静脉横断位像显示胰尾局部萎缩，胰体形态正常，胰管无扩张，未见钙化（图 1a，黑色箭头）。注意左侧肾皮质局灶性萎缩（图 1a，白色细箭头）和左侧椎旁肌萎缩（图 1a，白色粗箭头）。1 年前该患者的 CT 显示胰尾（图 1b，箭头）、左侧肾和左侧椎旁肌均正常。

鉴别诊断

慢性胰腺炎，胰腺癌伴远端胰腺萎缩，放射治疗继发的胰腺萎缩，胰腺尤因肉瘤转移伴远端胰腺萎缩。

诊断

放射治疗继发的胰腺萎缩。

讨论

放射治疗是腹部 / 脊柱肿瘤的主要治疗方法，也可用于辅助治疗和姑息治疗。采用放射治疗的腹部原发性肿瘤包括淋巴瘤、胰腺癌和胃–食管肿瘤。放射治疗也可用于脊柱转移瘤。涉及胰腺的放射治疗可导致胰腺坏死和纤维化，类似慢性胰腺炎，最终发展为胰腺萎缩（图 1a）[1]。胰腺腺泡上皮对辐射非常敏感[2]，胰岛细胞次之。放射治疗后胰腺的变化可能是局部的，易被误认为胰腺癌引起的远端萎缩或慢性胰腺炎相关改变[3]。

图 1 所示的患者有尤因肉瘤脊柱转移病史，并接受了放射治疗。既往放射治疗史以及对比以往检查是正确诊断的关键（图 1b）[2]。此外，其他诊断线索还包括照射野内的左侧肾皮质和椎旁肌萎缩。

教学重点

有放射治疗史的患者，发现胰腺萎缩并累及邻近结构（如肾）时，应考虑放射治疗继发的胰腺萎缩。

参考文献

1. Charnsangavej C, Cinqualbre A, Wallace S. Radiation changes in the liver, spleen, and pancreas: imaging findings. Semin Roentgenol. 1994;29(1):53–63.
2. Iyer R, Jhingran A. Radiation injury: imaging findings in the chest, abdomen and pelvis after therapeutic radiation. Cancer Imaging. 2006;6:S131–9. doi:10.1102/1470-7330.2006.9095.
3. Maturen KE, Feng MU, Wasnik AP, Azar SF, Appelman HD, Francis IR, et al. Imaging effects of radiation therapy in the abdomen and pelvis: evaluating "innocent bystander" tissues. Radiographics. 2013;33(2):599–619. doi:10.1148/rg.332125119.

病例 23 短胰腺

Stephen I. Johnson
毛礼厅 译 叶泳松 校

临床病史

女性，35 岁，腹部疼痛。

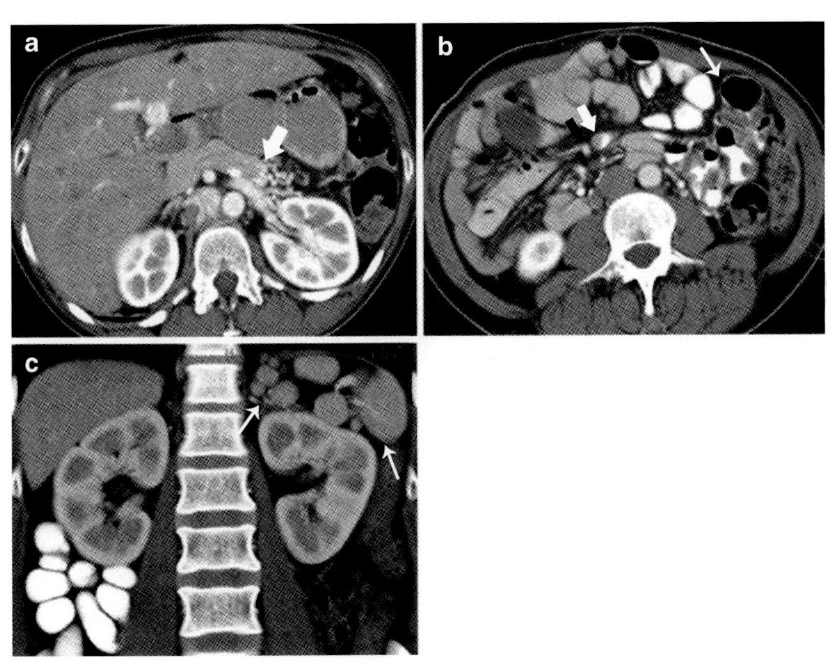

图 1

影像表现

CT 增强横断位像示胰腺短小，呈截断状（图 1a，箭头）。下腹部水平，CT 增强横断位像显示肠系膜上动脉（图 1b，黑色箭头）和肠系膜上静脉（图 1b，白色粗箭头）位置反转，肠系膜上静脉位于肠系膜上动脉左侧。结肠位于左腹部（图 1b，白色细箭头），右腹部未见结肠肠管影。CT 增强冠状位像显示上腹部多发强化结节，密度及强化方式与脾一致（图 1c，箭头）。

鉴别诊断

异位综合征（多脾综合征），胰腺癌伴远端胰腺萎缩。

诊断

多脾综合征伴短胰腺和完全性肠旋转不良。

讨论

胰腺由腹胰芽和背胰芽发育而来，这些内胚芽在妊娠第7周相互融合，分别形成腹胰和背胰。如果胰腺形成过程中某一环节发育停止，则导致胰腺发育不全。与背侧[1]、腹侧[2-3]胰芽完全不发育相比，背胰部分不发育更加常见，这可能是由发育过程中器官缺血所致[4]。胰腺因背胰未发育而显得短小，可单独发生，也可合并异位综合征[5]（图1和2）。其他相关表现包括肠旋转不良、胆道闭锁、十二指肠闭锁和十二指肠前门静脉（图2）[4, 6]。

遗传基因突变可能导致胰腺完全不发育[7]，但极为罕见。

短胰腺可以无临床症状，或在行腹部CT或MRI检查时偶然发现。

图1所示的患者表现为腹痛，除发现短胰腺，还发现完全性肠旋转不良（图1），伴肠系膜上动、静脉位置反转，下腔静脉中断延续为奇静脉，多脾综合征。

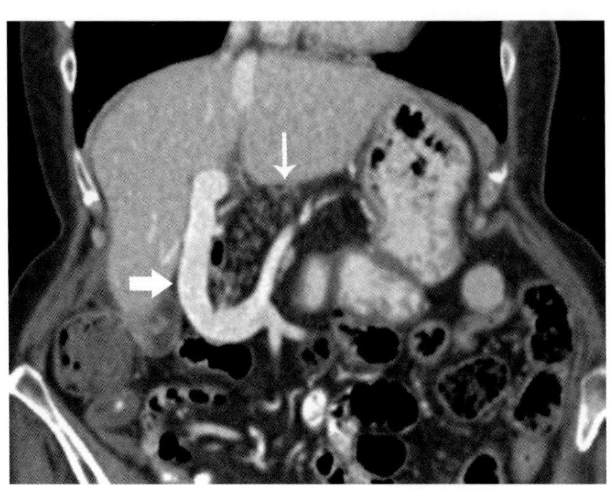

图2　类似病例。女性，73岁，多脾综合征，短胰腺（细箭头），十二指肠前门静脉（粗箭头）

教学重点

短胰腺是由于背胰发育不全所致，可单独发生，也可合并异位综合征。

参考文献

1. Mohapatra M, Mishra S, Dalai PC, Acharya SD, Nahak B, Ibrarullah M, et al. Imaging findings in agenesis of the dorsal pancreas. Report of three cases. JOP. 2012;13(1):108–14.
2. Fukuoka K, Ajiki T, Yamamoto M, Fujiwara H, Onoyama H, Fujita T, et al. Complete agenesis of the dorsal pancreas. J Hepato-Biliary-Pancreat Surg. 1999;6(1):94–7.
3. Gold RP. Agenesis and pseudo-agenesis of the dorsal pancreas. Abdom Imaging. 1993;18(2): 141–4.
4. Sener RN, Alper H. Polysplenia syndrome: a case associated with transhepatic portal vein, short pancreas, and left inferior vena cava with hemiazygous continuation. Abdom Imaging. 1994;19(1):64–6.
5. Nijs E, Callahan MJ, Taylor GA. Disorders of the pediatric pancreas: imaging features. Pediatr Radiol. 2005;35(4):358–73. quiz 457 doi:10.1007/s00247-004-1326-1.
6. Kothari SS. Non-cardiac issues in patients with heterotaxy syndrome. Ann Pediatr Cardiol. 2014;7(3):187–92. doi:10.4103/0974-2069.140834.
7. Lango Allen H, Flanagan SE, Shaw-Smith C, De Franco E, Akerman I, Caswell R, et al. GATA6 haploinsufficiency causes pancreatic agenesis in humans. Nat Genet. 2011;44(1):20–2. doi:10.1038/ng.1035.

病例 24 5- 羟色胺型神经内分泌肿瘤

Stephen I. Johnson
毛礼厅 译 陈维翠 校

临床病史

男性，70 岁，腹痛，糖尿病控制不佳。

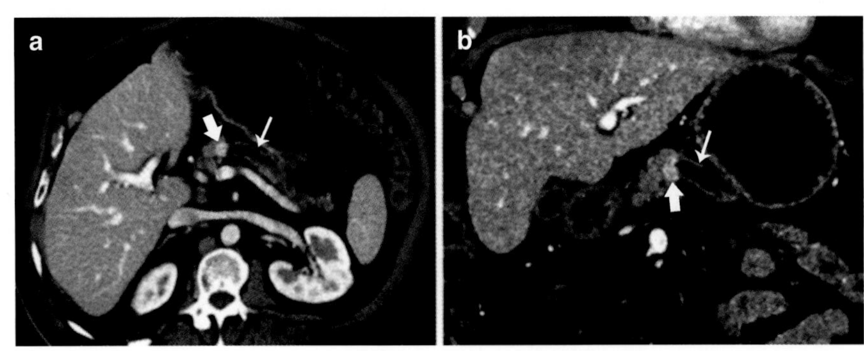

图 1

影像表现

CT 增强动脉期横断位和冠状位像示胰腺颈部一明显强化的小结节（图 1a、b，粗箭头），直径约 1 cm，病灶远端胰腺萎缩，胰管扩张（图 1a、b，细箭头）。

鉴别诊断

胰腺神经内分泌肿瘤（pancreatic neuroendocrine tumor，PanNET），富血供转移瘤（原发肿瘤如肾细胞癌），导管腺癌伴导管狭窄。

诊断

5- 羟色胺型胰腺神经内分泌肿瘤。

讨论

胰腺的局灶性改变通常继发于炎性疾病（如慢性胰腺炎）或梗阻性病变（如导管

腺癌）引起的主胰管阻塞。胰腺神经内分泌肿瘤通常为实性、明显强化的结节或肿块，可发生在胰腺任何部位（图 1）。免疫标记显示一小部分肿瘤表达 5- 羟色胺（胰腺类癌）。表达 5- 羟色胺的胰腺神经内分泌肿瘤通常以胰管为中心，以明显的间质纤维化为特征[1]。纤维化可致胰管狭窄，伴远端胰腺实质萎缩，以上表现与肿瘤体积可不成比例[2-3]。

5- 羟色胺型胰腺神经内分泌肿瘤淋巴结转移不常见，但更易累及主胰管（图 1）。由于腺体萎缩、B 细胞破坏，患者会出现糖尿病的相关症状[4]。肿瘤发生肝转移后会导致类癌综合征的发生，如面部潮红、支气管痉挛和腹泻。

图 1 所示的患者接受了胰腺远端切除术，病理结果为 G1 级高分化胰腺神经内分泌肿瘤（胰岛细胞瘤），Ki-67（阳性）小于 2%（图 2）。免疫标记显示 5- 羟色胺在肿瘤细胞内呈弥漫性强表达。

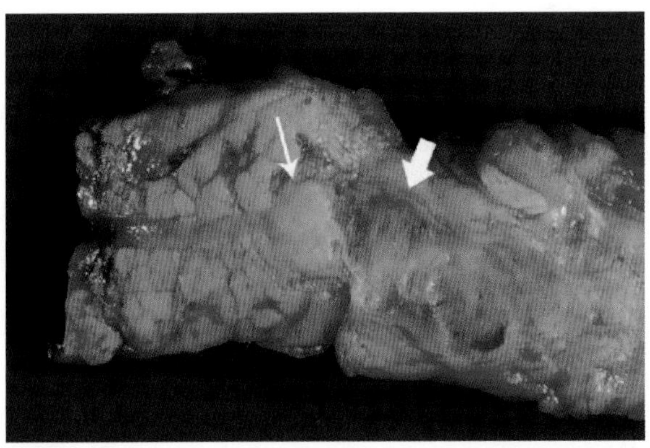

图 2　大体标本图像示胰腺颈部小结节（细箭头），结节远端主胰管明显扩张（粗箭头）

教学重点

分泌 5- 羟色胺的胰腺神经内分泌肿瘤可致胰腺明显间质纤维化，进而导致远端胰管扩张、胰管狭窄和实质萎缩，这些表现与肿瘤体积可不成比例。

参考文献

1. McCall CM, Shi C, Klein AP, Konukiewitz B, Edil BH, Ellison TA, et al. Serotonin expression in pancreatic neuroendocrine tumors correlates with a trabecular histologic pattern and large duct involvement. Hum Pathol. 2012;43(8):1169–76. doi:10.1016/j.humpath.2011.09.014.
2. Kawamoto S, Shi C, Hruban RH, Choti MA, Schulick RD, Fishman EK, et al. Small serotonin-producing neuroendocrine tumor of the pancreas associated with pancreatic duct obstruction. AJR Am J Roentgenol. 2011;197(3):W482–8. doi:10.2214/AJR.10.5428.
3. Shi C, Siegelman SS, Kawamoto S, Wolfgang CL, Schulick RD, Maitra A, et al. Pancreatic duct stenosis secondary to small endocrine neoplasms: a manifestation of serotonin production? Radiology. 2010;257(1):107–14. doi:10.1148/radiol.10100046.
4. Koshimizu H, Omori H, Funase Y, Tsukada Y, Tauchi K, Furukawa T, et al. Pancreatic nonfunctioning neuroendocrine tumor with the main pancreatic duct obstruction presenting as excessive hyperglycemia: a case report and review of the literature. Pancreas. 2012;41(1):160–3. doi:10.1097/MPA.0b013e318221c4c1.

病例 25 自身免疫性胰腺炎

Stephen I. Johnson
毛礼斤　译　刘国清　校

临床病史

女性，30 岁，慢性腹痛。

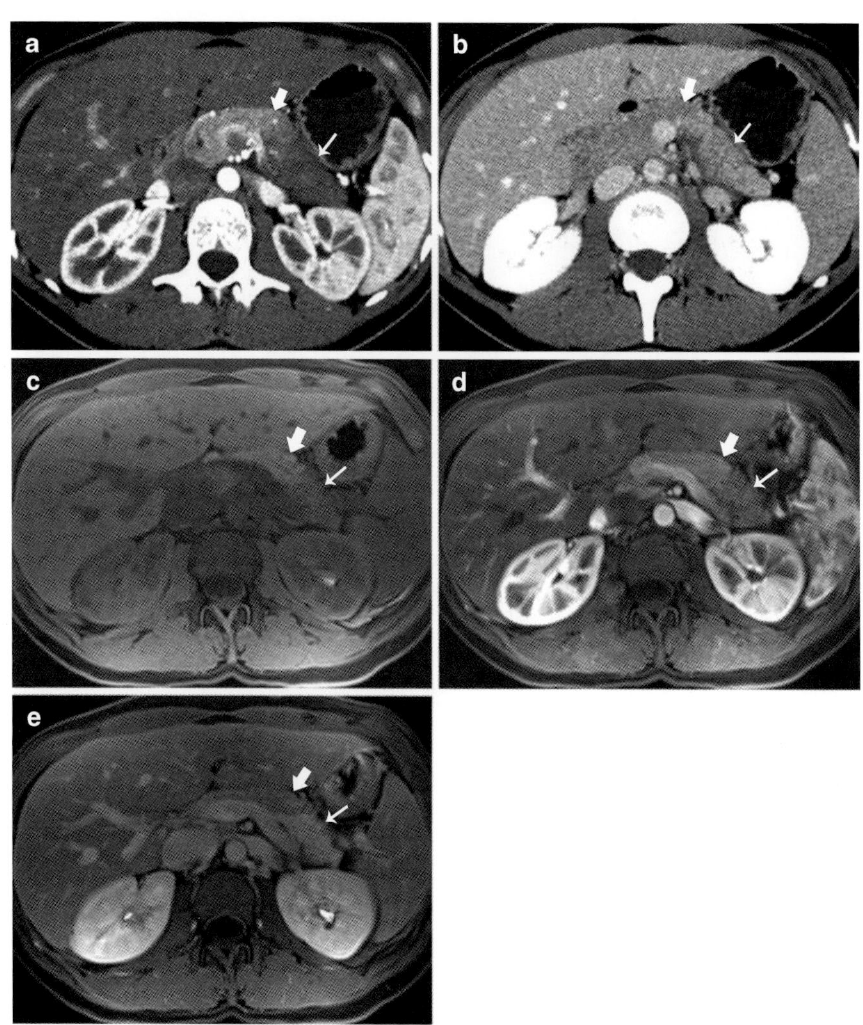

图 1

影像表现

CT 增强动脉期横断位像示，与正常胰腺相比（图 1a，粗箭头），胰尾呈一相对低强化区（图 1a，细箭头）。静脉期横断位像示，胰尾呈渐进性强化（图 1b，细箭头），与正常胰腺相比（图 1b，粗箭头）呈相对高强化。T1WI 平扫横断位像示胰尾低信号区（图 1c，细箭头），胰体信号正常（图 1c，粗箭头）。与正常胰腺相比（图 1d，粗箭头），T1WI 增强动脉期显示胰尾呈低强化（图 1d，细箭头）。增强后 3 min T1WI 显示与正常胰腺相比（图 1e，粗箭头），胰尾呈渐进性强化（图 1e，细箭头）。所有图像均未见胰管扩张。

鉴别诊断

自身免疫性胰腺炎，胰腺癌。

诊断

自身免疫性胰腺炎。

讨论

自身免疫性胰腺炎（autoimmune pancreatitis，AIP）是一种特殊类型的慢性胰腺炎，其特征是炎性细胞伴大量 IgG4 阳性浆细胞以胰管为中心浸润，静脉炎，胰腺实质纤维化[1]。AIP 的典型表现为腹痛、体重减轻和无痛性黄疸，有时可表现为急性胰腺炎[2]。

AIP 分为两个组织学亚型：Ⅰ型为淋巴浆细胞硬化性胰腺炎，好发于老年男性，与血清 IgG4 水平升高有关，且胰腺外的多个器官受累，如胆道系统、肾、腹膜后、泪腺、眼眶[3-5]。Ⅱ型为特发性中央导管胰腺炎，好发于年轻患者，血清 IgG4 水平正常，与炎性肠病相关[6]。

AIP 可累及部分或全部胰腺组织。局灶性 AIP 在 CT 上表现为胰腺的局灶性肿胀或密度异常，动脉期较正常胰腺实质呈相对低强化，静脉期呈渐进性强化（图 1a，b）。与 CT 表现相仿，MRI 上，病变区域在平扫 T1WI 脂肪抑制图像上呈低信号，增强后呈渐进性强化（图 1c ～ e）。由于导管周围纤维化，胰管可变窄[1，7-8]（图 1）。

弥漫性 AIP 表现为胰腺弥漫肿大，失去了正常的羽毛状外观，呈腊肠样外观，胰腺周缘因纤维化而呈低密度 / 低信号改变[1]（图 2）。临床可以通过 HISORt（histology，imaging，serology，other organ involvement，and response to steroid therapy，即组织学、影像学、血清学、其他器官有无受累、类固醇治疗反应）来帮助诊断[2]。

AIP 和胰腺癌的鉴别诊断仍存在挑战[9-10]，许多患者术前被误诊为胰腺癌而接受了胰腺切除手术。然而，随着人们对该疾病认识的提高，被误切胰腺的 AIP 患者逐渐减少。胰腺外受累仍是诊断 AIP 的重要依据（图 2 和 3）。

图 1 所示患者确诊为Ⅱ型自身免疫性胰腺炎，IgG4 水平正常，胰腺外脏器无受累。经皮质类固醇治疗后，患者临床症状好转，胰腺影像表现也恢复正常。

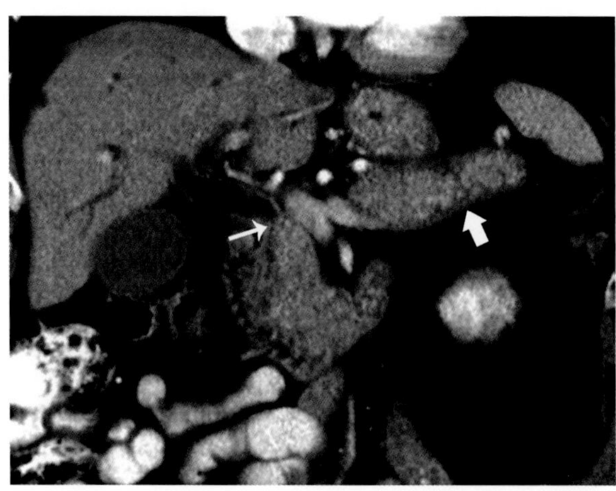

图 2　类似病例。男性，84 岁，Ⅰ型自身免疫性胰腺炎。CT 增强冠状位像示胰腺肿大，并伴有低密度环（粗箭头）和胆总管狭窄（细箭头）

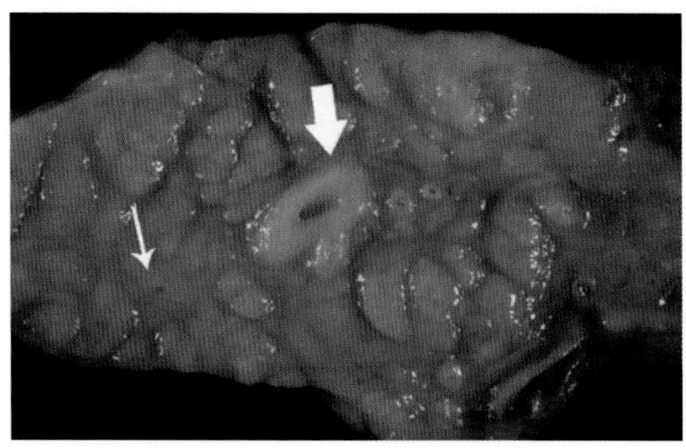

图 3　图 2 患者术后胰头部病理大体标本，证实为Ⅰ型自身免疫性胰腺炎，免疫组化显示表达 IgG4 的浆细胞增多。图中央可见明显增厚的胰管（粗箭头）以及胰腺实质萎缩，正常小叶结构消失（细箭头）

教学重点

胰腺内渐进性强化病灶，不伴胰管扩张，提示局灶型 AIP。

参考文献

1. Vlachou PA, Khalili K, Jang HJ, Fischer S, Hirschfield GM, Kim TK. IgG4-related sclerosing disease: autoimmune pancreatitis and extrapancreatic manifestations. Radiographics. 2011;31(5):1379–402. doi:10.1148/rg.315105735.
2. Chari ST, Smyrk TC, Levy MJ, Topazian MD, Takahashi N, Zhang L et al. Diagnosis of autoimmune pancreatitis: the Mayo Clinic experience. Clin Gastroenterol Hepatol. 2006;4(8):1010–1016; quiz 934. doi:10.1016/j.cgh.2006.05.017.
3. Hamano H, Kawa S, Horiuchi A, Unno H, Furuya N, Akamatsu T, et al. High serum IgG4 concentrations in patients with sclerosing pancreatitis. N Engl J Med. 2001;344(10):732–8. doi:10.1056/NEJM200103083441005.
4. Kamisawa T, Funata N, Hayashi Y, Eishi Y, Koike M, Tsuruta K, et al. A new clinicopathological entity of IgG4-related autoimmune disease. J Gastroenterol. 2003;38(10):982–4. doi:10.1007/s00535-003-1175-y.

5. Martinez-de-Alegria A, Baleato-Gonzalez S, Garcia-Figueiras R, Bermudez-Naveira A, Abdulkader-Nallib I, Diaz-Peromingo JA, et al. IgG4-related disease from head to toe. Radiographics. 2015;35(7):2007–25. doi:10.1148/rg.357150066.
6. Okazaki K, Uchida K, Koyabu M, Miyoshi H, Takaoka M. Recent advances in the concept and diagnosis of autoimmune pancreatitis and IgG4-related disease. J Gastroenterol. 2011;46(3): 277–88. doi:10.1007/s00535-011-0386-x.
7. Irie H, Honda H, Baba S, Kuroiwa T, Yoshimitsu K, Tajima T, et al. Autoimmune pancreatitis: CT and MR characteristics. AJR Am J Roentgenol. 1998;170(5):1323–7. doi:10.2214/ajr.170.5.9574610.
8. Sahani DV, Kalva SP, Farrell J, Maher MM, Saini S, Mueller PR, et al. Autoimmune pancreatitis: imaging features. Radiology. 2004;233(2):345–52. doi:10.1148/radiol.2332031436.
9. Lee-Felker SA, Felker ER, Kadell B, Farrell J, Raman SS, Sayre J, et al. Use of MDCT to differentiate autoimmune pancreatitis from ductal adenocarcinoma and interstitial pancreatitis. AJR Am J Roentgenol. 2015;205(1):2–9. doi:10.2214/AJR.14.14059.
10. Zaheer A, Singh VK, Akshintala VS, Kawamoto S, Tsai SD, Gage KL, et al. Differentiating autoimmune pancreatitis from pancreatic adenocarcinoma using dual-phase computed tomography. J Comput Assist Tomogr. 2014;38(1):146–52. doi:10.1097/RCT.0b013e3182a9a431.

病例 26 局灶性自身免疫性胰腺炎

Katherine S. Troy，Karen S. Lee
毛礼厅　译　刘国清　校

临床病史

中年男性，慢性腹痛，近期体重减轻。

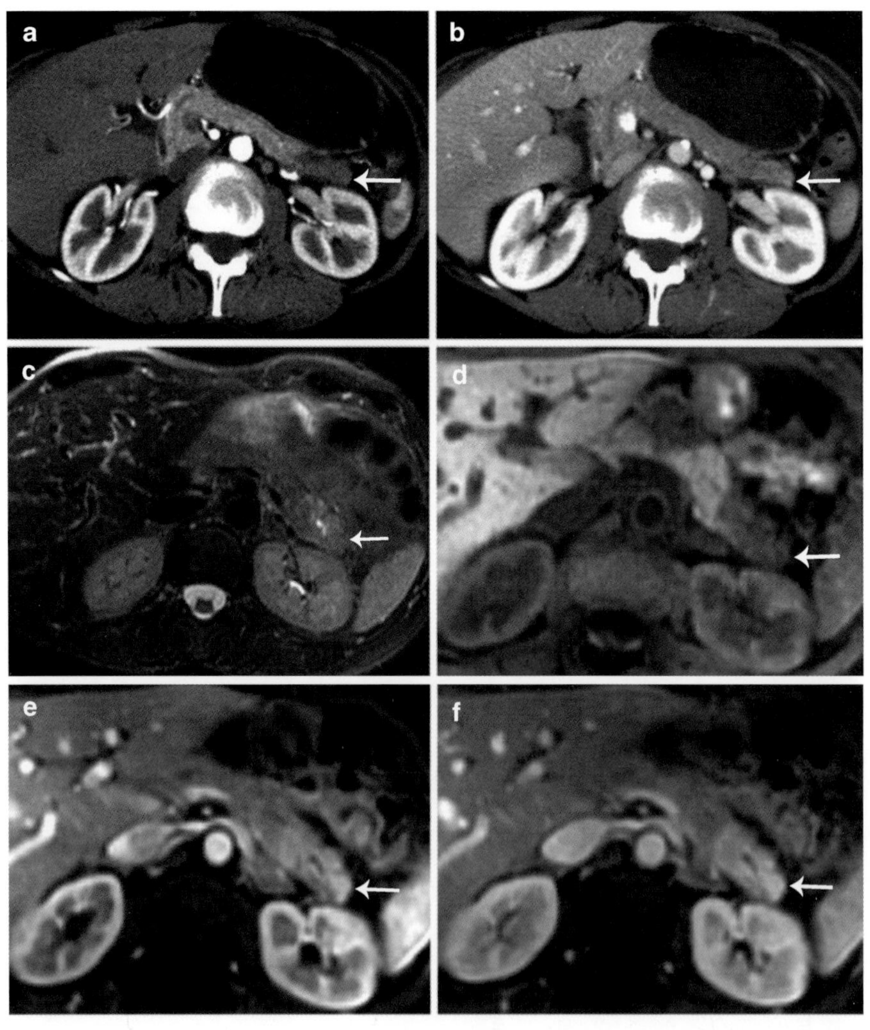

图 1

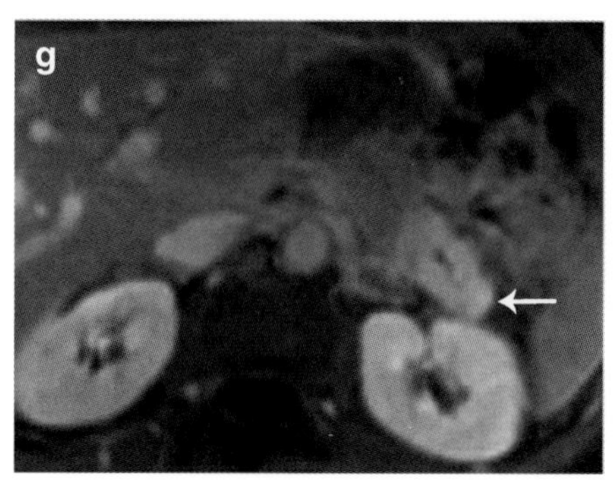

图 1 续

影像表现

CT 增强动脉期横断位像示胰尾部局限性低强化区（图 1a，箭头）。与周围胰腺实质相比，该区域在 CT 门静脉期呈轻度强化（图 1b，箭头）。

MRI T2WI 图像显示该区域相对于胰腺实质呈稍高信号（图 1c，箭头），在平扫 T1WI 脂肪抑制序列上呈低信号（图 1d，箭头）。增强扫描动脉期（图 1e，箭头）、门静脉期（图 1f，箭头）和延迟期显示，该区域呈均匀渐进性强化，在延迟 3 min 图像上强化最明显（图 1g，箭头）。该区域在胰腺轮廓内，未见钙化或胰周脂肪沉积。

鉴别诊断

胰腺导管腺癌，局灶性自身免疫性胰腺炎，局灶性慢性胰腺炎，淋巴瘤。

诊断

局灶性自身免疫性胰腺炎。

讨论

自身免疫性胰腺炎（autoimmune pancreatitis，AIP）属于慢性胰腺炎的一种特殊类型，临床少见。镜下多种炎症细胞以导管为中心浸润，伴浆细胞增多，这些浆细胞高表达 IgG4。这类胰腺炎也常有典型的"层状"纤维化表现，显微镜下可见静脉炎。其他器官也可受累。

AIP 通常是局灶性的，也可呈多灶性或弥漫性。弥漫性 AIP 影像学特征是胰腺弥漫肿大呈腊肠状，正常小叶结构消失，受累腺体周围通常可见低密度或低信号环，同时主胰管不规则变窄。多灶性或局灶性 AIP 影像表现类似，这些病变只累及腺体局部，类似肿块。AIP 不像典型的急 / 慢性胰腺炎，胰腺周围几乎没有渗出，无钙化，胰周无积液。

超声检查表现为受累腺体增大，呈低回声。CT 上，病变区域常为低密度，增强扫描呈渐进性强化（图 1）。MRI 上，病变区域在 T1WI 像上呈低信号，T2WI 像上呈稍高信号。由于存在腺体纤维化，增强扫描病变区域呈渐进性强化（图 1）。受累腺体的边缘呈延迟强化。

局灶性自身免疫性胰腺炎需与胰腺癌鉴别。两者均可表现为胰腺局灶性增大，正常分叶状轮廓消失，低强化及胆总管水平的胆道梗阻。支持自身免疫性胰腺炎的征象包括：病变周缘的 CT 低密度或 T1WI/T2WI 低信号的纤维环，多发节段性胰管或胆管狭窄不伴截断征[1]，无胰腺实质萎缩。值得注意的是，存在导管穿透征，或狭窄的胰管穿过肿块，对诊断自身免疫性胰腺炎具有高度特异性[2]。另外需鉴别的是胰腺淋巴瘤（尽管其非常罕见），淋巴瘤无典型低密度 / 低信号的包膜，常伴有胰周淋巴结肿大。

IgG4 相关的自身免疫性疾病可同时累及其他脏器，这有助于与胰腺癌鉴别。自 2003 年 AIP 被归类为全身性疾病以来，几乎每个器官都有 IgG4 相关疾病的报道[2]。其他脏器受累包括：肾受累，可表现为皮质结节、肿块样病变或肾盂受累；胆道受累，其影像表现与原发性硬化性胆管炎、胆囊壁增厚、硬化性肠系膜炎和腹膜后纤维化等存在重叠[3]。

临床上，局灶性 AIP 患者表现为腹痛和体重减轻。类似典型急性胰腺炎的急性腹痛较少见。男女发病率比例约为 2∶1[4]。

AIP 确诊后，采用皮质类固醇进行治疗。多数研究表明，1/2 ～ 2/3 的患者皮质类固醇治疗有效。如果首次激素治疗无效，可以进行第二个疗程的皮质类固醇治疗或使用硫唑嘌呤治疗。治疗后的随访影像检查提示病灶缩小，尽管通常不会完全缓解。

图 1 所示患者行胰腺远端切除术。大体病理显示结节边界清晰、质硬（图 2）。组织学显示病灶以导管为中心多种炎性细胞浸润，纤维组织增生，伴有静脉炎[2, 4]。

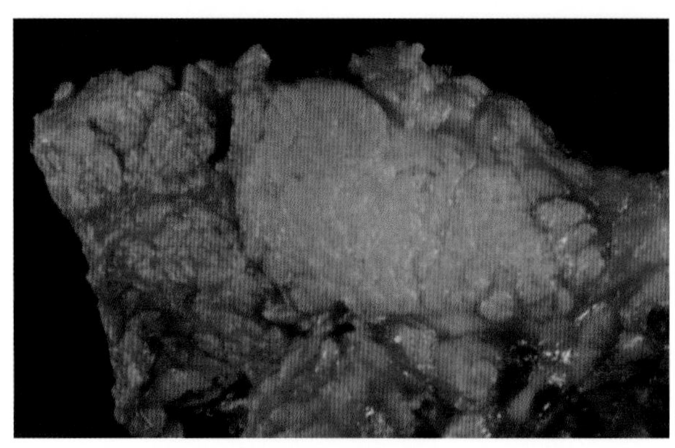

图 2　大体病理标本示胰尾内局灶性、质硬的黄色肿块

教学重点

支持自身免疫性胰腺炎诊断而非胰腺导管腺癌的征象包括：病灶边缘纤维环，多发节段性胰管或胆管狭窄不伴截断征，无胰腺实质萎缩，以及狭窄的胰管穿过肿块。

参考文献

1. Zaheer A, Singh VK, Akshintala VS, Kawamoto S, Tsai SD, Gage KL, et al. Differentiating autoimmune pancreatitis from pancreatic adenocarcinoma using dual-phase computed tomography. J Comput Assist Tomogr. 2014;38(1):146–52. doi:10.1097/RCT.0b013e3182a9a431.
2. Martinez-de-Alegria A, Baleato-Gonzalez S, Garcia-Figueiras R, Bermudez-Naveira A, Abdulkader-Nallib I, Diaz-Peromingo JA, et al. IgG4-related disease from head to toe. Radiographics. 2015;35(7):2007–25. doi:10.1148/rg.357150066.
3. Vlachou PA, Khalili K, Jang HJ, Fischer S, Hirschfield GM, Kim TK. IgG4-related sclerosing disease: autoimmune pancreatitis and extrapancreatic manifestations. Radiographics. 2011; 31(5):1379–402. doi:10.1148/rg.315105735.
4. Finkelberg DL, Sahani D, Deshpande V, Brugge WR. Autoimmune pancreatitis. N Engl J Med. 2006;355(25):2670–6. doi:10.1056/NEJMra061200.

病例 27 自身免疫性胰腺炎的疗效评价

Stephen I. Johnson
毛礼厅　译　陈维翠　校

临床病史

年轻女性，腹痛、黄疸。

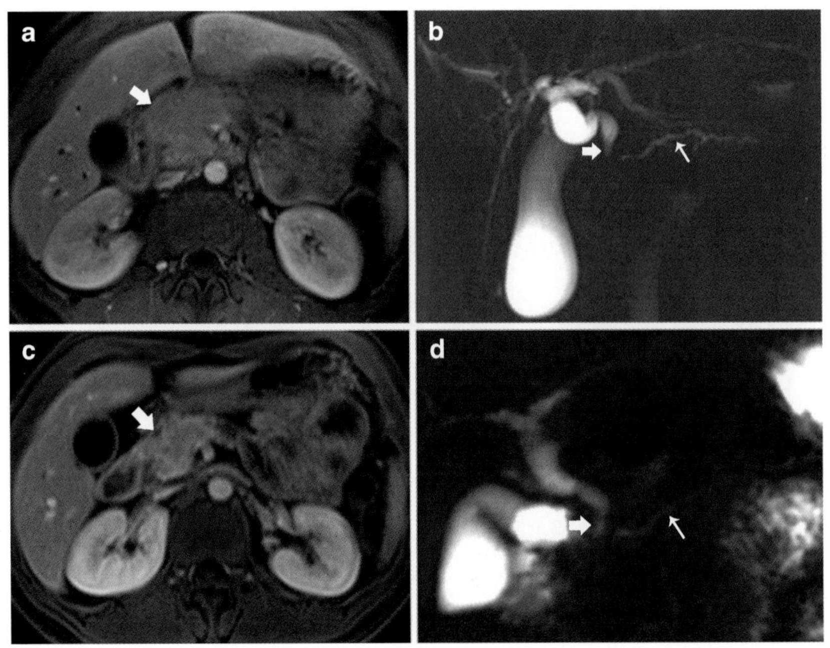

图 1

影像表现

T1WI 增强扫描静脉期横断位像示胰头饱满，局部似见一肿块（图 1a，箭头）。磁共振胰胆管成像（MRCP）示胆总管远端明显狭窄（图 1b，粗箭头），梗阻点以上的胆管和主胰管扩张（图 1b，细箭头）。皮质类固醇治疗 8 周后，T1WI 静脉期横断位像显示胰头外形正常（图 1c，箭头），胆总管（图 1d，粗箭头）、胆管树、主胰管（图 1d，细箭头）形态恢复正常。

鉴别诊断

自身免疫性胰腺炎，淋巴瘤，胰腺癌。

讨论

自身免疫性胰腺炎（autoimmune pancreatitis，AIP）的特征是以导管为中心的炎症，伴表达 IgG4 的浆细胞数量增加。其他表现包括纤维化、胰管和胆总管多发不规则狭窄[1-2]。高达 80% 的 AIP 患者胆管受累，是胰腺外受累最常见的部位[1-3]。胆管系统最常累及的部位为胆总管下段，表现为管壁增厚、异常强化、管腔狭窄致梗阻点以上的胆管扩张及梗阻性黄疸[1-3]（图 1）。

口服皮质类固醇治疗是 AIP 患者的首选治疗方法，其目标是控制病情，达到完全缓解[4]。治疗后 4 ~ 5 周，受累的胰腺和胰腺外器官均可恢复正常，因此推荐用影像学检查来评估疗效和帮助确诊 AIP[2]。激素治疗有效有助于和其他恶性病变进行鉴别，如胰腺癌或淋巴瘤。影像学及血清学检查对监测疾病复发敏感[5]。皮质类固醇治疗无效的 AIP 患者可以使用免疫抑制剂[4]。

教学重点

激素治疗后 4 ~ 5 周，受累的胰腺和胰腺外器官均可恢复正常，推荐用影像学检查来评估疗效及确诊 AIP。

参考文献

1. Finkelberg DL, Sahani D, Deshpande V, Brugge WR. Autoimmune pancreatitis. N Engl J Med. 2006;355(25):2670–6. doi:10.1056/NEJMra061200.
2. Manfredi R, Graziani R, Cicero C, Frulloni L, Carbognin G, Mantovani W, et al. Autoimmune pancreatitis: CT patterns and their changes after steroid treatment. Radiology. 2008;247(2): 435–43. doi:10.1148/radiol.2472070598.
3. Zaheer A, Singh VK, Akshintala VS, Kawamoto S, Tsai SD, Gage KL, et al. Differentiating autoimmune pancreatitis from pancreatic adenocarcinoma using dual-phase computed tomography. J Comput Assist Tomogr. 2014;38(1):146–52. doi:10.1097/RCT.0b013e3182a9a431.
4. Kim HM, Chung MJ, Chung JB. Remission and relapse of autoimmune pancreatitis: focusing on corticosteroid treatment. Pancreas. 2010;39(5):555–60. doi:10.1097/MPA.0b013e3181c8b4a5.
5. Moon SH, Kim MH, Park DH. Treatment and relapse of autoimmune pancreatitis. Gut Liver. 2008;2(1):1–7. doi:10.5009/gnl.2008.2.1.1.

病例 28 局灶性慢性胰腺炎

Katherine S. Troy，Karen S. Lee
刘国清 译 刘 岘 校

临床病史

男性，46 岁，间歇性上腹部隐痛。

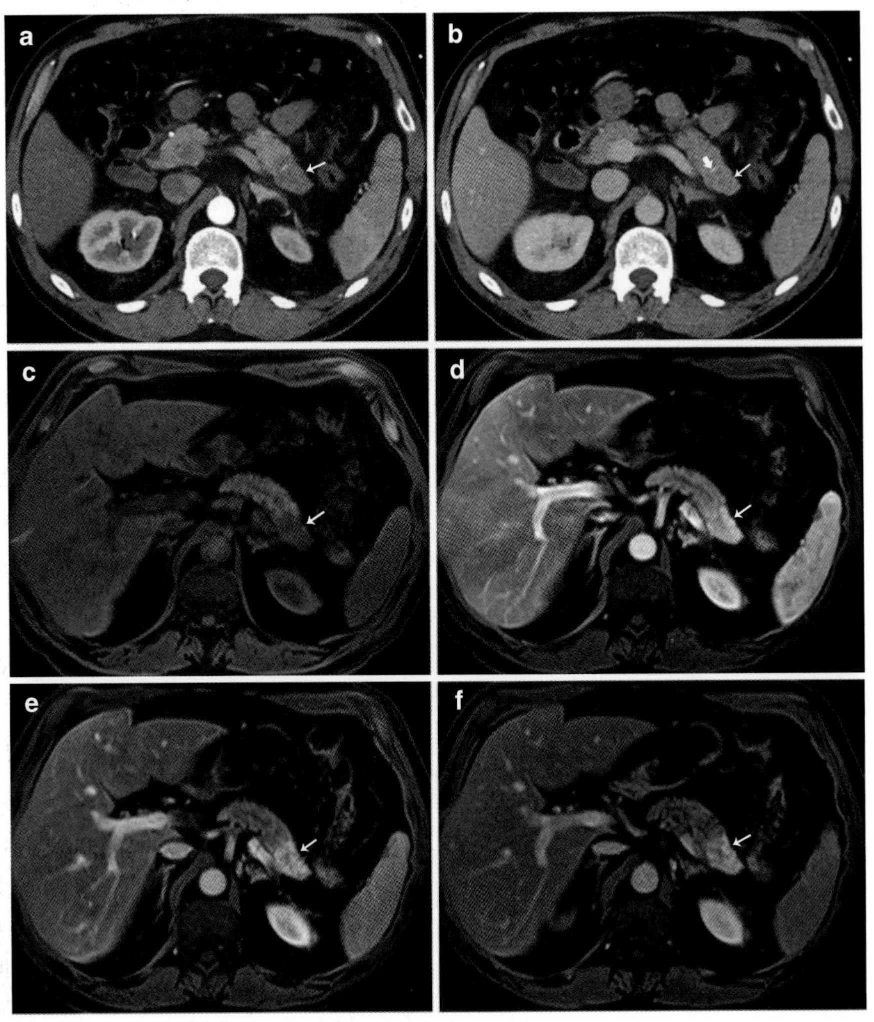

图 1

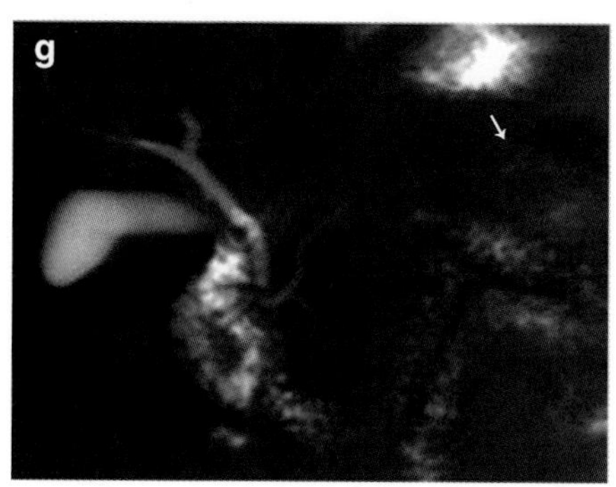

图 1　续

影像表现

CT 增强动脉期横断位像示胰尾部局限性相对低强化区（图 1a，箭头），边界欠清。门静脉期该区域强化程度与邻近正常胰腺实质相当（图 1b，细箭头），内可见细线样钙化灶（图 1b，粗箭头）。

胰尾部病灶在 MRI 平扫 T1WI 脂肪抑制序列上为低信号（图 1c，箭头），增强扫描病灶相对于邻近胰腺实质呈渐进性强化（图 1d ～ f，箭头）。磁共振胰胆管成像（MRCP）示病灶区域多个呈不规则扩张的分支胰管（图 1g，箭头），病灶近端的胰管未见异常。

鉴别诊断

胰腺导管腺癌，局灶性慢性胰腺炎，胰腺神经内分泌肿瘤，局灶性自身免疫性胰腺炎。

诊断

局灶性慢性胰腺炎。

讨论

慢性胰腺炎是一种不可逆转的慢性炎性改变，炎性反应会逐渐损坏胰腺实质，改变胰腺形态和（或）功能。在美国，该病最常见的病因是酗酒，还有约 30% 的患者原因不明[1]。

局灶性慢性胰腺炎是慢性胰腺炎的不常见表现，只累及胰腺的一部分。由于其常表现为散在的肿块样病灶，诊断上存在难度[2]。局灶性胰腺炎可发生于胰腺的任何部位。一项小样本研究发现，胰头是最常见的受累部位[1]。沟槽性胰腺炎是局限性胰腺炎的一种特殊类型，是发生于胰头、胆总管和十二指肠降部潜在间隙的胰腺炎，可为急性或慢性[3]。沟槽性胰腺炎与酗酒史密切相关。

临床上，如果仅为一小部分胰腺受累，患者可能无临床症状，或者表现为慢性脂肪性腹泻、腹痛，与典型的弥漫性慢性胰腺炎临床表现类似。不同于胰腺癌，局灶性慢性胰腺炎因胆管梗阻引起的无痛性黄疸较少见。

通常采用对症保守治疗。只有在该病表现形似肿块，难以与胰腺肿瘤鉴别时，才需要进行超声内镜检查和细针抽吸或手术切除。

影像上，受累腺体的表现与弥漫性慢性胰腺炎类似。早期阶段，受累腺体的形态大小可正常，甚至肿大，后期则萎缩，常伴有胰管形态不规则和分支胰管的扩张。胰腺实质和主胰管内均可见钙化。如果胰头或胰体受累，则可能导致远端胰管扩张。此外，受累的胰腺实质强化特征与正常腺体不同。由于纤维化改变，该区域在 CT 和 MRI 中均表现为渐进性强化，而正常实质在胰腺期（静脉注射对比剂后约 40 s）迅速强化并达到高峰，延迟期缓慢消退。T1WI 脂肪抑制序列，病变区域由于蛋白质和锰的存在而失去正常高信号，呈低信号改变。病变远端胰腺实质萎缩，这在局灶性慢性胰腺炎中很少见，在导致胰管 / 胆管梗阻的肿块型病变中相对更常见[4]。

病理组织学显示受累腺体纤维化，淋巴细胞浸润，正常上皮细胞减少[1]。在一项 7 例肿块型慢性胰腺炎的小样本研究中，5 例患者的非肿块型病变的腺体也可观察到上述改变，但没有肿块型慢性胰腺炎严重。

图 1 所示患者因担心合并隐匿性胰腺导管腺癌而接受了胰腺远端切除术，病理证实为慢性胰腺炎，局部实质萎缩、纤维化和慢性炎症（图 2）。

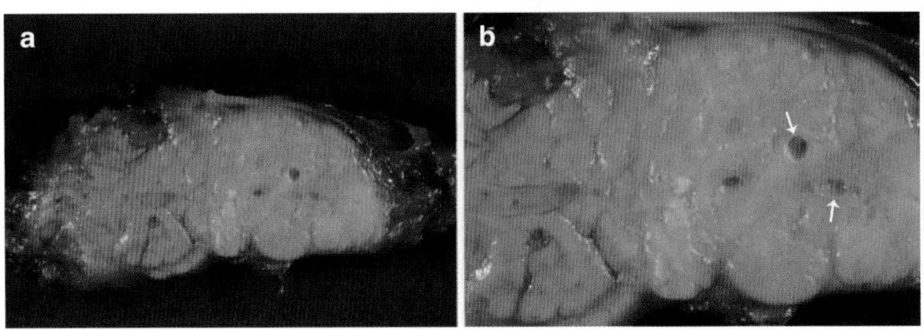

图 2　图 1 患者胰腺大体病理显示胰尾部局部纤维化（**a**）。放大的图像显示胰尾部局灶性脂肪坏死（白色区域）和局部扩张的分支胰管（**b**，箭头）

教学重点

局灶性慢性胰腺炎临床少见，只累及部分腺体，因常表现为散在的肿块样病灶，诊断上存在难度。

参考文献

1. Kim T, Murakami T, Takamura M, Hori M, Takahashi S, Nakamori S, et al. Pancreatic mass due to chronic pancreatitis: correlation of CT and MR imaging features with pathologic findings. AJR Am J Roentgenol. 2001;177(2):367–71. doi:10.2214/ajr.177.2.1770367.
2. Coakley FV, Hanley-Knutson K, Mongan J, Barajas R, Bucknor M, Qayyum A. Pancreatic imaging mimics: part 1, imaging mimics of pancreatic adenocarcinoma. AJR Am J Roentgenol. 2012;199(2):301–8. doi:10.2214/AJR.11.7907.
3. Manikkavasakar S, Alobaidy M, Busireddy KK, Ramalho M, Nilmini V, Alagiyawanna M, et al. Magnetic resonance imaging of pancreatitis: an update. World J Gastroenterol. 2014; 20(40):14760–77. doi:10.3748/wjg.v20.i40.14760.
4. Patlas M, Deitel W, Taylor B, Gallinger S, Wilson SR. Focal chronic pancreatitis mimicking pancreatic head carcinoma: are there suggestive features on ultrasound? Can Assoc Radiol J. 2007;58(1):15–21.

病例 29 血色素沉着症

Sajal Pokharel
刘国清 译 刘 岘 校

临床病史

男性，40 岁，因肝功能恶化而行影像学检查。

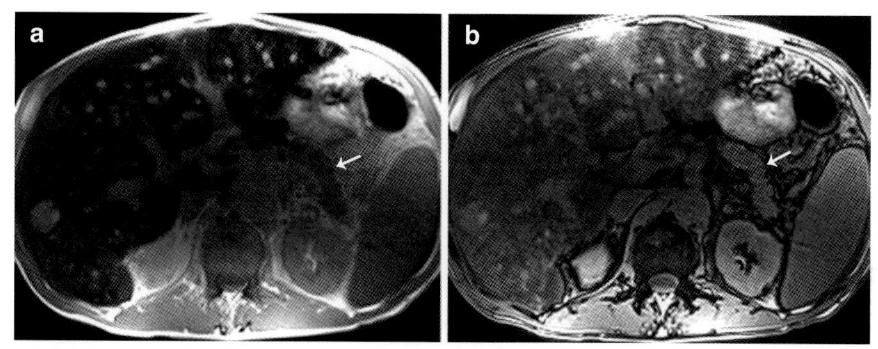

图 1

影像表现

与反相位像［重复时间 / 回波时间（TR/TE）：4.4/1.3 ms］相比，T1WI 同相位（TR/TE：4.4/2.4 ms）横断位像显示胰腺信号下降（图 1b，箭头），肝信号中等程度降低，而脾信号未见改变。

鉴别诊断

遗传性血色素沉着症，继发性血色素沉着症 / 含铁血黄素沉着症。

诊断

遗传性血色素沉着症。

讨论

遗传性或原发性血色素沉着症是由于胃肠道铁过度吸收，导致铁在肝、心脏、胰腺、关节和皮肤等组织中过度沉积[1]。铁最初被储存在肝细胞及 Kupffer 细胞中。过量的铁与血液中的转铁蛋白结合并沉积在胰腺和心肌等组织中。输血依赖性贫血（如地中海贫血）输血引起的铁过载被称为含铁血黄素沉着症[2]或继发性血色素沉着症。在输血导致的铁过载患者中，过量的铁首先积聚在网状内皮系统的细胞内，如肝、脾和骨髓[2]。受累器官的不同有助于在影像上区分这两类导致铁过载的疾病。累及胰腺和心脏提示遗传性血色素沉着症，累及脾和骨髓则提示与输血相关的铁过载。这两类疾病都会累及肝。需要注意的是，铁过载的状态下，一旦网状内皮系统的储存容量饱和，铁就会被直接导向转铁蛋白途径，并沉积在富含转铁蛋白受体的组织中，如胰腺和心脏[1]。溶血性贫血（如镰状细胞病和阵发性睡眠性血红蛋白尿症），铁可沉积在溶血部位，如肾实质。

过量的铁沉积可引起炎症、纤维化和器官损伤（肝、胰腺），故检测组织铁沉积非常重要，并需要积极治疗[1]。

MRI 是临床上检测组织铁沉积的最敏感的成像方式，这是由于铁加速了 T2* 衰减效应。铁在组织中聚集成微小颗粒，这些粒子具有铁磁性，并产生局部磁场，导致主 MRI 磁场（B_0）不均匀。这种不均匀性导致了水质子失相位及 T2* 信号加速衰减[3]。这种现象在梯度回波序列上表现得最好，含铁沉积的组织会比正常组织信号低。随着回波时间（echo time，TE）的增加，T2* 效应增加，组织信号减低，变暗。化学位移成像技术通常采用梯度回波序列，T1WI 序列需要选择不同的 TE 得到反相位和同相位的图像，不同相位的组织信号强度差可用于检测铁异常沉积（图 1）。较短的 TE（1.5 T 时为 2.2 ms，3.0 T 时为 1.1 ms）获得反相位图像，较长的 TE（1.5 T 时为 4.4 ms，3.0 T 时为 2.2 ms）获得同相位图像（图 1）。组织存在铁沉积并加速 T2* 效应的情况下，较长的 TE（当前大多数 MRI 设备上的同相位图像）可检测到组织信号丢失。

MRI 也可检测组织铁和评估铁含量。检测铁沉积的传统定性技术使用长 TE 的 GRE 序列，增强 T2* 效应。其他定量方法是基于在不同的 TE 下获得一系列图像来推断 T2* 弛豫时间（或 R2* 倒数），将这些导出的常数与从接受 MRI 检查并进行组织活检的一组患者获得的校准曲线进行比较，并转换为铁浓度，例如肝铁浓度[4]。肝铁浓度值的测定对铁沉积治疗（如铁螯合剂或静脉切开）前后的纵向评估很有价值。

教学重点

MRI 可通过增加回波时间，增强 T2* 效应来检测血色素沉着症患者中胰腺的铁含量。

参考文献

1. Lanktree MB, Sadikovic B, Waye JS, Levstik A, Lanktree BB, Yudin J, et al. Clinical evaluation of a hemochromatosis next-generation sequencing gene panel. Eur J Haematol. 2016; doi:10.1111/ejh.12820.
2. Siegelman ES, Mitchell DG, Semelka RC. Abdominal iron deposition: metabolism, MR findings, and clinical importance. Radiology. 1996;199(1):13–22. doi:10.1148/radiology.199.1.8633135.
3. Radmard AR, Poustchi H, Dadgostar M, Yoonessi A, Kooraki S, Jafari E, et al. Liver enzyme levels and hepatic iron content in Fatty liver: a noninvasive assessment in general population by T2* mapping. Acad Radiol. 2015;22(6):714–21. doi:10.1016/j.acra.2015.01.011.
4. Sirlin CB, Reeder SB. Magnetic resonance imaging quantification of liver iron. Magn Reson Imaging Clin N Am. 2010;18(3):359–81. ix doi:10.1016/j.mric.2010.08.014.

第三部分

实质异常：囊性病变

病例 30 浆液性囊腺瘤伴远端胰管扩张

Christopher Fung
刘国清　译　刘　岘　校

临床病史

女性，71 岁，腹部隐痛，偶然发现胰腺肿块。

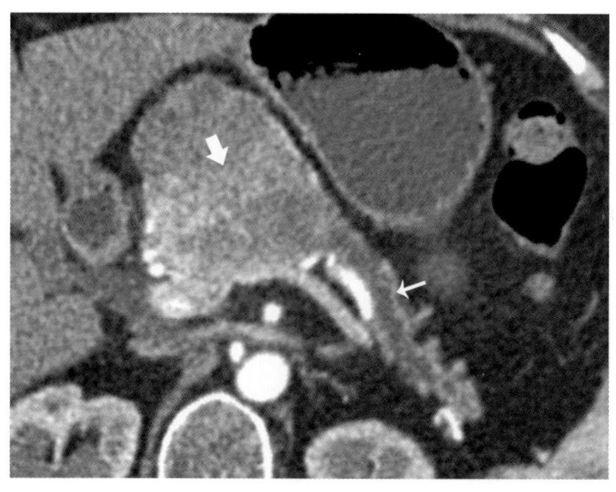

图 1

影像表现

CT 增强动脉期横断位像显示胰头区复杂的囊性病灶，直径约 6.7 cm，中央呈星芒状强化（图 1，粗箭头），远端主胰管扩张，伴胰体及胰尾萎缩（图 1，细箭头）。

鉴别诊断

浆液性囊腺瘤，复杂假性囊肿，伴有囊性变的恶性肿瘤（胰腺腺癌、神经内分泌肿瘤）、伴有恶性倾向的导管内乳头状黏液性肿瘤（intraductal papillay mucinous neoplasm，IPMN），浆液性囊腺癌。

诊断

浆液性囊腺瘤，占位效应致远端胰管扩张及胰腺萎缩。

讨论

胰腺浆液性囊腺瘤是一种良性肿瘤，通常由多发微囊组成，内衬富含糖原的上皮细胞。本病好发于老年女性，平均年龄约 61 岁，男女性别比约为 3∶1。临床症状无特异性，包括腹痛、体重减轻及黄疸，约 1/3 患者无症状，为偶然发现[1-3]。

约 70% 的浆液性囊腺瘤由多发微囊组成，呈分叶状，囊肿的数量通常大于 6 个，直径从几毫米到 2 cm 不等（图 1 和图 3）。约 30% 的病例存在中央瘢痕[1]，伴或不伴钙化，可作为诊断浆液性囊腺瘤的重要依据。病灶与主胰管不相通。浆液性囊腺瘤微囊间见纤维分隔，呈蜂窝状。有时，这些囊肿太小以至于 CT 上无法辨别，增强扫描可见强化，需与实性肿块鉴别。单囊性浆液性囊腺瘤临床少见，表现为单个或数个（＜6 个）大于 2 cm 的囊肿[4]，影像表现与黏液性囊腺瘤相似。

肿瘤占位效应引起的主胰管扩张及胰腺萎缩并不常见，发生率约为 14% 和 10%[2]。浆液性囊腺瘤多呈偏心性，好发于胰尾部（约 39%），其次是头部（约 29%）和体部（约 27%）[2]。一项对 68 例手术病理证实的浆液性囊腺瘤的研究表明，典型影像征象的发生率仅为 20%，如多发薄而无强化的分隔、星芒状钙化瘢痕、无主胰管扩张及不累及血管等，可能是由于在这些手术切除病例中，对非典型征象的认识存在着偏差[2]。

图 1 所示的患者由于出现了胰管阻塞伴胰腺萎缩等非典型征象，接受了胰十二指肠切除术。大体病理标本显示肿块内大量微小、壁薄的囊肿，围绕中央星芒状瘢痕排列（图 2）。

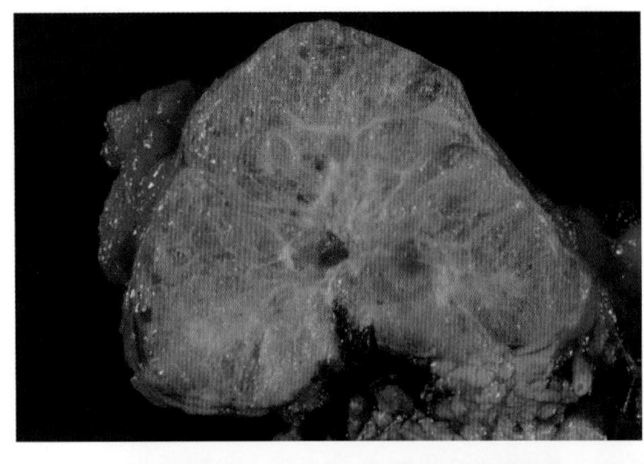

图 2 大体病理标本显示肿块内多发微囊结构，伴中央瘢痕，符合浆液性囊腺瘤的表现

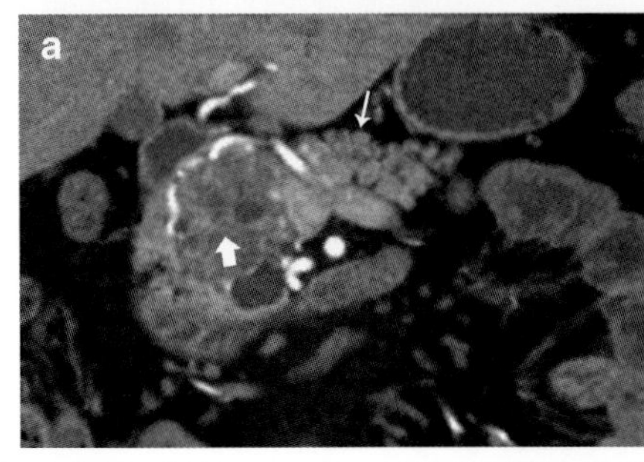

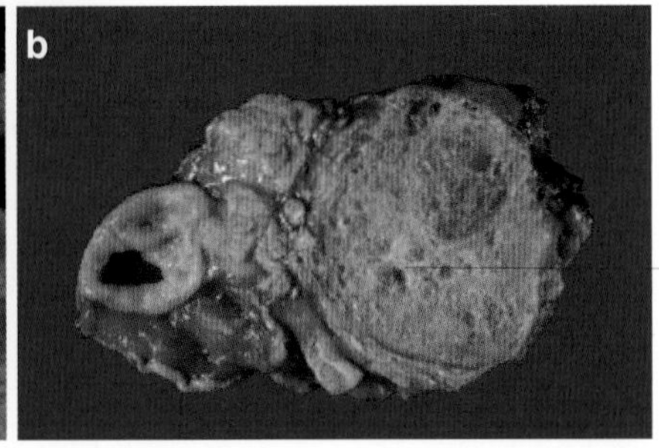

图 3 类似病例。男性，58 岁，偶然发现浆液性囊腺瘤。动脉期冠状位像显示胰头部分叶状肿块伴囊变（**a**，粗箭头），无远端胰管扩张（**a**，细箭头）。大体病理标本显示肿瘤由多发微囊构成，伴中央瘢痕，符合浆液性囊腺瘤的表现

教学重点

胰腺浆液性囊腺瘤可导致胰管梗阻，引起远端胰管扩张，伴远端腺体萎缩。

参考文献

1. Basturk O, Coban I, Adsay NV. Pancreatic cysts: pathologic classification, differential diagnosis, and clinical implications. Arch Pathol Lab Med. 2009;133(3):423–38. doi:10.1043/1543-2165-133.3.423.
2. Chu LC, Singhi AD, Hruban RH, Fishman EK. Characterization of pancreatic serous cystadenoma on dual-phase multidetector computed tomography. J Comput Assist Tomogr. 2014;38(2):258–63. doi:10.1097/RCT.10.1097/RCT.0b013e3182ab1556.
3. Zaheer A, Pokharel SS, Wolfgang C, Fishman EK, Horton KM. Incidentally detected cystic lesions of the pancreas on CT: review of literature and management suggestions. Abdom Imaging. 2013;38(2):331–41. doi:10.1007/s00261-012-9898-y.
4. Kim HJ, Lee DH, Ko YT, Lim JW, Kim HC, Kim KW. CT of serous cystadenoma of the pancreas and mimicking masses. AJR Am J Roentgenol. 2008;190(2):406–12. doi:10.2214/AJR.07.2808.

病例 31 小浆液性囊腺瘤

Christopher Fung
刘国清 译 郭 蕾 校

临床病史

男性，47 岁，因腹痛发现胰尾部病变。

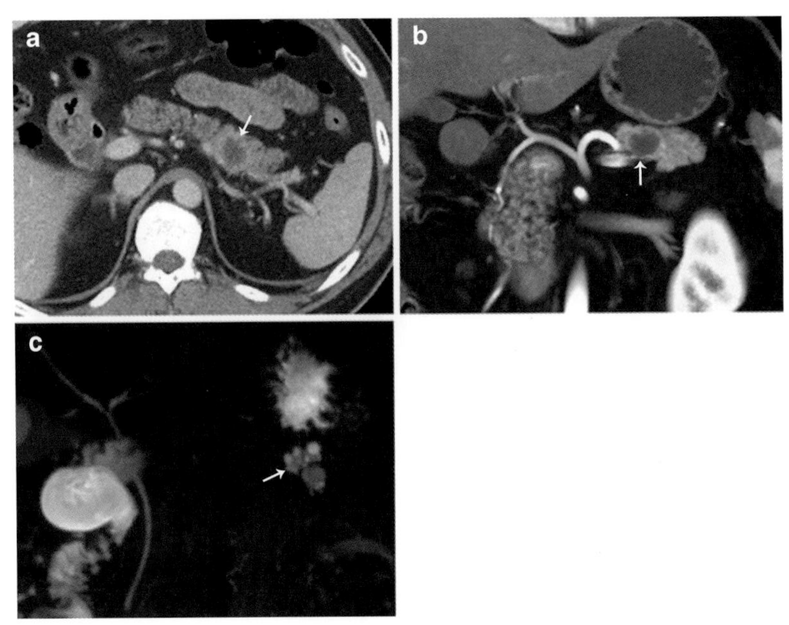

图 1

影像表现

CT 增强门静脉期横断位像显示胰尾部一囊性病灶，直径约 2.3 cm，伴边缘强化（图 1a，箭头）。冠状面容积成像示胰尾部囊性灶为单房（图 1b，箭头）。CT 图像未见强化分隔、中央瘢痕和钙化。磁共振胰胆管成像（MRCP）显示胰尾部复杂、呈分叶状的囊性病灶，由多个小囊肿组成（图 1c，箭头）。

鉴别诊断

黏液性囊性肿瘤，导管内乳头状黏液性肿瘤，浆液性囊腺瘤，伴有囊性变的神经内分泌肿瘤。

诊断

浆液性囊腺瘤。

讨论

浆液性囊腺瘤是由富含糖原的上皮细胞组成的一种良性囊性肿瘤，好发于老年女性，平均年龄约 61 岁，临床症状无特异性，可能有腹部隐痛，黄疸少见，约 1/3 的患者在初诊时无症状[1-3]。

典型的浆液性囊腺瘤表现为分叶状的多囊性肿块，呈蜂窝状改变，伴钙化或无钙化的中央瘢痕，分隔无强化。CT 有时很难显示蜂窝状结构，重 T2WI 序列有助于显示肿瘤的微囊结构（图 1）。

对于病灶小于 2 cm 的无症状患者，美国放射学会指南（2010 版）建议仅 1 年后进行一次 CT 随访，如果患者仍无症状，无需再做进一步的影像学检查；2 ～ 3 cm 大小的浆液性囊腺瘤应每 2 年随访一次；当肿瘤大于 4 cm 或者有临床症状时，应手术切除肿瘤。浆液性囊腺瘤的平均生长速度约为 2.8 ～ 6.0 mm/ 年[4-5]。

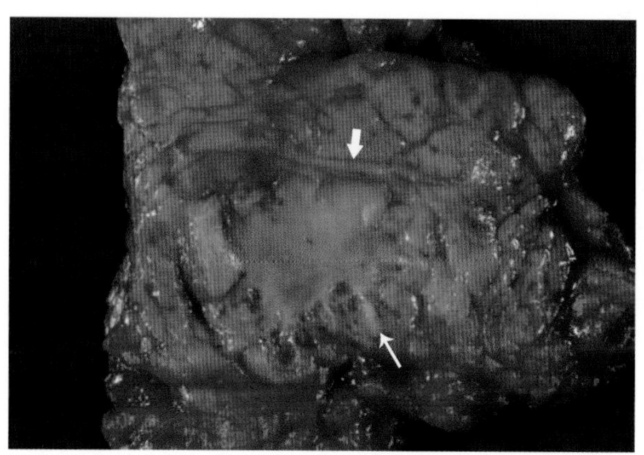

图 2　病理标本显示多个外周囊肿（细箭头）与中央透明瘢痕。囊肿邻近主胰管（粗箭头），但并不与之相通

教学重点

浆液性囊腺瘤是一种良性肿瘤，有时会被误诊为黏液性囊性肿瘤、导管内乳头状黏液性肿瘤或囊性神经内分泌肿瘤。T2WI 序列有助于显示病变的多囊结构。

参考文献

1. Basturk O, Coban I, Adsay NV. Pancreatic cysts: pathologic classification, differential diagnosis, and clinical implications. Arch Pathol Lab Med. 2009;133(3):423–38. doi:10.1043/1543-2165-133.3.423.
2. Chu LC, Singhi AD, Hruban RH, Fishman EK. Characterization of pancreatic serous cystadenoma on dual-phase multidetector computed tomography. J Comput Assist Tomogr. 2014;38(2):258–63. doi:10.1097/RCT.10.1097/RCT.0b013e3182ab1556.
3. Zaheer A, Pokharel SS, Wolfgang C, Fishman EK, Horton KM. Incidentally detected cystic lesions of the pancreas on CT: review of literature and management suggestions. Abdom Imaging. 2013;38(2):331–41. doi:10.1007/s00261-012-9898-y.
4. Berland LL, Silverman SG, Gore RM, Mayo-Smith WW, Megibow AJ, Yee J, et al. Managing incidental findings on abdominal CT: white paper of the ACR incidental findings committee. J Am Coll Radiol. 2010;7(10):754–73. doi:10.1016/j.jacr.2010.06.013.
5. Malleo G, Bassi C, Rossini R, Manfredi R, Butturini G, Massignani M, et al. Growth pattern of serous cystic neoplasms of the pancreas: observational study with long-term magnetic resonance surveillance and recommendations for treatment. Gut. 2012;61(5):746–51. doi:10.1136/gutjnl-2011-300297.

病例 32 寡囊型浆液性囊腺瘤

Christopher Fung
刘国清　译　郭　蕾　校

临床病史

女性，39 岁，因盆腔疼痛检查，偶然发现胰尾部囊性肿块。

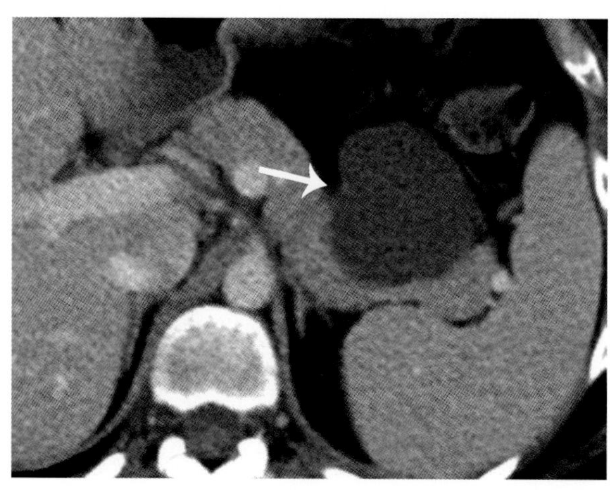

图 1

影像表现

CT 增强门静脉期发现胰尾一壁薄的囊性肿块，直径约 7.5 cm，呈分叶状（图 1，箭头），肿块内未见钙化、中心瘢痕或强化的壁结节。

鉴别诊断

胰腺假性囊肿，淋巴上皮囊肿，黏液性囊性肿瘤，寡囊型浆液性囊腺瘤，导管内乳头状黏液性肿瘤。

诊断

寡囊型浆液性囊腺瘤。

讨论

寡囊型或大囊型浆液性囊腺瘤是胰腺浆液性囊腺瘤少见的亚型，不到10%[1]。其特征是囊大、数量少，且没有中心瘢痕，囊壁内衬单层富含糖原的柱状细胞[2]。

CT 和 MRI 表现为体积较大的单房囊腔，内见少许分隔（图 1）。调整窗宽、窗位有助于显示 CT 图像上的强化分隔。寡囊型浆液性囊腺瘤与黏液性囊腺瘤的影像鉴别具有挑战性。发生在胰尾部、壁厚并伴有周围钙化支持黏液性囊腺瘤的诊断[3]。若病灶位于胰头部，则可基本排除黏液性囊腺瘤。分叶状的外形则支持寡囊型浆液性囊腺瘤的诊断（图 1）。尽管寡囊型浆液性囊腺瘤属于良性肿瘤，但当囊肿体积大并压迫胆总管远端时，患者可能会出现胆道梗阻的症状。

超声内镜结合囊液分析可进一步缩小鉴别诊断范围。癌胚抗原（carcinoembryonic antigen，CEA）（＜5 ng/ml）和糖类抗原（carbohydrate-associated antigen，CA）19-9（＜37 U/ml）水平不高，高度提示浆液性囊腺瘤或胰腺假性囊肿，结合淀粉酶水平不高（＜250 U/L）基本可排除假性囊肿[4]。

图 1 所示的患者接受了胰腺远端切除术，术后病理证实为寡囊型浆液性囊腺瘤（图 2）。

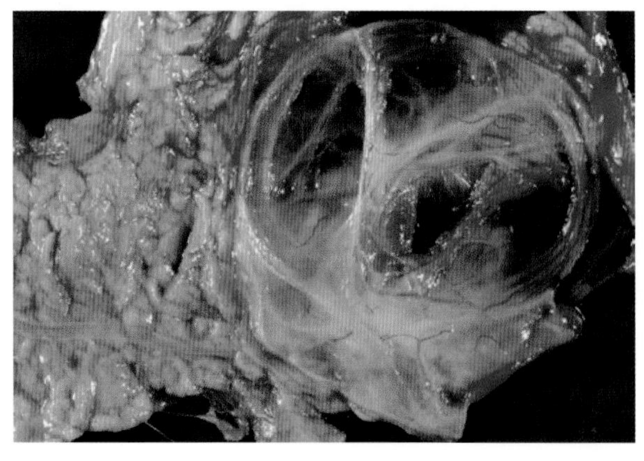

图 2　图 1 所示患者的大体病理标本为寡囊型浆液性囊腺瘤，内部伴有薄的分隔，CT 图像未能显示分隔

教学重点

寡囊型浆液性囊腺瘤是微囊型浆液性囊腺瘤的一种亚型，影像表现类似黏液性囊腺瘤。位于胰尾部，壁厚伴有边缘钙化的囊性病灶倾向于黏液性囊腺瘤的诊断，分叶状的外形则倾向于寡囊型浆液性囊腺瘤。鉴别诊断困难时在超声内镜引导下进行细针穿刺活检有助于诊断。

参考文献

1. Chu LC, Singhi AD, Haroun RR, Hruban RH, Fishman EK. The many faces of pancreatic serous cystadenoma: radiologic and pathologic correlation. Diagn Interv Imaging. 2016; doi:10.1016/j.diii.2016.08.005.
2. Basturk O, Coban I, Adsay NV. Pancreatic cysts: pathologic classification, differential diagnosis, and clinical implications. Arch Pathol Lab Med. 2009;133(3):423–38. doi:10.1043/1543-2165-133.3.423.
3. Zaheer A, Pokharel SS, Wolfgang C, Fishman EK, Horton KM. Incidentally detected cystic lesions of the pancreas on CT: review of literature and management suggestions. Abdom Imaging. 2013;38(2):331–41. doi:10.1007/s00261-012-9898-y.
4. Sahani DV, Kambadakone A, Macari M, Takahashi N, Chari S, Fernandez-del Castillo C. Diagnosis and management of cystic pancreatic lesions. AJR Am J Roentgenol. 2013; 200(2):343–54. doi:10.2214/AJR.12.8862.

病例 33 黏液性囊性肿瘤伴低级别异型增生

Christopher Fung
刘国清 译 郭 蕾 校

临床病史

女性，59 岁，偶然发现胰腺肿块。

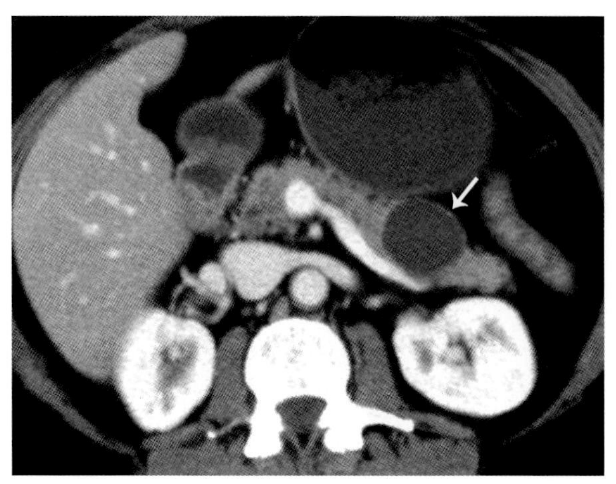

图 1

影像表现

CT 增强静脉期横断位像显示胰尾部直径约 3.5 cm 的囊性病灶，边界清楚（图 1，箭头），未见壁结节、内部分隔或主胰管扩张。

鉴别诊断

黏液性囊性肿瘤，分支胰管型导管内乳头状黏液性肿瘤（IPMN），寡囊型浆液性囊腺瘤，胰腺假性囊肿，胰腺囊性神经内分泌肿瘤（PanNET）。

诊断

黏液性囊性肿瘤。

讨论

胰腺黏液性囊性肿瘤（mucinous cystic neoplasm，MCN）是由产生黏液蛋白的柱状细胞构成，伴有独特的卵巢型基质[1]，约占胰腺囊性肿瘤的 10%，胰腺肿瘤的 1%。因其存在进展为侵袭性癌的可能，且影像鉴别困难，故通常需要手术切除。MCN 好发于 40 ～ 60 岁的女性，临床表现包括偶发腹痛、厌食及肿瘤对周围组织推移所引起的症状[2-3]。

MCN 好发于胰尾部[2]。与微囊性浆液性囊腺瘤不同，MCN 的囊肿直径大于 2.0 cm，囊肿数目很少超过 6 个（图 1）。MCN 通常有界限清楚的包膜，约 33% 的病例可表现为边缘钙化，CT 能较好地显示钙化[3]。与 IPMN 不同，MCN 的囊肿与胰管不相通，MRI/ 磁共振胰胆管成像（MRCP）可显示该征象，手术切除的标本可证实囊肿与胰管不相通[4]。

组织学上，MCN 由产生黏液的肿瘤上皮细胞和特征性的卵巢型上皮基质构成[4]。

图 1 所示的患者接受了胰腺远端切除术，病理证实为 MCN 伴低级别异型增生（图 2）。

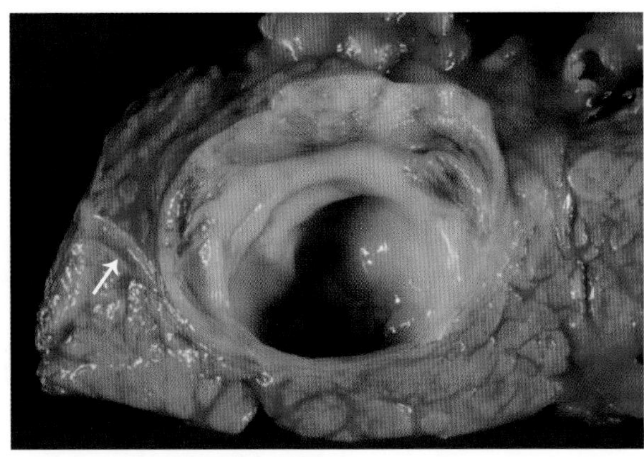

图 2　大体病理标本显示胰尾部单房囊肿，周缘见光滑的纤维囊壁。注意囊肿仅推压、未侵犯胰管（图 2，箭头）

教学重点

影像上，胰尾部的单房囊性病灶，不与胰管相通时，应首先考虑胰腺黏液性囊性肿瘤，因其有恶变倾向，一般需手术切除。

参考文献

1. Hruban RH, Pittman MB, Klimstra DS. Tumors of the pancreas, 4th series. Washington, DC: American Registry of Pathology Press; 2007.
2. Buetow PC, Rao P, Thompson LD. From the archives of the AFIP. Mucinous cystic neoplasms of the pancreas: radiologic-pathologic correlation. Radiographics. 1998;18(2):433–49. doi:10.1148/radiographics.18.2.9536488.
3. Zaheer A, Pokharel SS, Wolfgang C, Fishman EK, Horton KM. Incidentally detected cystic lesions of the pancreas on CT: review of literature and management suggestions. Abdom Imaging. 2013;38(2):331–41. doi:10.1007/s00261-012-9898-y.
4. Fukushima N, Zamboni G. Mucinous cystic neoplasms of the pancreas: update on the surgical pathology and molecular genetics. Semin Diagn Pathol. 2014;31(6):467–74. doi:10.1053/j.semdp.2014.08.007.

病例 34 黏液性囊性肿瘤伴中级别异型增生

Christopher Fung
刘国清 译 郭 蕾 校

临床病史

女性，40 岁，呕吐，厌食，伴体重减轻。影像检查发现胰腺囊性肿块。

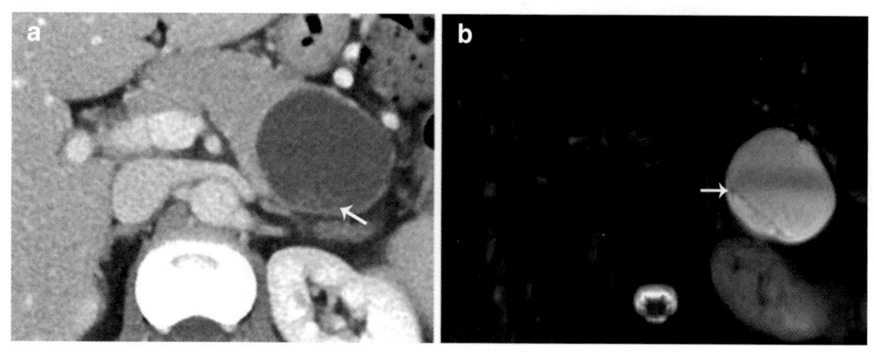

图 1

影像表现

CT 增强静脉期横断位像显示胰尾部一边界清楚的囊性病灶，内见纤细分隔和一小“囊内囊”（图 1a，箭头）。MRI T2WI 横断位像示病灶呈囊性，并伴纤细分隔（图 1b，箭头）。

鉴别诊断

黏液性囊性肿瘤，寡囊型浆液性囊腺瘤，复杂性假性囊肿。

诊断

黏液性囊性肿瘤。

讨论

黏液性囊性肿瘤（mucinous cystic neoplasm，MCN）呈单房或多房状，壁较厚，其囊壁由分泌黏液的上皮细胞构成，伴特征性卵巢型基质。MCN 约占所有手术切除的胰腺囊性病变的 8%[1]。MCN 实际上总是单发，通常累及胰尾。可因肿块体积较大，推压胃而出现腹痛、餐后疼痛等症状，可伴体重减轻[2]。

MCN 偶为单房，大多数呈多房改变。囊内间隔在 CT 上可为高密度，MRI T2WI 呈低信号（图 1）。分隔较厚，增强扫描可见强化，若观察到强化的壁结节或乳头状突起，要注意浸润性癌的可能[3]。非浸润性 MCN 的预后良好，5 年生存率为 100%[4]。

图 1 所示的患者接受了胰腺远端切除术加脾切除术，病理为黏液性囊性肿瘤伴中级别异型增生（图 2）。

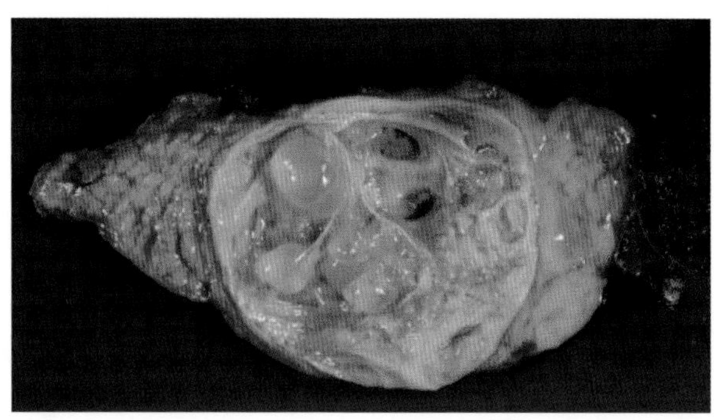

图 2　大体病理标本示肿瘤呈一个较大的囊腔结构，内见数个小囊及多发分隔

教学重点

MCN 通常有多发的纤细分隔，这些分隔在 CT 上呈高密度，T2WI 序列对显示 MCN 内部结构更有优势。

参考文献

1. Kosmahl M, Pauser U, Peters K, Sipos B, Luttges J, Kremer B, et al. Cystic neoplasms of the pancreas and tumor-like lesions with cystic features: a review of 418 cases and a classification proposal. Virchows Arch: Int J Pathol. 2004;445(2):168–78. doi:10.1007/s00428-004-1043-z.
2. Fernandez-del Castillo C, Targarona J, Thayer SP, Rattner DW, Brugge WR, Warshaw AL. Incidental pancreatic cysts: clinicopathologic characteristics and comparison with symptomatic patients. Arch Surg. 2003;138(4):427–3. discussion 33–4 doi:10.1001/archsurg.138.4.427.
3. Kalb B, Sarmiento JM, Kooby DA, Adsay NV, Martin DR. MR imaging of cystic lesions of the pancreas. Radiographics. 2009;29(6):1749–65. doi:10.1148/rg.296095506.
4. Jang KT, Park SM, Basturk O, Bagci P, Bandyopadhyay S, Stelow EB, et al. Clinicopathologic characteristics of 29 invasive carcinomas arising in 178 pancreatic mucinous cystic neoplasms with ovarian-type stroma: implications for management and prognosis. Am J Surg Pathol. 2015;39(2):179–87. doi:10.1097/PAS.0000000000000357.

病例 35 黏液性囊性肿瘤伴高级别异型增生及浸润性癌

Christopher Fung
刘国清　译　郭　蕾　校

临床病史

女性，35 岁，持续性腹痛、左侧腰痛伴体重减轻，于急诊科就诊。

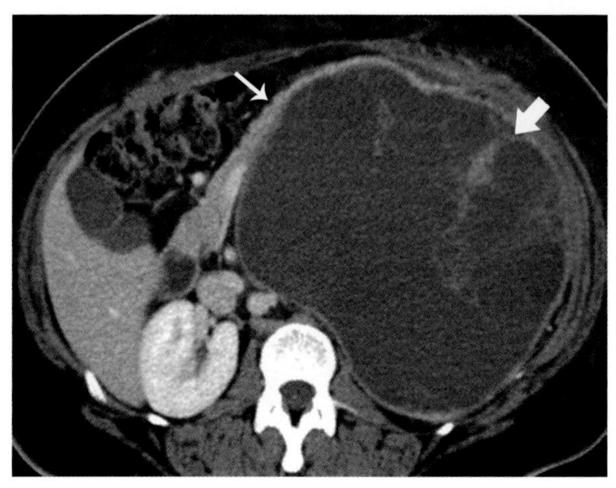

图 1

影像表现

CT 增强门静脉期横断位像显示左上腹一直径约 18.0 cm 的复杂性肿块，其前缘见胰腺组织，呈“抱球征”（图 1，细箭头）。肿块内见多个强化的间隔，部分呈不规则增厚（图 1，粗箭头）。

鉴别诊断

黏液性囊性肿瘤，复杂性假性囊肿，包虫病囊肿，实性假乳头状瘤囊性变，胰腺囊性神经内分泌肿瘤。

诊断

黏液性囊性肿瘤伴浸润性导管癌。

讨论

多达 1/3 的黏液性囊性肿瘤伴有浸润性癌，病理上常表现为（管状）导管腺癌[1-3]。由于黏液性囊性肿瘤有显著的恶性倾向，一般建议手术切除[4]。

非浸润性黏液性囊性肿瘤可表现为纤细的强化间隔，一旦出现间隔增厚，需高度警惕恶变[5]。肿瘤的体积与浸润性癌相关，小于 3.0 cm 的肿瘤很少恶变[6]。浸润性癌对应的壁结节表现为囊内强化区（图 1 和 2）。然而，黏蛋白增多或钙化灶可能会与壁结节混淆，超声内镜可以帮助鉴别。囊液中 CEA 升高（> 800 ng/ml）高度提示囊肿产生黏蛋白伴或不伴有浸润性癌[7]。

文献报道，黏液性囊性肿瘤伴浸润性癌患者的 5 年生存率为 26% ~ 63%，明显好于未合并黏液性囊性肿瘤的浸润性胰腺癌 5 年生存率[6]。

细针穿刺可证实肿瘤能产生黏液。然而，如细针穿刺的组织中未发现卵巢型基质，则需进行手术切除治疗。图 1 所示的患者接受了胰腺远端切除术及脾切除术，随访 5 年未见肿瘤复发。

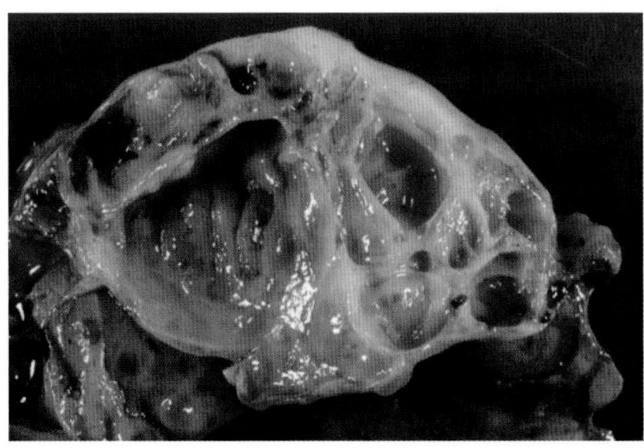

图 2 大体病理标本显示胰腺内复杂的囊性肿块，内见较厚的纤维间隔，与术前 CT（图 1）所示的局限增厚强化的间隔相对应

教学重点

多达 1/3 的黏液性囊性肿瘤伴有浸润性癌，需手术切除。恶性特征提示包括肿瘤体积增大、不规则的增厚间隔及壁结节。

参考文献

1. Fukushima N, Mukai K, Kanai Y, Hasebe T, Shimada K, Ozaki H, et al. Intraductal papillary tumors and mucinous cystic tumors of the pancreas: clinicopathologic study of 38 cases. Hum Pathol. 1997;28(9):1010–7.

2. Lüttges J, Feyerabend B, Buchelt T, Pacena M, Kloppel G. The mucin profile of noninvasive and invasive mucinous cystic neoplasms of the pancreas. Am J Surg Pathol. 2002;26(4): 466–71.
3. Sarr MG, Carpenter HA, Prabhakar LP, Orchard TF, Hughes S, van Heerden JA, et al. Clinical and pathologic correlation of 84 mucinous cystic neoplasms of the pancreas: can one reliably differentiate benign from malignant (or premalignant) neoplasms? Ann Surg. 2000;231(2): 205–12.
4. Sahani DV, Kadavigere R, Saokar A, Fernandez-del Castillo C, Brugge WR, Hahn PF. Cystic pancreatic lesions: a simple imaging-based classification system for guiding management. Radiographics. 2005;25(6):1471–84. doi:10.1148/rg.256045161.
5. Kalb B, Sarmiento JM, Kooby DA, Adsay NV, Martin DR. MR imaging of cystic lesions of the pancreas. Radiographics. 2009;29(6):1749–65. doi:10.1148/rg.296095506.
6. Jang KT, Park SM, Basturk O, Bagci P, Bandyopadhyay S, Stelow EB, et al. Clinicopathologic characteristics of 29 invasive carcinomas arising in 178 pancreatic mucinous cystic neoplasms with ovarian-type stroma: implications for management and prognosis. Am J Surg Pathol. 2015;39(2):179–87. doi:10.1097/PAS.0000000000000357.
7. van der Waaij LA, van Dullemen HM, Porte RJ. Cyst fluid analysis in the differential diagnosis of pancreatic cystic lesions: a pooled analysis. Gastrointest Endosc. 2005;62(3):383–9.

病例 36 表现为囊内囊的黏液性囊性肿瘤

Christopher Fung
刘国清 译 郭 蕾 校

临床病史

女性，40 岁，腹泻，CT 检查偶然发现胰腺肿块。

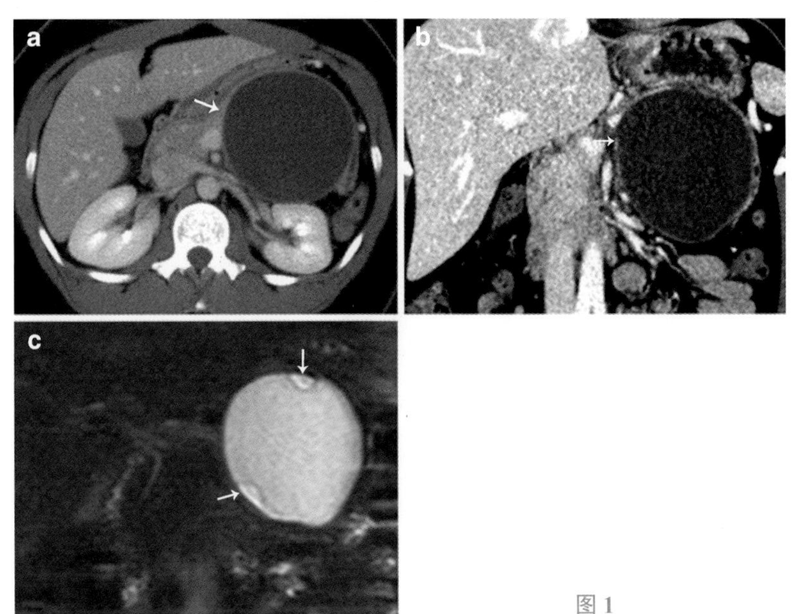

图 1

影像表现

CT 增强静脉期横断位像示胰尾部一类圆形巨大囊性病灶，边界清楚。病灶前缘为胰腺组织，呈“抱球征”（图 1a，箭头），表明肿块来源于胰腺。CT 增强静脉期冠状位像（图 1b，箭头）示病灶内未见壁结节及分隔。冠状位 MRCP 图像示一个大囊肿内含两个小囊肿（图 1c，箭头）。

鉴别诊断

黏液性囊性肿瘤，寡囊型浆液性囊腺瘤，复杂性假性囊肿。

诊断

黏液性囊性肿瘤。

讨论

黏液性囊性肿瘤的囊壁由分泌黏液的上皮细胞构成。囊肿通常充满黏液，患者可能会因肿块体积较大压迫周围器官及组织而出现腹部不适或上腹痛等症状才被确诊。然而，随着影像检查的普及，许多患者无临床症状，为偶然发现[1]。

黏液性囊性肿瘤典型表现为胰尾部多房性囊性肿块，体积较大，平均直径约 6.5 cm。黏液性囊性肿瘤可以表现为“囊内囊”的结构，如本例所示[2]（图 1）。囊肿一般不与胰管相通。提示浸润性癌的影像学特征包括病灶体积大（≥ 3.0 cm）、壁结节和囊壁钙化[3]（图 1 和 3）。

组织学上发现卵巢型基质是诊断黏液性囊性肿瘤的必要条件。根据柱状上皮组织学形态可分为低、中、高级别异型增生。这一分级在影像上无法区分，需要完整的病理标本进行准确评估。约 34% 的黏液性囊性肿瘤被证实含有相关浸润性癌。如果病灶是非浸润性的，或癌灶仅局限于卵巢型基质，则预后良好[1]。

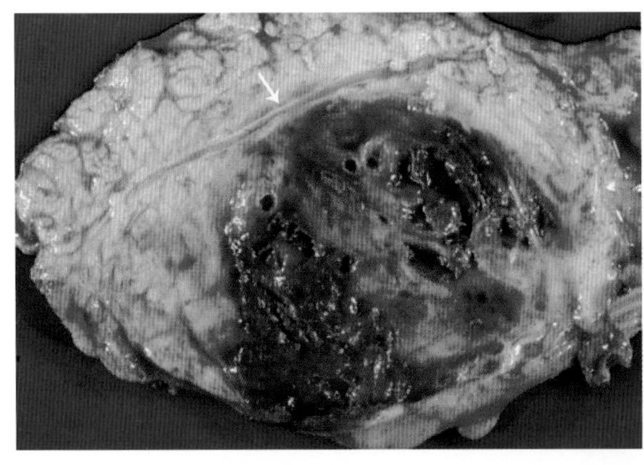

图 2　大体病理标本显示较大的囊性病灶，内见数个较小的囊肿。囊肿不与胰管相通（箭头）。瘤内明显出血，可能是术前的细针穿刺导致的

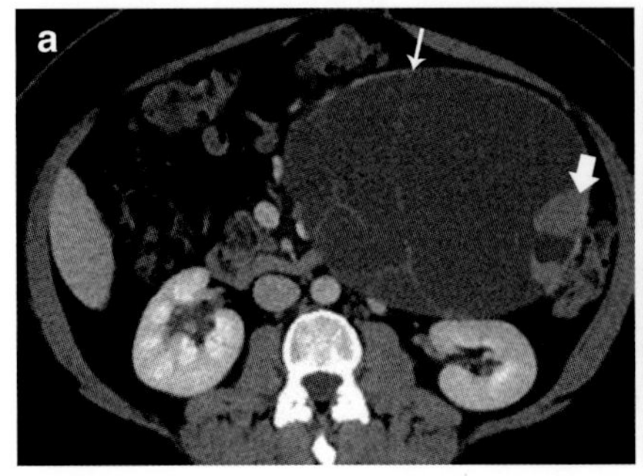

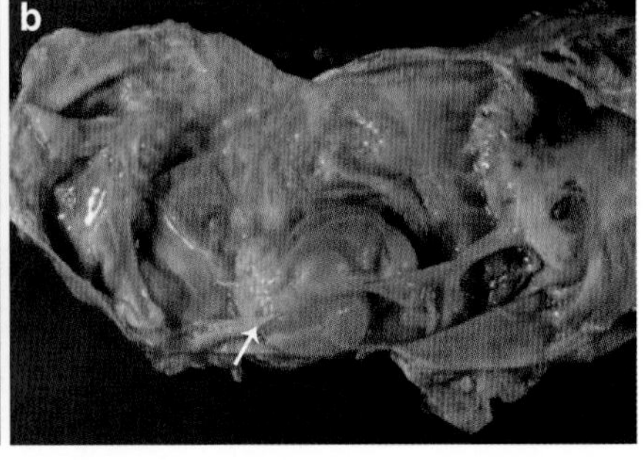

图 3　类似病例。女性，37 岁，诉腹部饱胀不适。CT 增强门静脉期横断位像示胰尾部巨大囊性肿块，直径约 17.0 cm，伴有细小分隔（**a**，细箭头）和强化的壁结节（**a**，粗箭头）。大体病理标本显示囊内结节和一簇小囊肿（**b**，细箭头）。组织学提示为高级别异型增生，无浸润性癌（未显示）

患者接受了胰腺远端切除术及脾切除术，病理证实为黏液性囊性肿瘤伴中级别异型增生，未见浸润性癌（图 2）。

教学重点

黏液性囊性肿瘤囊壁由产生黏液蛋白的上皮细胞组成，常表现为“囊内囊”结构。

参考文献

1. Fukushima N, Zamboni G. Mucinous cystic neoplasms of the pancreas: update on the surgical pathology and molecular genetics. Semin Diagn Pathol. 2014;31(6):467–74. doi:10.1053/j.semdp.2014.08.007.
2. Buetow PC, Rao P, Thompson LD. From the archives of the AFIP. Mucinous cystic neoplasms of the pancreas: radiologic-pathologic correlation. Radiographics. 1998;18(2):433–49. doi:10.1148/radiographics.18.2.9536488.
3. Jang KT, Park SM, Basturk O, Bagci P, Bandyopadhyay S, Stelow EB, et al. Clinicopathologic characteristics of 29 invasive carcinomas arising in 178 pancreatic mucinous cystic neoplasms with ovarian-type stroma: implications for management and prognosis. Am J Surg Pathol. 2015;39(2):179–87. doi:10.1097/PAS.0000000000000357.

病例 37 黏液性囊性肿瘤伴壁结节

Christopher Fung
李 玲 译 刘 岘 校

临床病史

女性，62 岁，腹部不适。

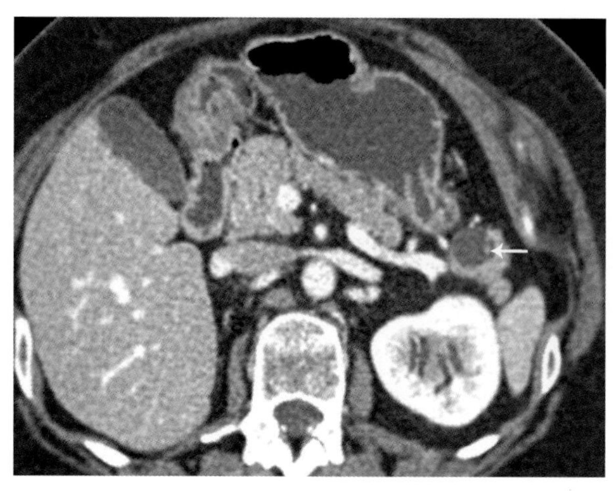

图 1

影像表现

CT 增强静脉期横断位像显示胰尾部边界清楚的囊性病灶，直径约 2 cm，内见一小壁结节（图 1，箭头）。未见主胰管扩张，病灶边缘无钙化。

鉴别诊断

黏液性囊性肿瘤，假性囊肿，分支胰管型导管内乳头状黏液性肿瘤，寡囊型浆液性囊腺瘤。

诊断

黏液性囊性肿瘤。

讨论

随着越来越多地应用断层成像来解决临床问题，偶发的无症状胰腺囊性病变的检出明显增加，研究表明，胰腺偶发性囊肿的发生率于多排 CT 检查中达 2.6%，MRI 检查中达 20%[1-2]。

黏液性囊性肿瘤的恶变率低，不超过 15%，尤其是直径小于 3 cm、无壁结节的病变[3-4]。黏液性囊性肿瘤患者发病年龄不大，病灶通常位于胰体、胰尾部，常伴有低级别异型增生，由于影像随访费用昂贵，这类肿瘤行根治性切除一般不复发，故临床一般建议手术切除[3-5]。胰腺远端切除术伴或不伴脾切除是最常见的术式[5]。

患者接受了胰腺远端切除术和脾切除术，病理显示黏液性囊性肿瘤伴低级别异型增生（图 2）。

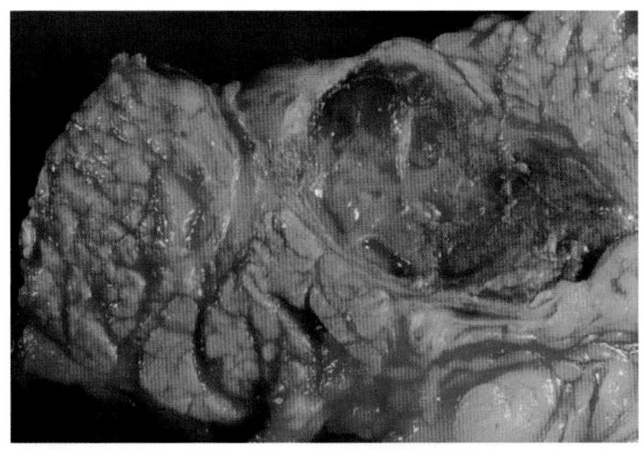

图 2　图 1 患者的大体病理标本示胰腺单发囊肿，不与胰管相通，符合黏液性囊性肿瘤表现

教学重点

黏液性囊性肿瘤患者发病年龄轻，通常位于胰体、胰尾部，病变中常存在低级别异型增生。影像随访成本高，并且根治性切除后无复发，建议手术切除。

参考文献

1. Zaheer A, Pokharel SS, Wolfgang C, Fishman EK, Horton KM. Incidentally detected cystic lesions of the pancreas on CT: review of literature and management suggestions. Abdom Imaging. 2013;38(2):331–41. doi:10.1007/s00261-012-9898-y.
2. Zhang XM, Mitchell DG, Dohke M, Holland GA, Parker L. Pancreatic cysts: depiction on single-shot fast spin-echo MR images. Radiology. 2002;223(2):547–53. doi:10.1148/radiol.2232010815.
3. Crippa S, Salvia R, Warshaw AL, Dominguez I, Bassi C, Falconi M, et al. Mucinous cystic neoplasm of the pancreas is not an aggressive entity: lessons from 163 resected patients. Ann Surg. 2008;247(4):571–9. doi:10.1097/SLA.0b013e31811f4449.
4. Reddy RP, Smyrk TC, Zapiach M, Levy MJ, Pearson RK, Clain JE, et al. Pancreatic mucinous cystic neoplasm defined by ovarian stroma: demographics, clinical features, and prevalence of cancer. Clin Gastroenterol Hepatol. 2004;2(11):1026–31.
5. Tanaka M, Fernandez-del Castillo C, Adsay V, Chari S, Falconi M, Jang JY, et al. International consensus guidelines 2012 for the management of IPMN and MCN of the pancreas. Pancreatology. 2012;12(3):183–97. doi:10.1016/j.pan.2012.04.004.

病例 38 胰头黏液性囊性肿瘤

Christopher Fung
李 玲 译 刘 岘 校

临床病史

女性，40 岁，泌尿系感染后继发腰痛，CT 检查发现胰腺肿块。

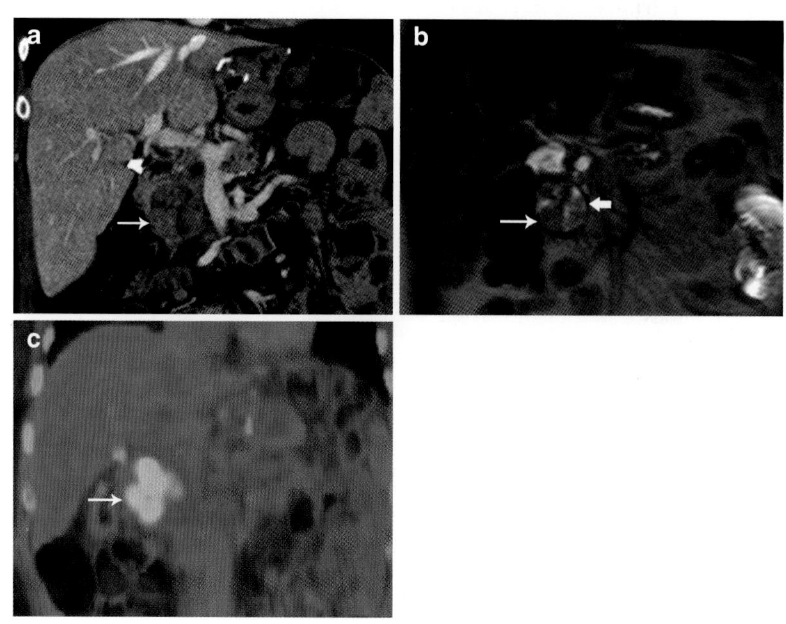

图 1

影像表现

CT 增强静脉期冠状位图像显示胰头部一囊实性肿块，可见强化的实性壁结节（图 1a，箭头）。冠状位 T2WI 像显示胰头部囊实性肿块（图 1b，细箭头），周缘见低信号包膜（图 1b，粗箭头）。FDG PET-CT 融合图像显示胰头该区域 FDG 浓聚（图 1c，箭头）。

鉴别诊断

实性假乳头状瘤（solid-pseudopapillary neoplasm，SPN），神经内分泌肿瘤伴囊变，导管内乳头状黏液性肿瘤（IPMN）伴浸润性癌，黏液性囊性肿瘤（MCN）伴浸润性癌。

诊断

黏液性囊性肿瘤伴浸润性癌。

讨论

多达 1/3 的 MCN 会发展为浸润性癌[1-3]，定义为 MCN 伴浸润性癌。影像特征包括病灶直径≥ 3 cm，囊壁增厚，强化的壁结节（图 1），主胰管中断伴远端胰腺萎缩以及淋巴结肿大。囊壁钙化是 MCN 的影像学特征[4]。与非浸润性 MCN 相比，伴有浸润性癌的 MCN 多见于年龄较大的患者（平均年龄相差大于 11 岁）[5]。

当临床发现病灶后，如没有以上提及的恶性征象，建议选择 MRI 评估病变。与 CT 相比，MR 能更好地显示 MCN 的内部特征（图 1b）。超声内镜检查时可获得组织或囊液标本[5-6]，便于进一步明确病变性质。

超声内镜引导下活检的局限性是不一定能穿刺到病变组织，还存在术后并发症的风险，如胰腺炎。功能成像技术对显示 IPMN 的内部特征较有优势。与 CT 和 MRI 相比，PET-CT 在显示胰腺囊性病变的影像学特征方面的作用尚不明确，但在鉴别良恶性 IPMN（包括浸润性和非浸润性）方面显示出更高的准确性[7-8]。此外，FDG PET 有助于鉴别 IPMN 内大于 3 mm 壁结节的良恶性，其敏感性为 78%，特异性为 100%，SUV_{max} 为 2.3[9]（图 1c）。

非浸润性 MCN 几乎都是单发病灶，手术切除后患者预后较好，无需再追踪复查。而 MCN 伴浸润性癌患者的预后不良，5 年生存率为 26% ～ 63%[10]。

由于存在恶性影像学征象，且病理显示有浸润性腺癌，图 1 所示的患者接受了胰十二指肠切除术。该病例镜下可见特征性的卵巢基质[11]，提示为 MCN，然而，发生于胰头部的 MCN 临床很罕见。患者在初次手术切除后的几个月内肿瘤局部复发，伴肝转移。

教学重点

大多数黏液性囊性肿瘤可见包膜，若存在强化的壁结节，提示伴随浸润性癌。胰头部 MCN 极其罕见。相应的影像学特征有助于临床治疗方案的制订。

参考文献

1. Fukushima N, Mukai K, Kanai Y, Hasebe T, Shimada K, Ozaki H, et al. Intraductal papillary tumors and mucinous cystic tumors of the pancreas: clinicopathologic study of 38 cases. Hum Pathol. 1997;28(9):1010–7.
2. Lüttges J, Feyerabend B, Buchelt T, Pacena M, Kloppel G. The mucin profile of noninvasive and invasive mucinous cystic neoplasms of the pancreas. Am J Surg Pathol. 2002;26(4):466–71.
3. Sarr MG, Carpenter HA, Prabhakar LP, Orchard TF, Hughes S, van Heerden JA, et al. Clinical and pathologic correlation of 84 mucinous cystic neoplasms of the pancreas: can one reliably differentiate benign from malignant (or premalignant) neoplasms? Ann Surg. 2000;231(2):205–12.

4. Curry CA, Eng J, Horton KM, Urban B, Siegelman S, Kuszyk BS, et al. CT of primary cystic pancreatic neoplasms: can CT be used for patient triage and treatment? AJR Am J Roentgenol. 2000;175(1):99–103. doi:10.2214/ajr.175.1.1750099.
5. Tanaka M, Fernandez-del Castillo C, Adsay V, Chari S, Falconi M, Jang JY, et al. International consensus guidelines 2012 for the management of IPMN and MCN of the pancreas. Pancreatology. 2012;12(3):183–97. doi:10.1016/j.pan.2012.04.004.
6. Kalb B, Sarmiento JM, Kooby DA, Adsay NV, Martin DR. MR imaging of cystic lesions of the pancreas. Radiographics. 2009;29(6):1749–65. doi:10.1148/rg.296095506.
7. Hong HS, Yun M, Cho A, Choi JY, Kim MJ, Kim KW, et al. The utility of F-18 FDG PET/CT in the evaluation of pancreatic intraductal papillary mucinous neoplasm. Clin Nucl Med. 2010;35(10):776–9. doi:10.1097/RLU.0b013e3181e4da32.
8. Sperti C, Bissoli S, Pasquali C, Frison L, Liessi G, Chierichetti F, et al. 18-fluorodeoxyglucose positron emission tomography enhances computed tomography diagnosis of malignant intraductal papillary mucinous neoplasms of the pancreas. Ann Surg. 2007;246(6):932–7. discussion 7-9 doi:10.1097/SLA.0b013e31815c2a29.
9. Takanami K, Hiraide T, Tsuda M, Nakamura Y, Kaneta T, Takase K, et al. Additional value of FDG PET/CT to contrast-enhanced CT in the differentiation between benign and malignant intraductal papillary mucinous neoplasms of the pancreas with mural nodules. Ann Nucl Med. 2011;25(7):501–10. doi:10.1007/s12149-011-0494-y.
10. Jang KT, Park SM, Basturk O, Bagci P, Bandyopadhyay S, Stelow EB, et al. Clinicopathologic characteristics of 29 invasive carcinomas arising in 178 pancreatic mucinous cystic neoplasms with ovarian-type stroma: implications for management and prognosis. Am J Surg Pathol. 2015;39(2):179–87. doi:10.1097/PAS.0000000000000357.
11. Murakami Y, Uemura K, Morifuji M, Hayashidani Y, Sudo T, Sueda T. Mucinous cystic neoplasm of the pancreas with ovarian-type stroma arising in the head of the pancreas: case report and review of the literature. Dig Dis Sci. 2006;51(3):629–32. doi:10.1007/s10620-006-3182-3.

病例 39 导管内乳头状黏液性肿瘤：混合胰管型伴低级别异型增生

Christopher Fung
李　玲　译　陈维翠　校

临床病史

女性，58 岁，偶然发现胰腺病变。

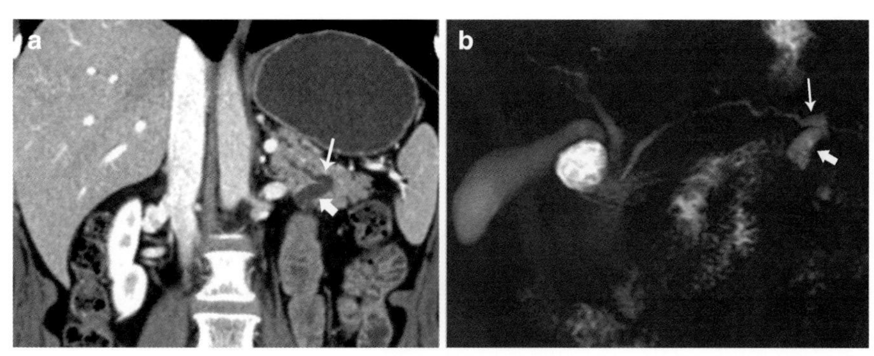

图 1

影像表现

CT 增强门静脉期冠状位像显示胰尾部单发的囊性病灶（图 1a，粗箭头），邻近主胰管呈节段性扩张，直径约 5 mm，两者相通（图 1，细箭头），未见包膜或壁结节。MRCP 显示胰尾部病灶与主胰管相通（图 1b，粗箭头），邻近主胰管节段性扩张，直径约 5 mm（图 1b，细箭头）。

鉴别诊断

导管内乳头状黏液性肿瘤，假性囊肿。

诊断

导管内乳头状黏液性肿瘤（混合胰管型）。

讨论

导管内乳头状黏液性肿瘤（intraductal papillary mucinous neoplasm，IPMN）是一种能分泌黏液的上皮性肿瘤，常见于 60 ～ 70 岁人群。IPMN 根据主胰管的受累情况可分为以下三种类型：主胰管型、分支胰管型及混合胰管型。组织学上，IPMN 的肿瘤细胞常形成乳头状绒毛结构，突入病变区的胰管腔内[1]。

主胰管型 IPMN 的特征是主胰管呈局限性和（或）弥漫性扩张，管径＞ 5 mm，无导致胰管梗阻性扩张的因素[2]。与主胰管相通的胰腺囊性病变应考虑为分支胰管型 IPMN 或继发于胰腺炎的假性囊肿。混合胰管型 IPMN 同时累及主胰管及分支胰管，需同时满足分支胰管型和主胰管型 IPMN 的诊断标准[2]。

50% ～ 60% 的 IPMN 为分支胰管型，25% 为主胰管型，15% ～ 20% 为混合胰管型。分支胰管型 IPMN 呈单房或多房（葡萄串样），大小从几毫米到几厘米不等。CT 和 MRI 增强后，病灶内分隔可见强化。病灶与胰管相通有助于确诊（图 1）。关于 IPMN 的国际共识指南指出，其恶变特征包括大小≥ 3 cm，囊壁增厚强化，壁结节，扩张的主胰管管径＞ 5 mm 或管径截然改变伴远端胰腺萎缩，淋巴结肿大[2]。其他相对少见的征象包括肿瘤迅速增大，出现高级别异型增生[2]。若无恶性征象，应考虑进行保守治疗并定期影像学随访。

患者接受了胰腺远端切除术，病理提示为混合胰管型 IPMN 伴轻度不典型增生（图 2）。

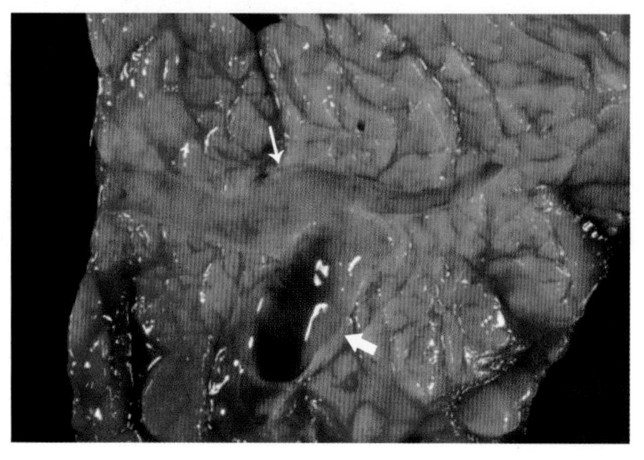

图 2　大体病理标本示胰尾部与主胰管相通的囊性病灶（图 2，粗箭头），邻近主胰管呈节段性扩张，管径约 5 mm（图 2，细箭头）

教学重点

分支胰管囊肿伴邻近的主胰管局限性扩张，为混合胰管型 IPMN 的特征表现。

参考文献

1. Hruban RH, Takaori K, Klimstra DS, Adsay NV, Albores-Saavedra J, Biankin AV, et al. An illustrated consensus on the classification of pancreatic intraepithelial neoplasia and intraductal papillary mucinous neoplasms. Am J Surg Pathol. 2004;28(8):977–87.
2. Tanaka M, Fernandez-del Castillo C, Adsay V, Chari S, Falconi M, Jang JY, et al. International consensus guidelines 2012 for the management of IPMN and MCN of the pancreas. Pancreatology. 2012;12(3):183–97. doi:10.1016/j.pan.2012.04.004.

病例 40 多发导管内乳头状黏液性肿瘤

Christopher Fung
李 玲 译 陈维翠 校

临床病史

女性，64 岁，影像检查偶然发现胰腺病变。

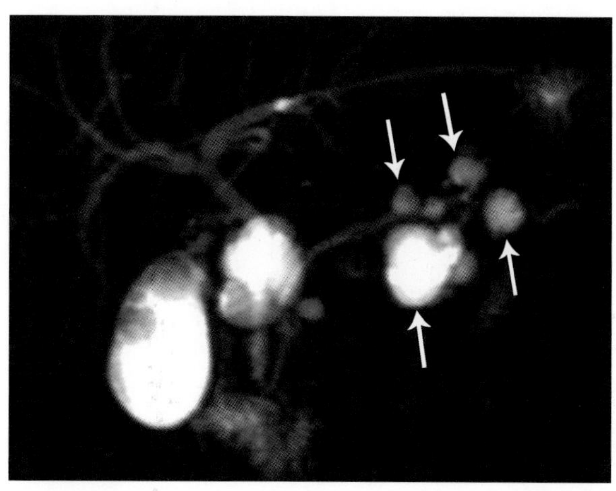

图 1

影像表现

MRCP 显示分支胰管多发囊性病变（图 1，箭头），并与主胰管相通，主胰管未见扩张。

鉴别诊断

多发导管内乳头状黏液性肿瘤（IPMN），假性囊肿。

诊断

多发导管内乳头状黏液性肿瘤（分支胰管型）。

讨论

与黏液性囊性肿瘤不同，IPMN 常多发，约 40% 的分支胰管型 IPMN 为多发病灶[1]。如果病灶数量≥ 10 个，则高级别异型增生或伴发浸润性癌的风险增加（图 1 和 2）[2]。此外，约 9% 的分支胰管型 IPMN 患者可同时或后伴发胰腺导管腺癌（图 3）[3-4]。判断病变是否应该切除应参考 Sendai 指南，多发分支胰管型 IPMN 与单发 IPMN 的治疗原则是一致的。如果有切除指征，应尽可能行胰腺节段切除；如果不行全胰腺切除术就不能对所有病灶进行切除，应对恶变风险最高的病灶行胰腺节段性切除，并对其余病变进行影像学监测[1]。

根据病变的数量和大小，图 1 所示患者接受了胰腺远端切除术，病理提示为 IPMN 伴中级别异型增生。

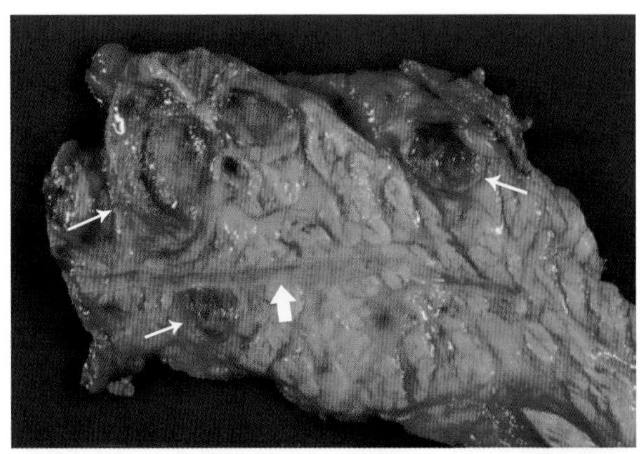

图 2　大体病理标本显示多发囊性病变（细箭头），主胰管未见扩张（粗箭头）

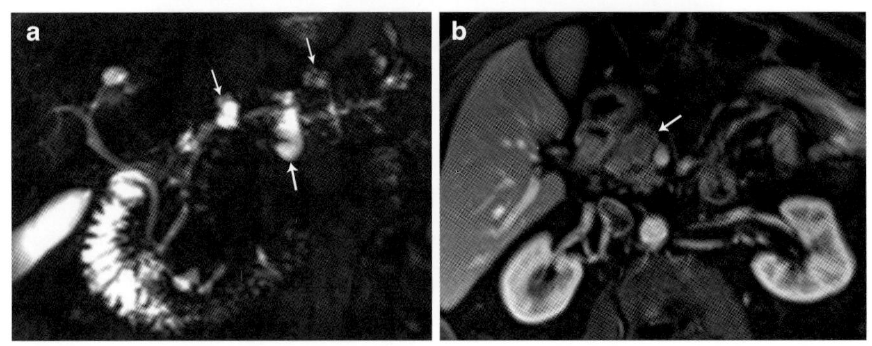

图 3　类似病例。男性，81 岁，确诊 IPMN，定期复查 MRI 监测病灶。MRCP 显示多发胰腺囊肿（图 3a，箭头），与既往 MRI 对比无明显变化。MRI 增强扫描静脉期显示胰头新发肿块（图 3b，箭头）。患者接受了胰十二指肠切除术，病理提示为低分化胰腺导管腺癌和多发 IPMN

教学重点

分支胰管型 IPMN 常多发。无论病灶本身或病灶外的胰腺实质，均应对其进行仔细评估是否合并恶性肿瘤。

参考文献

1. Tanaka M, Fernandez-del Castillo C, Adsay V, Chari S, Falconi M, Jang JY, et al. International consensus guidelines 2012 for the management of IPMN and MCN of the pancreas. Pancreatology. 2012;12(3):183–97. doi:10.1016/j.pan.2012.04.004.
2. Raman SP, Kawamoto S, Blackford A, Hruban RH, Lennon AM, Wolfgang CL, et al. Histopathologic findings of multifocal pancreatic intraductal papillary mucinous neoplasms on CT. AJR Am J Roentgenol. 2013;200(3):563–9. doi:10.2214/AJR.12.8924.
3. Ingkakul T, Sadakari Y, Ienaga J, Satoh N, Takahata S, Tanaka M. Predictors of the presence of concomitant invasive ductal carcinoma in intraductal papillary mucinous neoplasm of the pancreas. Ann Surg. 2010;251(1):70–5. doi:10.1097/SLA.0b013e3181c5ddc3.
4. Sahora K, Crippa S, Zamboni G, Ferrone C, Warshaw AL, Lillemoe K, et al. Intraductal papillary mucinous neoplasms of the pancreas with concurrent pancreatic and periampullary neoplasms. Eur J Surg Oncol. 2016;42(2):197–204. doi:10.1016/j.ejso.2015.10.014.

病例 41 导管内乳头状黏液性肿瘤与假性囊肿

Christopher Fung
李 玲 译 刘 岘 校

临床病史

女性，41 岁，因急性胰腺炎影像学检查发现胰腺囊性病变。

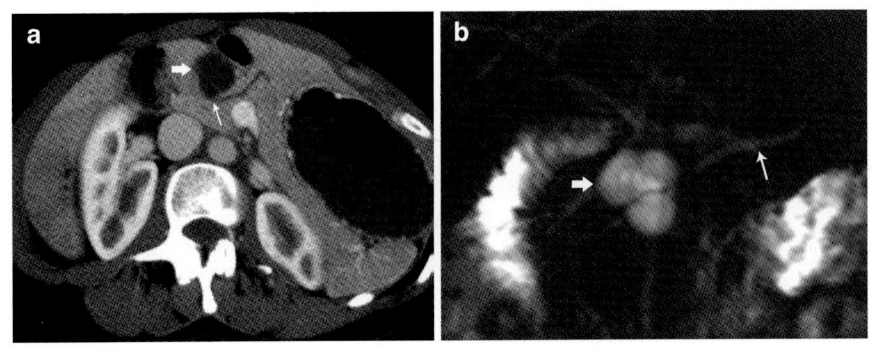

图 1

影像表现

CT 增强门静脉期横断位像显示胰腺内边界清楚的囊性病变（图 1a，粗箭头），内见分隔，病灶与主胰管相通（图 1a，细箭头）。6 个月后患者行 MRCP 检查，见一有分隔的囊性病变（图 1b，粗箭头），伴主胰管节段性扩张（图 1b，细箭头）。

鉴别诊断

复杂假性囊肿，导管内乳头状黏液性肿瘤（IPMN），黏液性囊性肿瘤，寡囊型浆液性囊腺瘤。

诊断

导管内乳头状黏液性肿瘤。

讨论

IPMN 起源于胰腺导管上皮，主胰管或分支胰管均可发生，肿瘤能分泌黏液致胰管扩张。70 岁以上的人群中，影像学检查显示无症状的胰腺囊性病变的发生率为 10% ～ 30%。IPMN 多见于男性，男女比例为 3：2。IPMN 的三个主要类型包括：主胰管型、分支胰管型和混合胰管型。浸润性癌在主胰管型中发生率较高，达 43%，分支胰管型中发生率较低，约 18%[1]。

影像学检查常显示病变与胰管系统相通（图 1）。然而，影像上如未观察到与分支胰管相通，也不能排除分支胰管型 IPMN 的诊断，尤其是当病变较小时。当有急性胰腺炎病史的情况下，诊断尤其困难，因为假性囊肿与 IPMN 在形态上相似，并且与胰管相通。超声内镜引导下的囊液抽吸，如癌胚抗原（CEA）水平增高，则提示黏液性囊性肿瘤[2]。近年来，囊液的分子学检测也显示出广阔的应用前景[3-5]。

2012 年颁布的国际共识指南，为 IPMN 和黏液性囊性肿瘤提供了更明确的治疗方案。对于＞ 1 cm 的囊肿，指南建议进行 CT 或磁共振胰胆管造影（MRCP）检查来确认病变。此外，有症状的囊肿因其恶性风险增加，应进一步评估或考虑手术切除。高危特征，包括梗阻性黄疸、强化的实性成分、主胰管扩张≥ 1 cm，都是手术切除的指征。囊肿≥ 3 cm 也是一个高危征象，如不合并其他高危征象，则无需手术治疗。体积较小的囊肿，如无高危征象，可根据囊肿的复杂程度进行影像学随访或超声内镜检查[1]。

图 1 所示患者近期有急性胰腺炎的病史，病灶首先考虑为假性囊肿。6 个月后影像学随访发现病灶缓慢增大，以及病灶占位效应所致的远端胰管轻微扩张（图 1b）。考虑到病变的复杂性及体积增大，患者接受手术切除，病理证实为分支胰管型 IPMN 伴高级别异型增生（图 2）。

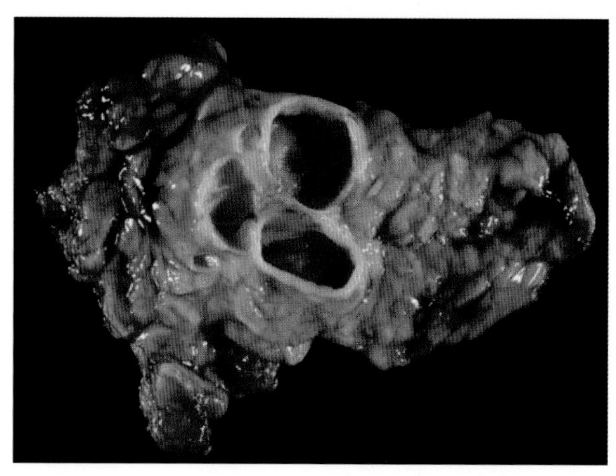

图 2 手术切除的标本显示胰腺区一多房囊肿，伴厚壁间隔。未见明显的主胰管扩张或胰腺实质萎缩的表现，大体病理的鉴别诊断包括分支胰管型 IPMN 和黏液性囊性肿瘤。镜下组织学检查见富含黏液的上皮细胞排列成乳头状结构，缺乏卵巢型间质，证实为分支胰管型 IPMN

教学重点

当患者有急性胰腺炎病史时，IPMN 因其形态与假性囊肿相似，诊断困难。建议定期影像检查对可疑征象进行随访监测，并观察病灶体积有无增大。

参考文献

1. Tanaka M, Fernandez-del Castillo C, Adsay V, Chari S, Falconi M, Jang JY, et al. International consensus guidelines 2012 for the management of IPMN and MCN of the pancreas. Pancreatology. 2012;12(3):183–97. doi:10.1016/j.pan.2012.04.004.
2. Attasaranya S, Pais S, LeBlanc J, McHenry L, Sherman S, DeWitt JM. Endoscopic ultrasound-guided fine needle aspiration and cyst fluid analysis for pancreatic cysts. JOP. 2007;8(5): 553–63.
3. Amato E, Molin MD, Mafficini A, Yu J, Malleo G, Rusev B, et al. Targeted next-generation sequencing of cancer genes dissects the molecular profiles of intraductal papillary neoplasms of the pancreas. J Pathol. 2014;233(3):217–27. doi:10.1002/path.4344.
4. Springer S, Wang Y, Dal Molin M, Masica DL, Jiao Y, Kinde I, et al. A combination of molecular markers and clinical features improve the classification of pancreatic cysts. Gastroenterology. 2015;149(6):1501–10. doi:10.1053/j.gastro.2015.07.041.
5. Wang J, Paris PL, Chen J, Ngo V, Yao H, Frazier ML, et al. Next generation sequencing of pancreatic cyst fluid microRNAs from low grade-benign and high grade-invasive lesions. Cancer Lett. 2015;356(2 Pt B):404–9. doi:10.1016/j.canlet.2014.09.029.

病例 42 节段性导管内乳头状黏液性肿瘤

Christopher Fung
陈娴婧　译　陈维翠　校

临床病史

男性，50 岁，因腹痛检查，偶然发现胰腺病灶。

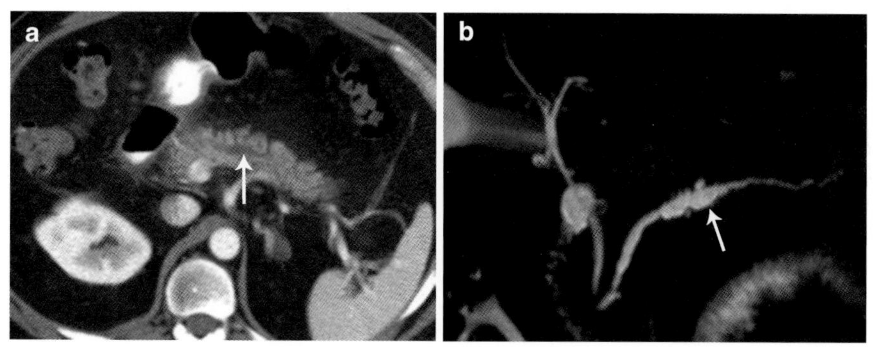

图 1

影像表现

CT 增强门静脉期横断位像（图 1a）和 MRCP 像（图 1b）示胰体部（箭头）主胰管节段性扩张，远端胰管未见扩张，胰腺实质未见萎缩，未见占位性病变。

鉴别诊断

节段性导管内乳头状黏液性肿瘤（IPMN）并发慢性胰腺炎。

诊断

节段性 IPMN（主胰管型）。

讨论

节段性主胰管型或混合胰管型 IPMN 中，在无明显诱因导致胰管阻塞的情况下，主胰管节段性扩张可大于 5 mm。然而，慢性阻塞性胰腺炎患者也可能出现节段性胰管扩张，从而增加了过度治疗（全胰腺切除或部分胰腺切除）的风险[1]。

影像上，主胰管的局部扩张可表现为“蛇吞鼠”征（图 1）。此时，还需观察排除慢性胰腺炎征象，如 CT 显示胰腺钙化、实质萎缩，MRI T1WI 脂肪抑制序列显示胰腺实质信号减低，MRCP 图像显示不规则的主胰管伴突出的分支胰管等征象。

超声内镜（endoscopic ultrasound，EUS）引导细针穿刺活检和液体分析可对胰腺囊性病变进行鉴别。利用 EUS 引导，对节段性或混合型 IPMN 进行细针穿刺（fine needle aspiration，FNA），其诊断符合率从 74% 提高到 90%[1-2]。主胰管型 IPMN 在 EUS 下的典型表现为扩张、分泌黏蛋白的乳头（“鱼嘴乳头”样），此征象见于 25% ～ 50% 的病例。EUS 可清晰显示 IPMN 与主胰管间的直接沟通[3]。

IPMN 的囊液分析显示癌胚抗原（carcinoembryonic antigen，CEA）升高，常大于 192 ng/ml，而其他分泌黏液的病变（如黏液性囊性肿瘤）的囊液也可表现为 CEA 升高。此时若淀粉酶亦增高，提示病变与主胰管相通，则 IPMN 的可能性大于黏液性囊性肿瘤。细胞学检查对诊断胰腺癌的特异性高（> 90%），但敏感性低（< 50%）[4]。最后，囊液的基因测序在明确胰腺囊性病变的分型方面起到了重要作用[5-7]。

教学重点

无梗阻原因的情况下，主胰管节段性扩张大于 5 mm，多见于节段性主胰管型 IPMN。EUS 引导细针穿刺活检有助于与慢性胰腺炎鉴别。

参考文献

1. Crippa S, Pergolini I, Rubini C, Castelli P, Partelli S, Zardini C, et al. Risk of misdiagnosis and overtreatment in patients with main pancreatic duct dilatation and suspected combined/main-duct intraductal papillary mucinous neoplasms. Surgery. 2016;159(4):1041–9. doi:10.1016/j.surg.2015.11.003.
2. Correa-Gallego C, Ferrone CR, Thayer SP, Wargo JA, Warshaw AL, Fernandez-Del Castillo C. Incidental pancreatic cysts: do we really know what we are watching? Pancreatology. 2010;10(2–3):144–50. doi:10.1159/000243733.
3. Kucera JN, Kucera S, Perrin SD, Caracciolo JT, Schmulewitz N, Kedar RP. Cystic lesions of the pancreas: radiologic-endosonographic correlation. Radiographics. 2012;32(7):E283–301. doi:10.1148/rg.327125019.
4. Rockacy M, Khalid A. Update on pancreatic cyst fluid analysis. Ann Gastroenterol. 2013;26(2):122–7.
5. Amato E, Molin MD, Mafficini A, Yu J, Malleo G, Rusev B, et al. Targeted next-generation sequencing of cancer genes dissects the molecular profiles of intraductal papillary neoplasms of the pancreas. J Pathol. 2014;233(3):217–27. doi:10.1002/path.4344.
6. Springer S, Wang Y, Dal Molin M, Masica DL, Jiao Y, Kinde I, et al. A combination of molecular markers and clinical features improve the classification of pancreatic cysts. Gastroenterology. 2015;149(6):1501–10. doi:10.1053/j.gastro.2015.07.041.
7. Wang J, Paris PL, Chen J, Ngo V, Yao H, Frazier ML, et al. Next generation sequencing of pancreatic cyst fluid microRNAs from low grade-benign and high grade-invasive lesions. Cancer Lett. 2015;356(2 Pt B):404–9. doi:10.1016/j.canlet.2014.09.029.

病例 43 导管内乳头状黏液性肿瘤切除术后继发胰腺导管腺癌

Christopher Fung
陈娴婧　译　陈维翠　校

临床病史

女性，51 岁，导管内乳头状黏液性肿瘤伴重度不典型增生，曾行胰腺远端切除术，4 年后复查发现胰腺新发病变。

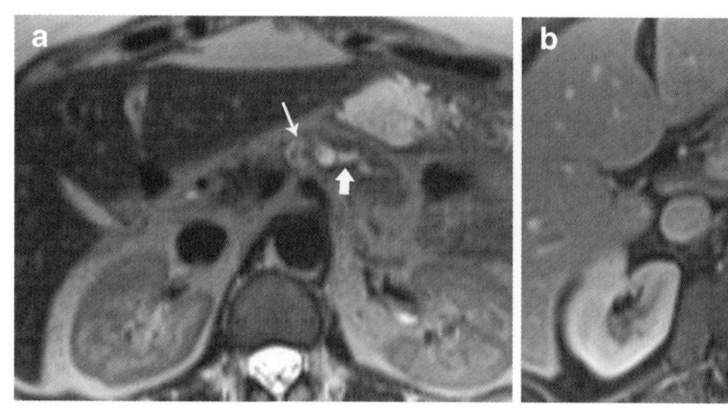

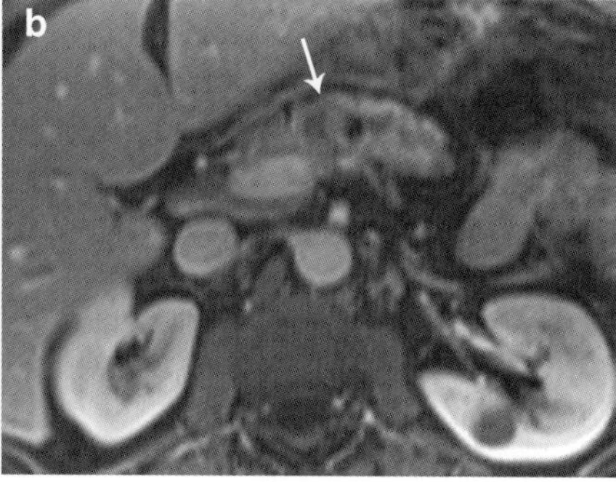

图 1

影像表现

MRI T2WI 横断位像显示扩张的胰管内（图 1a，细箭头）软组织肿块（图 1a，粗箭头）。T1WI 增强横断位像示肿块强化（图 1b，箭头）。胰尾缺如，为胰腺远端切除术后改变。

鉴别诊断

导管内乳头状黏液性肿瘤复发引起的胰腺癌，胰腺癌。

诊断

导管内乳头状黏液性肿瘤复发引起的胰腺癌。

讨论

对于有 IPMN 切除史的患者，术后影像学监测策略基于异型增生的程度和原始切缘的状态[1-2]。根据 WHO 命名标准，IPMN 相关浸润性癌定义为肿瘤侵犯突破基底膜，为真正的恶性肿瘤。另一方面，非浸润性 IPMN 伴高级别异型增生者，由明显核异型细胞组成，但尚未侵犯、突破基底膜，不会发生远处播散及转移[3]。

在胰腺部分切除的情况下，由于存在着异时性疾病的风险，一些研究建议对患者持续进行为期 6 个月的磁共振胰胆管造影（MRCP）或 CT 随访。IPMN 伴浸润性癌行首次切除的患者，其 18 个月后肿瘤全身或局部复发率高达 65%，与非 IPMN 相关的胰腺腺癌患者相似[4]（图 1）。多达 11% 的初始切除 IPMN 伴高级别异型增生、残存胰腺切缘阴性患者，最早在第 29 个月发生胰腺癌，而约 2% 的 IPMN 伴低或中级别异型增生、残存胰腺切缘阴性患者，最早在第 50 个月发生胰腺癌[5-6]。因此，对此类患者进行长期随访非常必要。

图 1 所示的患者行全胰腺切除术，病理显示 IPMN 伴重度不典型增生及浸润性癌。

教学重点

由于 IPMN 和残余胰腺中的胰腺导管腺癌复发风险高，建议对已接受 IPMN 切除术的患者进行密切监测。

参考文献

1. Ohtsuka T, Kono H, Tanabe R, Nagayoshi Y, Mori Y, Sadakari Y, et al. Follow-up study after resection of intraductal papillary mucinous neoplasm of the pancreas; special references to the multifocal lesions and development of ductal carcinoma in the remnant pancreas. Am J Surg. 2012;204(1):44–8. doi:10.1016/j.amjsurg.2011.04.007.
2. Tanaka M, Fernandez-del Castillo C, Adsay V, Chari S, Falconi M, Jang JY, et al. International consensus guidelines 2012 for the management of IPMN and MCN of the pancreas. Pancreatology. 2012;12(3):183–97. doi:10.1016/j.pan.2012.04.004.
3. Klöppel G, Solcia E, Longnecker D, Capella C, Sobin L. Histological typing of tumors of the exocrine pancreas. In: Histological classification of tumors. 2nd ed. World Health Organization International. Berlin: Springer; 1996.
4. Chari ST, Yadav D, Smyrk TC, DiMagno EP, Miller LJ, Raimondo M, et al. Study of recurrence after surgical resection of intraductal papillary mucinous neoplasm of the pancreas. Gastroenterology. 2002;123(5):1500–7.
5. Rezaee N, Barbon C, Zaki A, He J, Salman B, Hruban RH, et al. Intraductal papillary mucinous neoplasm (IPMN) with high-grade dysplasia is a risk factor for the subsequent development of pancreatic ductal adenocarcinoma. HPB (Oxford). 2016;18(3):236–46. doi:10.1016/j.hpb.2015.10.010.
6. Kang MJ, Jang JY, Lee KB, Chang YR, Kwon W, Kim SW. Long-term prospective cohort study of patients undergoing pancreatectomy for intraductal papillary mucinous neoplasm of the pancreas: implications for postoperative surveillance. Ann Surg. 2014;260(2):356–63. doi:10.1097/SLA.0000000000000470.

病例 44 主胰管型导管内嗜酸性乳头状肿瘤

Christopher Fung
陈娴婧 译 陈维翠 校

临床病史

女性，65 岁，因腹胀和恶心偶然发现胰腺囊性病变。

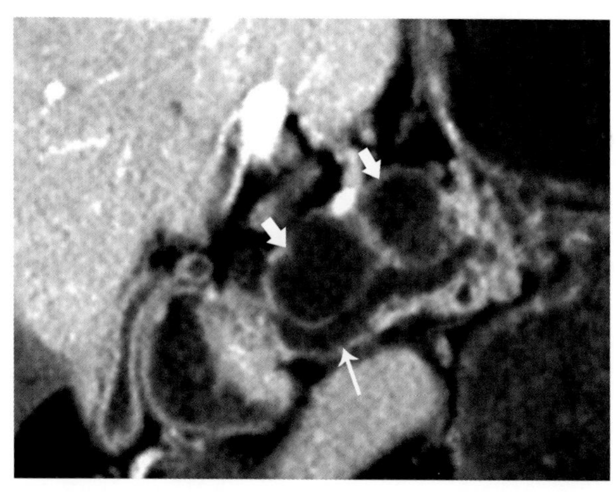

图 1

影像表现

CT 增强静脉期冠状位像显示主胰管扩张，宽约 8 mm（图 1，细箭头），胰管旁见两枚直径大于 3 cm 的囊性病灶（图 1，粗箭头）。

鉴别诊断

主胰管型导管内乳头状黏液性肿瘤（IPMN），主、支胰管混合型 IPMN，非典型性胰腺腺癌，寡囊型浆液性囊腺瘤。

诊断

主胰管型导管内嗜酸性乳头状肿瘤伴浸润性导管腺癌。

讨论

主胰管型导管内嗜酸性乳头状肿瘤（intraductal oncocytic papillary neoplasm，IOPN）是一种罕见的来源于胰腺导管上皮的囊性肿瘤，胰管内的嗜酸细胞形成乳头状突起为其特征性表现[1]。尽管部分学者认为 IOPN 是 IPMN 的一种亚型（占 IPMN 不到 15%），但由于其独特的结构、免疫特征和分子发病机制，IOPN 目前被认为是一种独立肿瘤亚型[2]。与传统的胰腺导管腺癌相比，大多数 IOPN 与浸润性癌无关，即便有浸润性成分出现，IOPN 亦展示出惰性的生物学行为[1]。

大部分 IOPN 的影像表现与 IPMN 相似，表现为主胰管或（和）分支胰管的扩张，并与囊肿相通。典型者表现为大的多房样结构[3]（图 1）。实性 IOPN 的影像表现与其他实性胰腺肿瘤相似，如神经内分泌肿瘤、实性假乳头状瘤。仅凭影像手段无法鉴别 IOPN 与 IPMN。肿瘤体积增大、实性结节是 IPMN 恶变的征象，但 IOPN 的影像表现与组织病理学之间可能存在差异，尤其是 IOPN 的实性成分可能仅是血管化乳头[4]。

鉴于胰管扩张的程度及大于 3 cm 的多囊性病灶，图 1 所示的患者接受了胰十二指肠切除术，病理证实为与 IOPN 相关的浸润性导管腺癌，伴有嗜酸细胞浸润（图 2）。

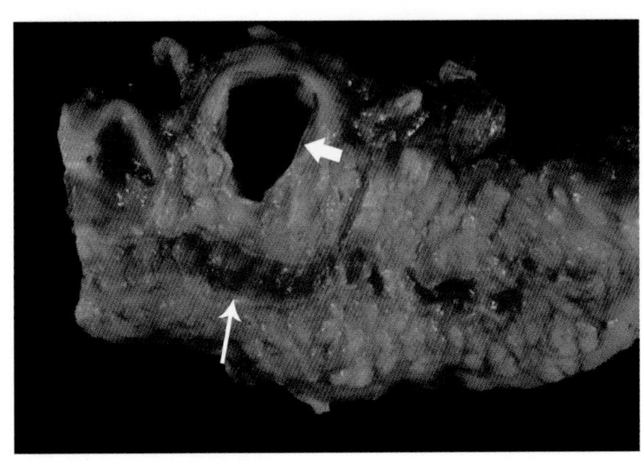

图 2　图 1 患者的大体病理标本显示主胰管扩张（细箭头）伴囊性病灶（粗箭头），周围胰腺实质萎缩

教学重点

IOPN 是一种罕见的来源于胰腺导管上皮的囊性肿瘤，胰管内的嗜酸细胞形成乳头状突起为其特征性表现，影像表现与 IPMN 相似。

参考文献

1. Adsay NV, Adair CF, Heffess CS, Klimstra DS. Intraductal oncocytic papillary neoplasms of the pancreas. Am J Surg Pathol. 1996;20(8):980–94.
2. Basturk O, Chung SM, Hruban RH, Adsay NV, Askan G, Iacobuzio-Donahue C, et al. Distinct pathways of pathogenesis of intraductal oncocytic papillary neoplasms and intraductal papillary mucinous neoplasms of the pancreas. Virchows Archiv Int J Pathol. 2016;469(5):523–32. doi:10.1007/s00428-016-2014-x.
3. Adsay V, Mino-Kenudson M, Furukawa T, Basturk O, Zamboni G, Marchegiani G, et al. Pathologic evaluation and reporting of intraductal papillary mucinous neoplasms of the pancreas and other tumoral intraepithelial neoplasms of pancreatobiliary tract: recommendations of verona consensus meeting. Ann Surg. 2016;263(1):162–77. doi:10.1097/SLA.0000000000001173.
4. D'Onofrio M, De Robertis R, Tinazzi Martini P, Capelli P, Gobbo S, Morana G, et al. Oncocytic intraductal papillary mucinous neoplasms of the pancreas: imaging and histopathological findings. Pancreas. 2016;45(9):1233–42. doi:10.1097/MPA.0000000000000676.

病例 45 实性假乳头状瘤

Satomi Kawamoto
陈娴婧 译 陈维翠 校

临床病史

男性，35 岁，腹痛，影像学检查发现胰尾部肿块。

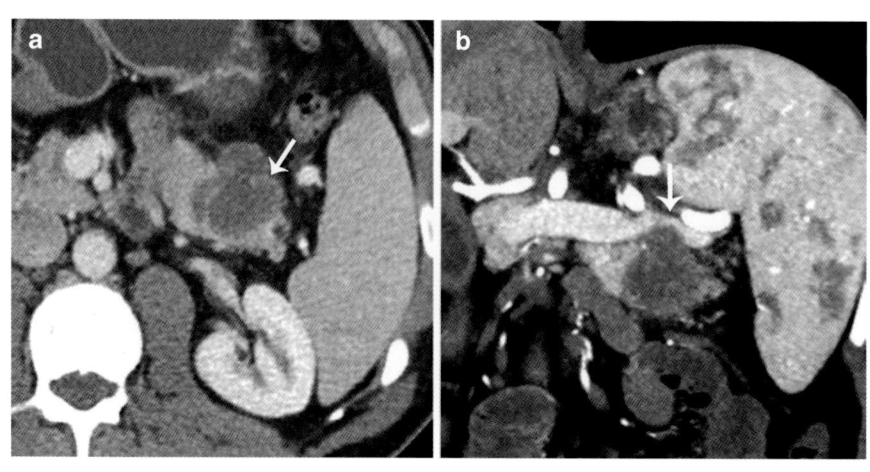

图 1

影像表现

CT 增强门静脉期横断位像显示胰尾部低密度囊性肿块，分叶状，直径约 4 cm，增强扫描病灶周围软组织成分及分隔轻度强化（图 1a，箭头）。冠状位像显示脾静脉被肿块推压、管径变窄，但未见受侵（图 1b，箭头）。

鉴别诊断

实性假乳头状瘤，黏液性囊性肿瘤，导管内乳头状黏液性肿瘤（IPMN），胰腺神经内分泌肿瘤（PanNET），胰腺导管腺癌。

诊断

实性假乳头状瘤。

讨论

胰腺实性假乳头状瘤（solid-pseudopapillary，SPN）是一种少见的胰腺肿瘤，占胰腺外分泌肿瘤的不到 3%[1-2]。好发于青年女性，偶见于男性。一项纳入 553 例 SPN 患者的综述显示，59 例（10%）为男性[3]。

SPN 的影像多表现为圆形或椭圆形、囊实相间的肿块，肿块周围有完整清晰的包膜（图 1）[2]。肿块囊性部分的 CT 值因组织成分不同而变化，可呈水样密度，亦可因为出血呈软组织密度[1]。病灶包膜可见钙化，黏液性囊性肿瘤也可见该征象（图 3a，b）。SPN 于 T1WI 上呈均匀或不均匀的低信号，肿瘤内出血则呈高信号[2，4]（图 3c）；于 T2WI 上呈混杂高信号[4]（图 3e）。实性成分通常位于瘤体边缘[2，4]，CT/MRI 增强扫描呈轻度强化（图 3d），这有助于区分 SPN 与神经内分泌肿瘤，后者通常表现为早期明显强化[4]。SPN 一般不会造成胰管扩张，且不包绕血管[2，4]。

SPN 是一种低度恶性肿瘤，可通过手术完整切除治愈[5]。然而，10% ~ 15% 的患者可以发生远处转移[3，6]，常见的转移部位有肝、区域淋巴结、肠系膜、网膜和腹膜[3，5-6]，也可局部侵犯十二指肠、胃、脾或大血管[3，6]。

教学重点

年轻女性，胰腺内成分复杂的囊实性肿块，应该考虑 SPN。

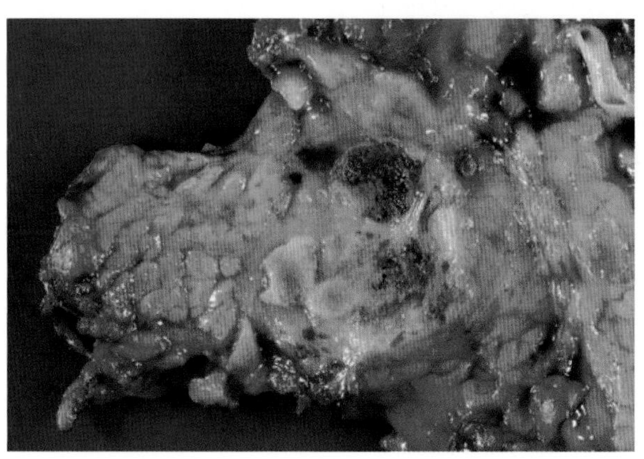

图 2 图 1 的患者接受了胰腺远端切除术。大体病理显示瘤体形态不规则，组织成分不一，灰黄相间，局部可见出血、囊变。切片显示肿瘤由形态一致的多角状细胞构成，围绕纤细的血管轴心形成类似于假乳头的结构

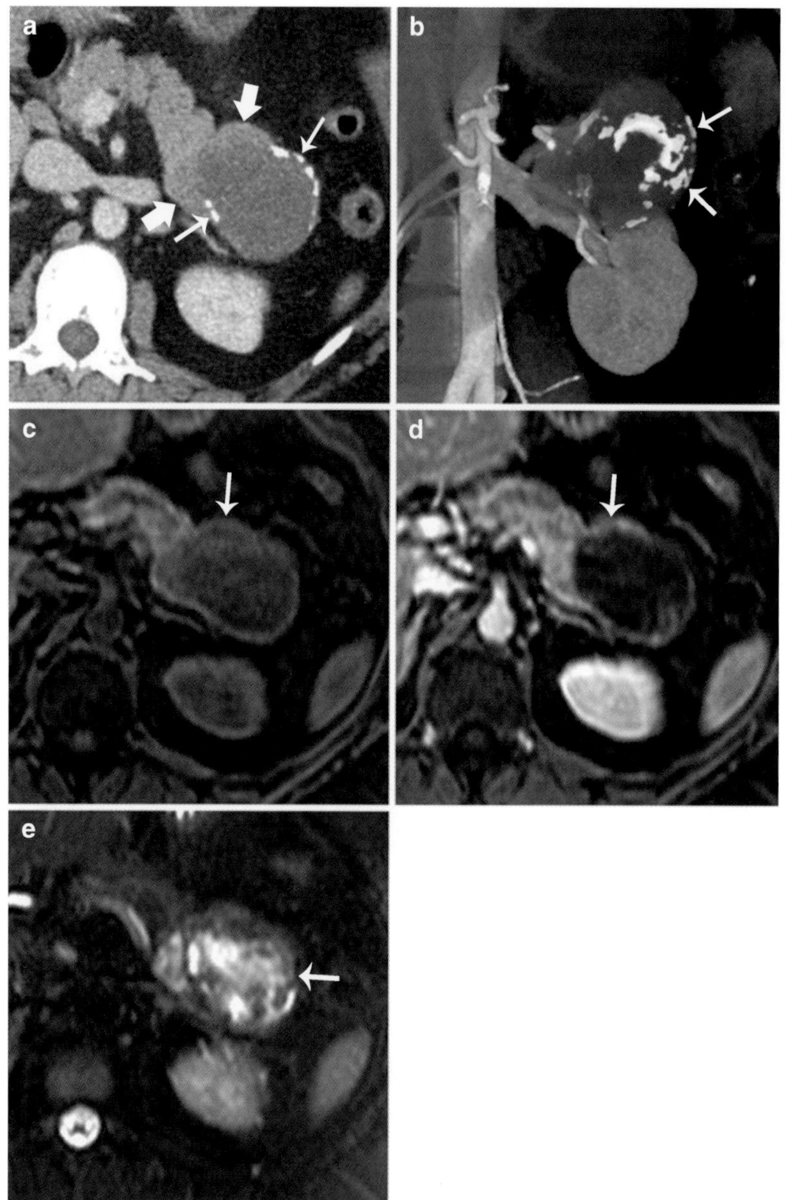

图 3 类似病例。女性，49 岁，偶然发现胰尾部 SPN。CT 增强静脉期横断位像示胰尾部一囊性病灶，实性成分位于肿瘤外缘，呈轻度强化（**a**，粗箭头）。横断位和容积重建图像（**b**，箭头）示肿瘤边缘散在钙化（**a**，细箭头）。T1WI 横断位像增强扫描前（**c**）及后（**d**）示胰尾部的囊实性肿块，肿瘤实性部分呈环形强化（**d**，箭头）。T2WI 横断位像显示肿瘤内不均匀的高信号影，代表囊性成分（**e**，箭头）。CT 显示肿瘤钙化更有优势

参考文献

1. Kawamoto S, Scudiere J, Hruban RH, Wolfgang CL, Cameron JL, Fishman EK. Solid-pseudopapillary neoplasm of the pancreas: spectrum of findings on multidetector CT. Clin Imaging. 2011;35(1):21–8. doi:10.1016/j.clinimag.2009.11.007.
2. Raman SP, Kawamoto S, Law JK, Blackford A, Lennon AM, Wolfgang CL, et al. Institutional experience with solid pseudopapillary neoplasms: focus on computed tomography, magnetic resonance imaging, conventional ultrasound, endoscopic ultrasound, and predictors of aggressive histology. J Comput Assist Tomogr. 2013;37(5):824–33. doi:10.1097/RCT.0b013e31829d44fa.
3. Yu PF, Hu ZH, Wang XB, Guo JM, Cheng XD, Zhang YL, et al. Solid pseudopapillary tumor of the pancreas: a review of 553 cases in Chinese literature. World J Gastroenterol. 2010;16(10):1209–14.
4. Ventriglia A, Manfredi R, Mehrabi S, Boninsegna E, Negrelli R, Pedrinolla B, et al. MRI features of solid pseudopapillary neoplasm of the pancreas. Abdom Imaging. 2014;39(6):1213–20. doi:10.1007/s00261-014-0169-y.
5. Reddy S, Cameron JL, Scudiere J, Hruban RH, Fishman EK, Ahuja N, et al. Surgical management of solid-pseudopapillary neoplasms of the pancreas (Franz or Hamoudi tumors): a large single-institutional series. J Am Coll Surg. 2009;208(5):950–7; discussion 7–9. doi:10.1016/j.jamcollsurg.2009.01.044.
6. Mao C, Guvendi M, Domenico DR, Kim K, Thomford NR, Howard JM. Papillary cystic and solid tumors of the pancreas: a pancreatic embryonic tumor? Studies of three cases and cumulative review of the world's literature. Surgery. 1995;118(5):821–8.

病例 46 多发实性假乳头状瘤

Satomi Kawamoto
韦秋荣 译 刘 岘 校

临床病史

女性，23 岁，突发上腹部剧烈疼痛，放射至背部。行 CT 检查发现胰腺肿块，CA-19-9、CEA 在正常范围内。

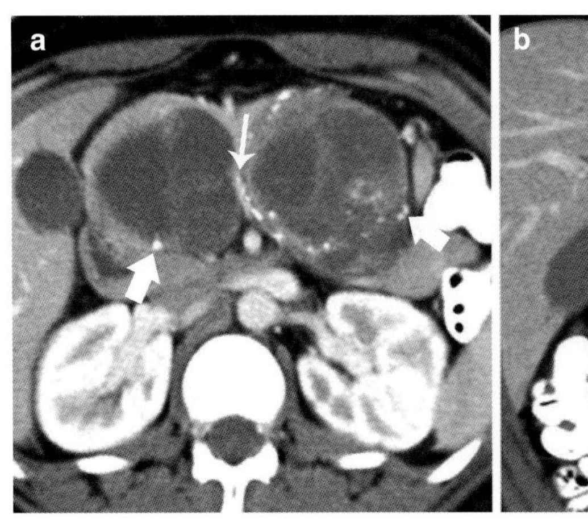

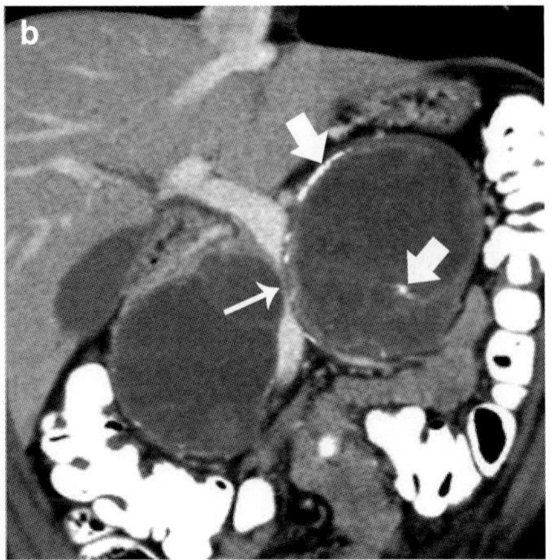

图 1

影像表现

CT 增强门静脉期横断位像显示胰腺内两枚较大的囊性病灶：一枚位于胰头部，直径约 7.3 cm，另一枚位于胰体部，直径约 8.5 cm。两个病灶边界清楚，以囊性为主，内有多发分隔，囊壁及分隔可见散在钙化（图 1a 和 b，粗箭头）。增强扫描病灶实性成分呈轻度强化。肠系膜上静脉位于两个病灶中间，受压迫，明显变窄（图 1a 和 b，细箭头）。

鉴别诊断

对于年轻女性患者，具有囊、实性成分且钙化的大肿块，胰腺实性假乳头状瘤是主要的诊断考虑，尽管一例患者中存在两种肿瘤在实性假乳头状瘤中不常见。其他鉴别诊断包括黏液性囊性肿瘤、寡囊型浆液性囊腺瘤和囊性胰腺神经内分泌肿瘤。

诊断

实性假乳头状瘤（两个）。

讨论

实性假乳头状瘤（solid pseudopapillary neoplasm，SPN）临床罕见，据报道，其发病率占所有胰腺外分泌肿瘤不到 3%[1-2]。SPN 好发于 20 ～ 30 岁的青年女性[3]，典型者体积较大，平均直径从 5 cm 到 10.3 cm 不等[3-4]。肿瘤有包膜，成分复杂，为囊实性，内部可伴出血。SPN 可发生于胰腺任何部位，胰头、胰体及胰尾的发病比例约为 4∶2∶4[4-5]。

SPN 临床症状无特异性，通常表现为轻微的腹胀或腹部不适[4]，偶见疼痛及腹部包块，患者常因其他原因行影像检查时偶然发现肿瘤。肿瘤标志物如 CA19-9、癌胚抗原（CEA）和 α 甲胎蛋白一般在正常范围内[1，5]。

SPN 典型 CT 表现为边界清楚、包膜完整的不均质肿块，既有实性成分，也有囊性成分[1，5]。根据退行性变的程度不同，CT 上瘤体可表现为从完全实性到几乎完全囊性的密度[2]（图 1 和图 2）。钙化常见，17% ～ 47% 的肿瘤可见钙化[2，5]，钙化可表现为肿瘤边缘钙化，或瘤体中央的点状钙化[1]（图 1）。本例的另一特点为缺乏血管丰富的实性部分，此为与胰腺神经内分泌肿瘤的鉴别要点，后者常见血管丰富、明显强化的实性成分（图 3）。

MRI 上，SPN 在 T1WI 上呈低信号，T2WI 呈不均匀高信号。有时瘤体内出血在 T1WI 上呈高信号[2，6]。CT 或 MRI 偶尔可见肿块内部因出血而形成的液碎屑平面[2]，但该征象并非 SPN 所特有[1]。

SPN 具有低度恶性倾向，首选治疗方法是手术切除[4]。尽管 10% ～ 15% 的患者可发生局部复发和远处转移，但 SPN 患者的长期预后良好[4-5]。

教学重点

根据退行性变的程度不同，SPN 的瘤体可表现为完全实性到几乎完全囊性密度的肿块。

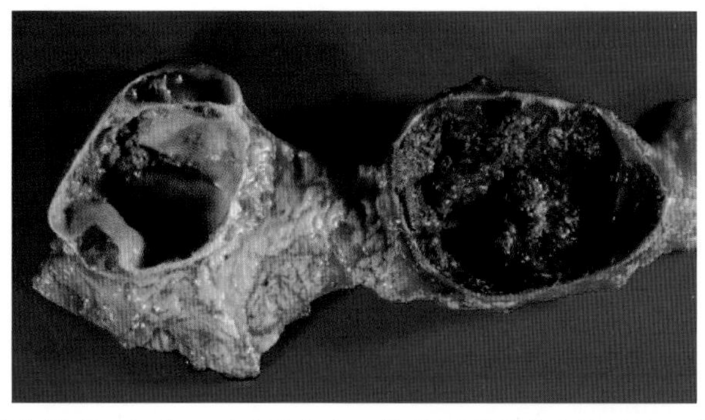

图 2　图 1 所示的患者大体病理标本显示胰腺内有两枚类圆形的囊实性肿块，其中位于右侧的病灶内见出血

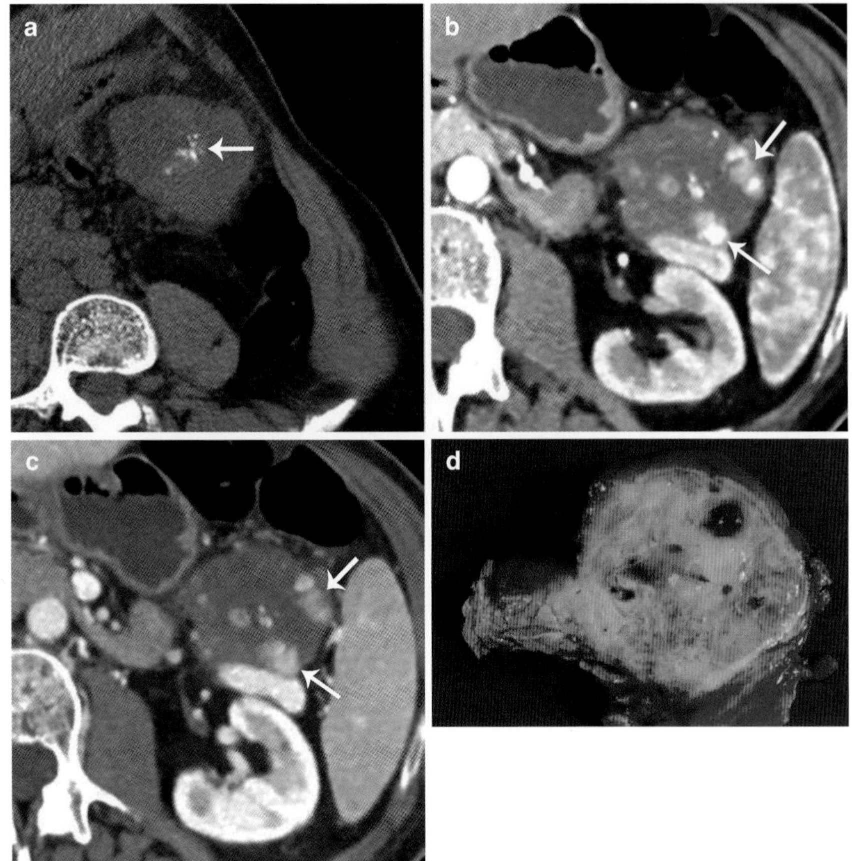

图 3　类似病例。男性，63 岁，高分化的胰腺神经内分泌肿瘤，伴广泛坏死。CT 平扫横断位像显示胰尾部实性肿块，伴散在粗大钙化（**a**，箭头）。CT 增强动脉期横断位像显示肿块内多个异常强化结节（**b**，箭头），动脉期较门静脉期强化更明显（**c**，箭头）。明显强化的实性成分是神经内分泌肿瘤的典型影像表现，而该征象在 SPN 中并不常见。大体病理标本显示肿块呈黄褐色，周边见结节（**d**）

参考文献

1. Kawamoto S, Scudiere J, Hruban RH, Wolfgang CL, Cameron JL, Fishman EK. Solid-pseudopapillary neoplasm of the pancreas: spectrum of findings on multidetector CT. Clin Imaging. 2011;35(1):21–8. doi:10.1016/j.clinimag.2009.11.007.
2. Raman SP, Kawamoto S, Law JK, Blackford A, Lennon AM, Wolfgang CL, et al. Institutional experience with solid pseudopapillary neoplasms: focus on computed tomography, magnetic resonance imaging, conventional ultrasound, endoscopic ultrasound, and predictors of aggressive histology. J Comput Assist Tomogr. 2013;37(5):824–33. doi:10.1097/RCT.0b013e31829d44fa.
3. Mao C, Guvendi M, Domenico DR, Kim K, Thomford NR, Howard JM. Papillary cystic and solid tumors of the pancreas: a pancreatic embryonic tumor? Studies of three cases and cumulative review of the world's literature. Surgery. 1995;118(5):821–8.
4. Yu PF, Hu ZH, Wang XB, Guo JM, Cheng XD, Zhang YL, et al. Solid pseudopapillary tumor of the pancreas: a review of 553 cases in Chinese literature. World J Gastroenterol. 2010;16(10):1209–14.
5. Reddy S, Cameron JL, Scudiere J, Hruban RH, Fishman EK, Ahuja N, et al. Surgical management of solid-pseudopapillary neoplasms of the pancreas (Franz or Hamoudi tumors): a large single-institutional series. J Am Coll Surg. 2009;208(5):950–7; discussion 7–9. doi:10.1016/j.jamcollsurg.2009.01.044.
6. Ventriglia A, Manfredi R, Mehrabi S, Boninsegna E, Negrelli R, Pedrinolla B, et al. MRI features of solid pseudopapillary neoplasm of the pancreas. Abdom Imaging. 2014;39(6):1213–20. doi:10.1007/s00261-014-0169-y.

病例 47 类似导管内乳头状黏液性肿瘤的胰腺小脂肪瘤

Atif Zaheer
韦秋荣 译 刘 岘 校

临床病史

女性，37 岁，CT 意外发现胰腺小病灶。

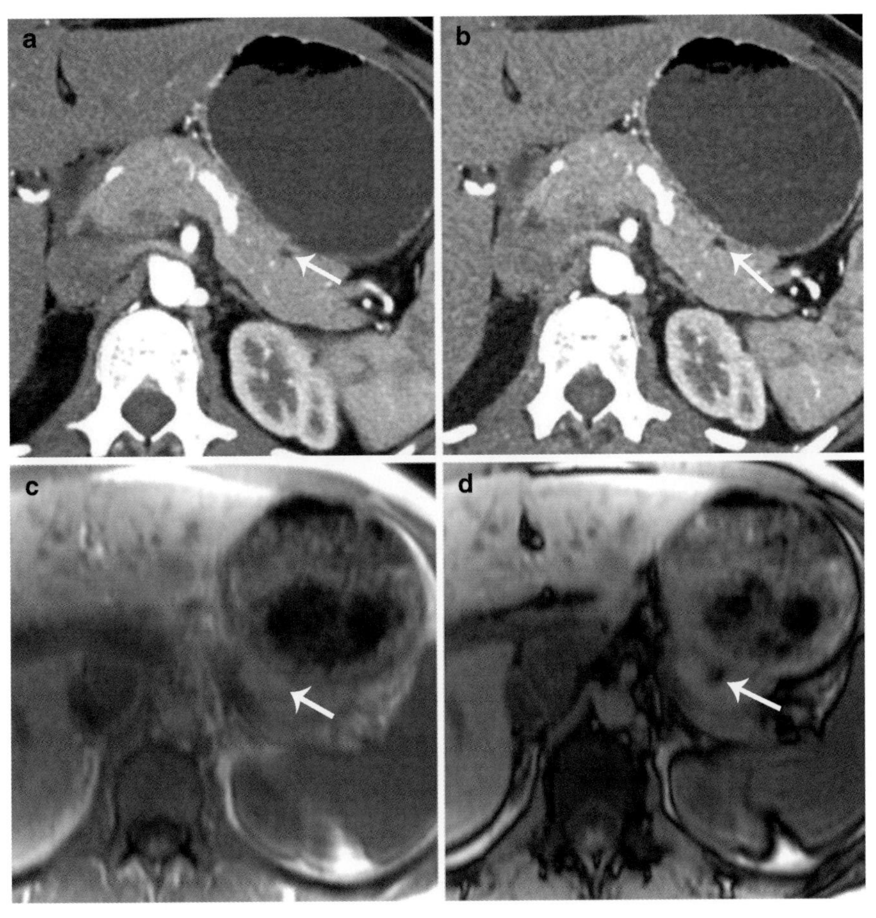

图 1

影像表现

3 mm 层厚的 CT 增强动脉期横断位像显示胰尾部一小圆形低密度灶（图 1a，箭头），CT 值为 5 HU。0.75 mm 层厚的图像上，该病灶（图 1b，箭头）的 CT 值为－34 HU，提示含有脂肪成分。梯度回波同相位横断位像显示该病灶呈高信号（图 1c，箭头），反相位像（图 1d，箭头）上信号降低，提示该病变含有脂肪成分。胰腺其余部分表现正常。

鉴别诊断

分支胰管型导管内乳头状黏液性肿瘤（IPMN），小脂肪瘤，局灶性指突状腹膜后脂肪。

诊断

胰腺小脂肪瘤。

讨论

胰腺脂肪瘤是良性间叶源性肿瘤，含有成熟的脂肪组织，周围有纤维包膜[1-3]。胰腺脂肪瘤较少报道，但随着影像检查技术的发展，胰腺脂肪瘤的报道逐渐增多[1-2, 4-5]。最近，Gossner 的一项研究表明，在 100 名接受薄层腹部 CT（层厚为 1 mm）扫描的患者中，有约 6% 的患者胰腺发现了 4 ～ 12 mm 大小不等的脂肪瘤[1]。

胰腺脂肪瘤通常为无症状的小病灶[5]，但较大的胰腺脂肪瘤可能会有临床症状[1,3]。脂肪瘤可发生在胰腺的任何部位，其中最常见的部位为胰头和钩突部（51%），其次是体部（22%），再次是尾部（20%）和颈部（7%）[4]。

CT 图像上，胰腺脂肪瘤常表现为体积较小（直径小于 3 cm）、密度均匀且边界清楚的病灶，含有肉眼可见的脂肪密度影（CT 值小于－30 HU）（图 1 和 2a）[1, 5]。MRI 图像上，胰腺脂肪瘤在所有序列中都呈典型的脂肪信号强度：T1WI 和 T2WI 上呈高信号（图 2b，d），脂肪抑制像上病灶信号强度减低（图 2c）[2]。化学位移反相位序列显示，小的脂肪瘤可能会因为较低的低分辨率而显示为低信号（图 1c，d），但较大的脂肪瘤可能会在脂-水界面处呈低信号（微脂肪），中央部分（宏观脂肪）呈高信号（图 2d，e）[3]。胰腺脂肪瘤增强扫描不强化[2-3, 5]。

需要与胰腺脂肪瘤进行鉴别的是脂肪肉瘤。脂肪肉瘤临床罕见，体积大（直径大于 5 cm），密度混杂[2]。CT 或 MRI 观察到脂肪有助于与其他胰腺实性或囊性肿瘤相鉴别[2]。CT 图像上，较小的脂肪瘤可能类似囊性或低密度的实性病变，薄层图像有效避免了部分容积效应，有助于脂肪的显示。

胰腺脂肪瘤无症状，大小和形态长期保持稳定[3-4]。对于无临床症状、体积较小（直径小于 3 cm）的脂肪瘤患者，如无胰管或胆总管扩张，则无需进行影像随访或组织病理学检查[3-5]。

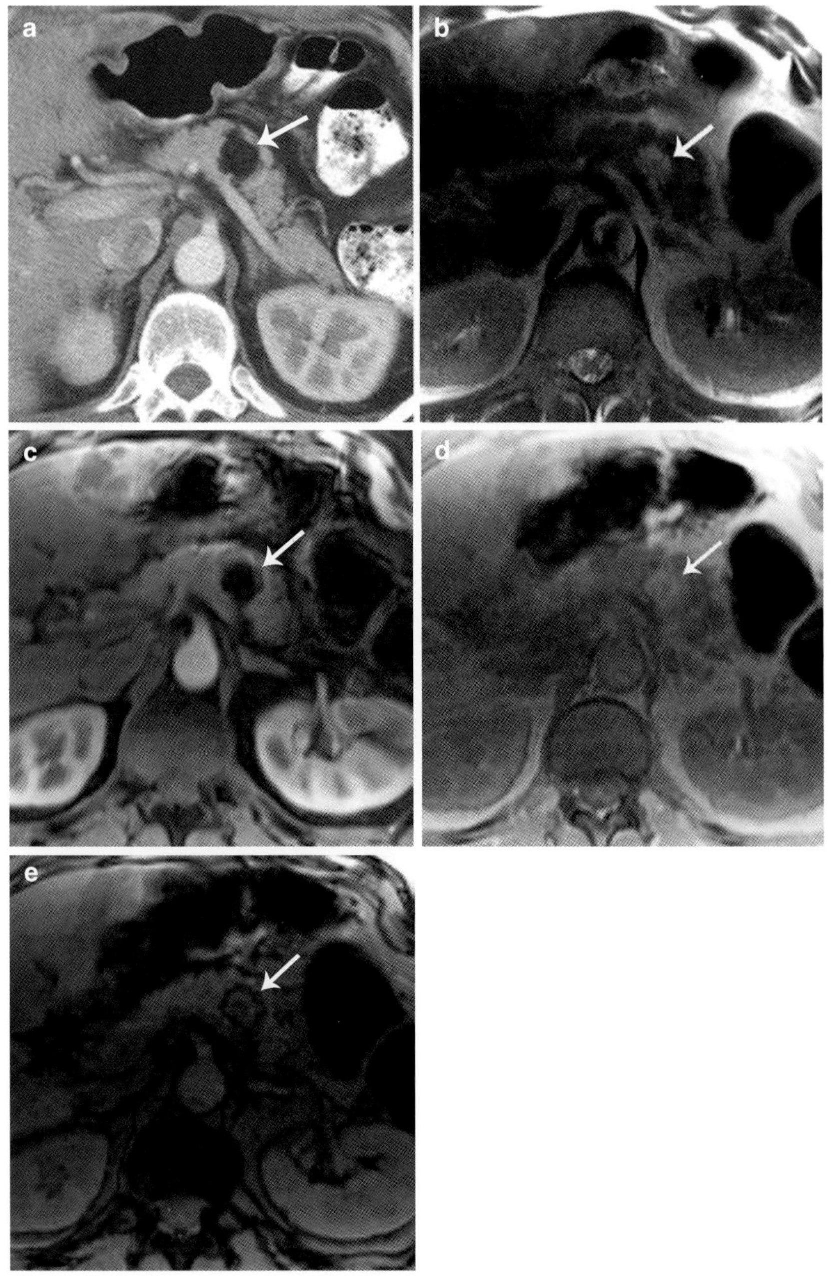

图 2 类似病例。男性，69 岁，有结肠癌和肝转移病史。CT 偶然发现胰腺肿块。CT 增强横断位图像显示胰体部边界清楚的低密度病变（**a**，箭头），直径约 2.5 cm，CT 值为－90 HU，提示脂肪瘤。T2WI 横断位像示病变为高信号（**b**，箭头），与腹腔脂肪信号一致。MRI T1W1 增强横断位脂肪抑制序列示病变呈低信号（**c**，箭头）。梯度回波同相位序列示病变呈高信号（**d**，箭头）。反相位序列示脂-水界面（微脂肪）一低信号缘，中央部分（宏观脂肪）为高信号（**e**，箭头）。值得注意的是，肝左叶外侧段可见转移瘤

教学重点

胰腺的小脂肪瘤需与分支胰管型 IPMN 鉴别，薄层测量病灶的 CT 值或 MRI 化学位移成像有助于做出正确诊断。

参考文献

1. Gossner J. Pancreatic lipomas – prevalence in patients undergoing abdominal CT. Pol J Radiol. 2014;79:259–61. doi:10.12659/PJR.891074.
2. Stadnik A, Cieszanowski A, Bakon L, Grodzicka A, Rowinski O. Pancreatic lipoma: an incydentaloma which can resemble cancer – analysis of 13 cases studied with CT and MRI. Pol J Radiol. 2012;77(3):9–13.
3. Temizoz O, Genchellac H, Unlu E, Kantarci F, Umit H, Demir MK. Incidental pancreatic lipomas: computed tomography imaging findings with emphasis on diagnostic challenges. Can Assoc Radiol J. 2010;61(3):156–61. doi:10.1016/j.carj.2010.01.004.
4. Butler JR, Fohtung TM, Sandrasegaran K, Ceppa EP, House MG, Nakeeb A, et al. The natural history of pancreatic lipoma: does it need observation. Pancreatology. 2016;16(1):95–8. doi:10.1016/j.pan.2015.11.005.
5. Hasbahceci M, Erol C, Basak F, Barman A, Seker M. Incidental pancreatic lipomas diagnosed by computed tomography. Eurasian J Med. 2014;46(1):22–25. doi:10.5152./eajm.2014.04.

病例 48 淋巴上皮囊肿

Satomi Kawamoto
韦秋荣 译 陈维翠 校

临床病史

男性，70 岁，近期被确诊为前列腺癌，例行 CT 复查时偶然发现胰腺肿块。

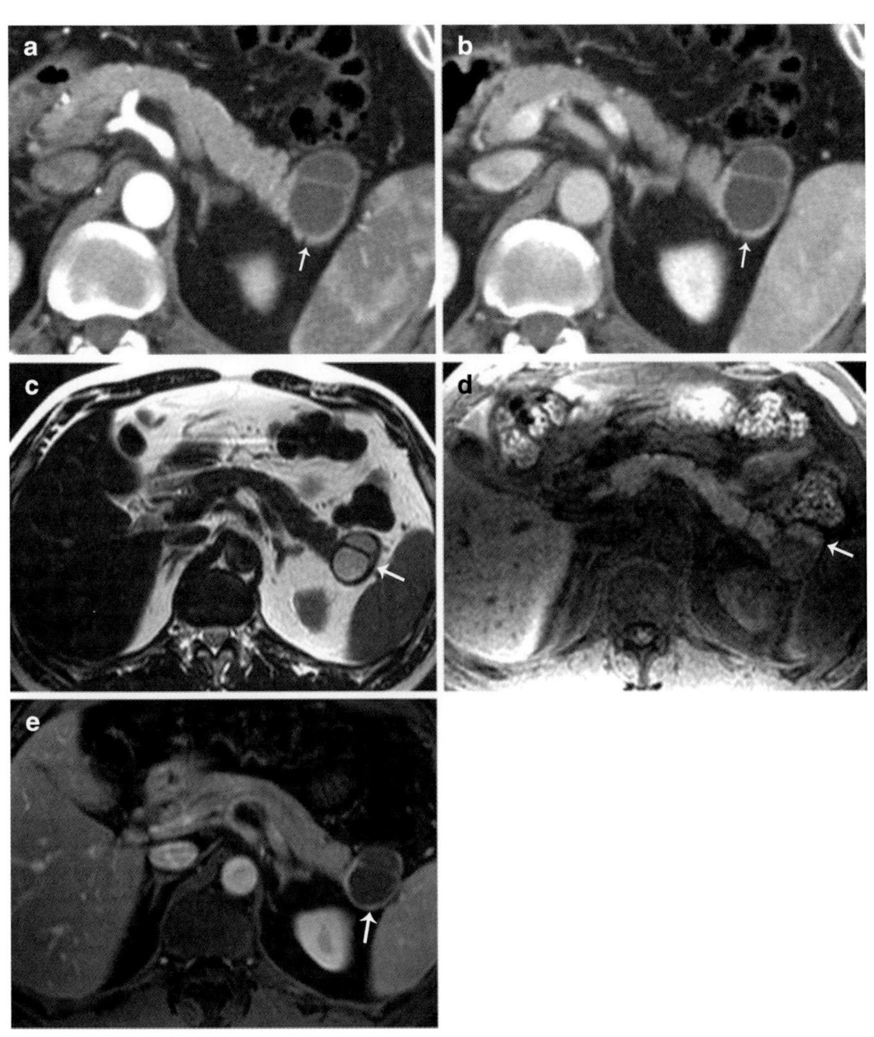

图 1

影像表现

CT 增强动脉期（图 1a）和静脉期（图 1b）图像显示胰尾部一直径约 4 cm、边界清晰的囊性病灶（箭头），壁较厚，内见分隔，未见实性结节。MRI T2WI 横断位像显示胰尾部一厚壁囊性病变，内见分隔（图 1c，箭头），胰管无扩张。T1WI 平扫脂肪抑制序列显示病灶边界清晰，以低信号为主，病灶前部呈高信号（图 1d，箭头），内见分隔。增强扫描示病灶囊壁和分隔可见强化（图 1e，箭头），无强化实性结节。

鉴别诊断

淋巴上皮囊肿，黏液性囊性肿瘤，导管内乳头状黏液性肿瘤，实性假乳头状瘤，神经内分泌肿瘤，腺癌。

诊断

胰腺淋巴上皮囊肿。

讨论

胰腺淋巴上皮囊肿是一种罕见的良性囊性病变，占所有胰腺囊肿的 0.5%[1]。淋巴上皮囊肿内衬成熟的角化鳞状上皮，被滤泡淋巴组织包绕。囊肿内充满角化物和胆固醇晶体[2]。

淋巴上皮囊肿好发于中年男性，平均年龄为 55 岁[2]。与发生在唾液腺的淋巴上皮囊肿相比，发生在胰腺的囊肿与潜在感染无关。病灶可能是在腹部影像中或因腹痛行影像检查而偶然被发现。患者的血清学或囊液肿瘤标记物（如 CA19-9）可能升高，易误诊为恶性肿瘤[1-2]。淋巴上皮囊肿通常是外生型或位于“胰周”[1-3]。囊肿的平均直径为 4.5 cm，可发生于胰头、胰体和胰尾，其发生概率相当，约 55% 的病例呈多房改变[2]。

CT 图像上，淋巴上皮囊肿呈低密度（图 1 和图 3），密度可不均匀，增强扫描囊壁或间隔可见强化[1-2, 4]。（图 1a、b）。钙化并不常见。MRI 图像上，病灶在 T1WI 上呈低信号，T2WI 呈高信号[2]。囊肿内的颗粒状角化物（图 2）在 CT 上可表现为高密度，T1WI 上呈高信号（图 1d），T2WI 上呈颗粒状低信号，超声上表现为不均匀的高回声[4]。部分病例相对于 MRI 同相位序列，在反相位表现为信号减低，提示病灶内含有脂肪[1, 5]。

目前对淋巴上皮囊肿的组织学起源知之甚少。尚未见关于淋巴上皮囊肿恶变的报道[1-2]。

淋巴上皮囊肿与胰腺其他囊性病变的鉴别困难。细针穿刺抽吸可能有助于淋巴上皮囊肿的诊断，如镜下显示病灶有角化磷状上皮和淋巴组织。治疗方式推荐保守治疗、随访观察，或进行局部手术治疗[2, 4]。

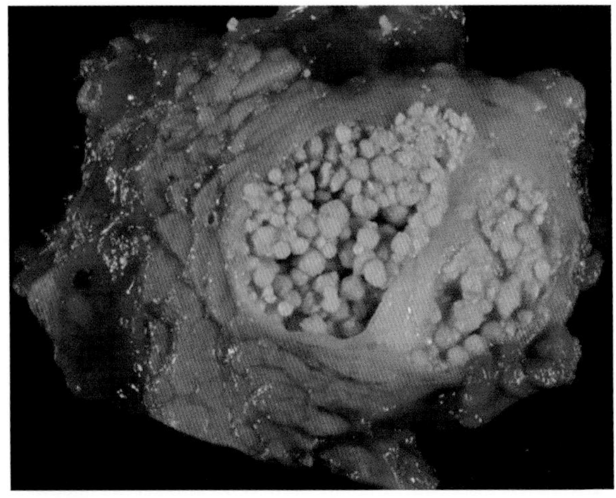

图 2 图 1 患者的大体病理标本，显示胰尾部边界清楚的厚壁囊肿，内见分隔，里面充满黄色角化碎屑。组织学上，囊壁为成熟的鳞状上皮，壁外为淋巴组织和滤泡

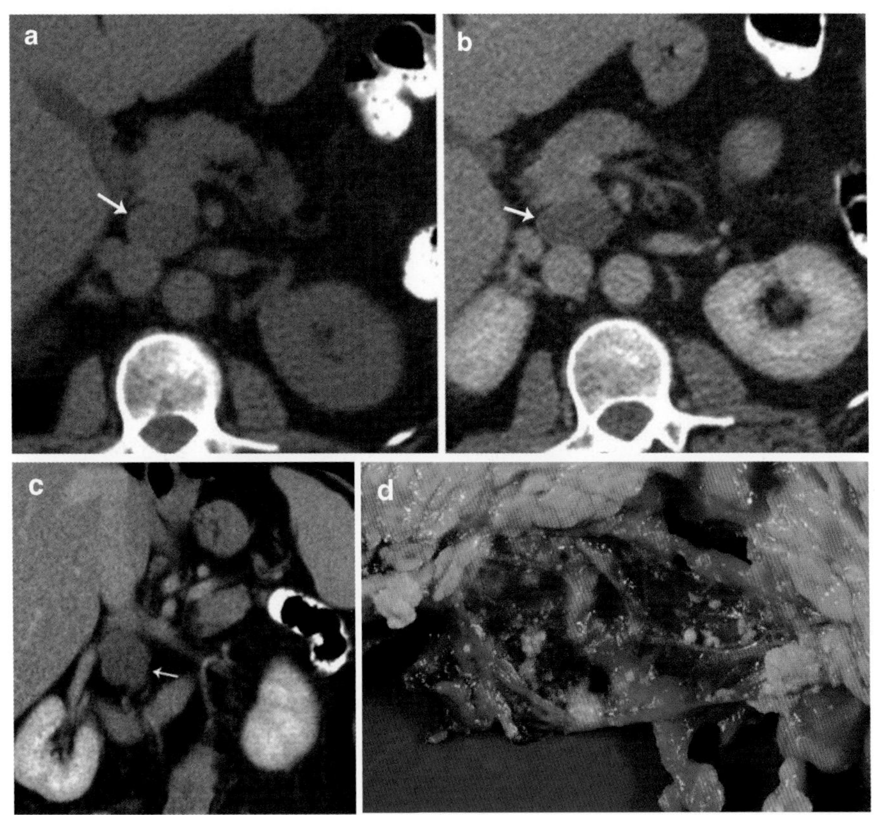

图 3 类似病例。女性，57 岁，偶然发现淋巴上皮囊肿。CT 平扫横断位（**a**）、增强静脉期横断位（**b**）和冠状位（**c**）图像显示胰头后方边界清晰的薄壁囊性病变（箭头），直径约 3 cm。增强扫描囊壁内未见实性成分，胰胆管未见扩张。术后大体标本（**d**）显示病灶为多房、壁薄的囊肿，边界清楚，囊壁上附着有黄色角化碎屑

教学重点

淋巴上皮囊肿好发于胰腺周围，由于囊肿内有颗粒状角化物质的存在，T1WI 平扫可表现为高信号。

参考文献

1. Kavuturu S, Sarwani NE, Ruggeiro FM, Deshaies I, Kimchi ET, Kaifi JT, et al. Lymphoepithelial cysts of the pancreas. Can preoperative imaging distinguish this benign lesion from malignant or pre-malignant cystic pancreatic lesions? JOP. 2013;14(3):250–5. doi:10.6092/1590-8577/1229.
2. Mege D, Gregoire E, Barbier L, Del Grande J, Le Treut YP. Lymphoepithelial cyst of the pancreas: an analysis of 117 patients. Pancreas. 2014;43(7):987–95. doi:10.1097/MPA.0000000000000167.
3. Nasr J, Sanders M, Fasanella K, Khalid A, McGrath K. Lymphoepithelial cysts of the pancreas: an EUS case series. Gastrointest Endosc. 2008;68(1):170–3. doi:10.1016/j.gie.2008.02.044.
4. Shinmura R, Gabata T, Matsui O. Lymphoepithelial cyst of the pancreas: case report with special reference to imaging – pathologic correlation. Abdom Imaging. 2006;31(1):106–9. doi:10.1007/s00261-005-0365-x.
5. Kudo D, Hashimoto N, Toyoki Y, Narumi S, Hakamada K. Usefulness of in-phase and out-of-phase magnetic resonance imaging for the detection of pancreatic lymphoepithelial cyst. Hepato-Gastroenterology. 2011;58(109):1403–5. doi:10.5754/hge09548.

病例 49 前肠畸形囊肿

Satomi Kawamoto
韦秋荣 译 刘 岘 校

临床病史

男性，66 岁，CT 检查偶然发现胰腺肿块。

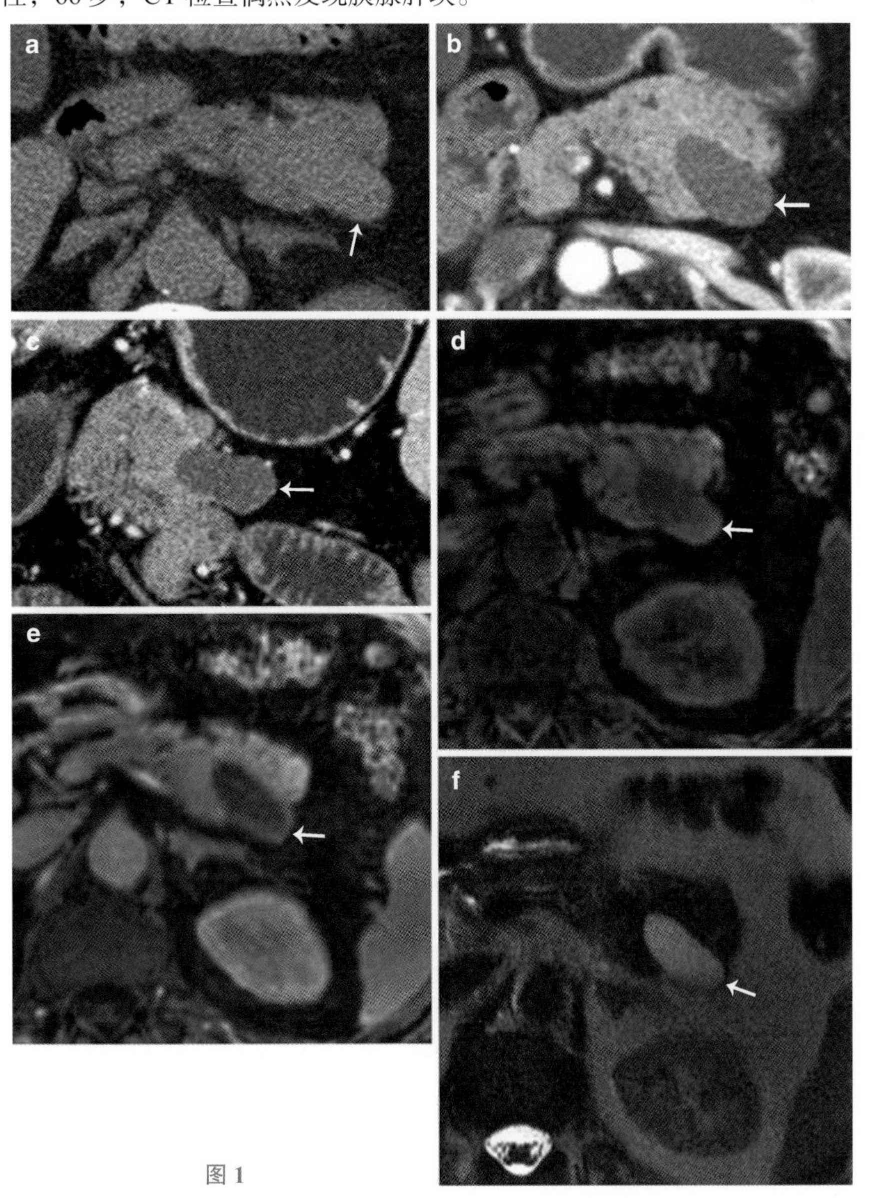

图 1

影像表现

CT 平扫横断位像显示胰腺远端椭圆形肿块，边界清楚，密度均匀（图 1，箭头），部分突出于胰腺外。CT 平扫显示肿块呈等密度（CT 值为 58 HU），与胰腺实质相近。CT 增强动脉期横断位（图 1b）和静脉期冠状位（图 1c）图像上，肿块（箭头）未见强化，提示为囊性病变。MRI 平扫 T1WI 横断位像显示肿块边界清晰，内见分层，下层为高信号（图 1d，箭头），增强扫描未见强化（图 1e，箭头）。T2WI 横断位像显示肿块以高信号为主，伴有碎片、位于下层，下层信号减低（图 1f，箭头）。胰尾部相对较短，此病灶上方无胰腺组织存在。病灶未见与胰管相通。

鉴别诊断

分支导管型导管内乳头状黏液性肿瘤，黏液性囊性肿瘤，胰腺假性囊肿，寡囊型浆液性囊腺瘤，潴留囊肿，囊性神经内分泌肿瘤，实性假乳头状瘤。

诊断

良性前肠囊肿。

讨论

前肠囊肿是一种罕见的发育畸形，通常发生在纵隔或胃肠道[1-3]，很少发生于肝胆系统、胰腺内或胰腺周围[3]。与胰腺相关的前肠囊肿可能是由胚胎发育过程中胰腺组织内原始前肠的分离、隔离所致[3]。

胰腺前肠囊肿可偶见于儿童或成人，患者可能伴随腹痛[2-5]或复发性胰腺炎[6-7]。胰腺前肠囊肿大小为 2 ～ 10 cm。

前肠囊肿的 CT 表现为边界清楚的囊性病变（图 1a、b、c），MRI T1WI 上呈稍低信号，T2WI 上呈稍高信号，病灶内有时可见分层碎片[6]（图 1d、e、f）。囊肿内容物在 CT 或 MRI 上不一定表现为单纯的液体密度或信号。目前的病例报道中，大部分囊肿和胰管不相通，但也偶见囊肿与胰管之间存在交通的报道[5-6]。超声内镜检查显示囊肿为边界清楚的囊性肿块，有或没有内部回声分隔或分层碎片[7]。内容物为均匀低回声[6]。

图 1 中的患者接受了胰腺远端切除术，大体病理显示为良性前肠囊肿，直径约 2.7 cm（图 2）。囊壁由双层平滑肌和散在的神经节细胞组成，表明与肠重复囊肿起源相同。囊肿的上皮层内衬有带纤毛的呼吸型黏膜。

前肠囊肿可由纤毛柱状上皮、鳞状上皮、胃上皮或肠上皮构成[1]。胰腺前肠囊肿的囊壁由双层平滑肌构成[5-6]，此为肠重复囊肿（肠分化[1]）的典型表现。囊壁也可缺乏双层平滑肌（呼吸道分化的前肠囊肿[1]）。

胰腺前肠囊肿无特征性影像表现，需与胰腺其他囊性病变进行鉴别。术前正确诊断极具挑战性，细针抽吸检查发现纤毛上皮可以明确诊断[3-4, 6]。

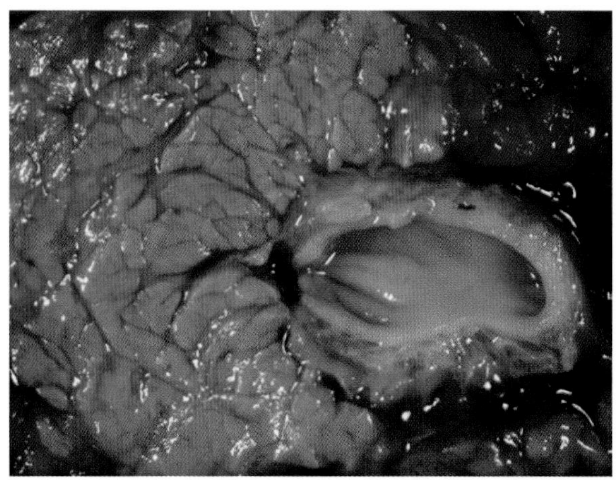

图 2　胰腺切除的大体标本显示正常胰腺实质呈黄褐色分叶状，伴有胰腺外囊肿。镜下囊肿内壁光滑，上皮层衬有带纤毛的呼吸型黏膜

教学重点

胰腺相关的前肠囊肿可能来源于胚胎发育过程中胰腺组织内原始前肠的分离、隔离所致，影像上可见分层碎片。

参考文献

1. Sharma S, Nezakatgoo N, Sreenivasan P, Vanatta J, Jabbour N. Foregut cystic developmental malformation: new taxonomy and classification – unifying embryopathological concepts. Indian J Pathol Microbiol. 2009;52(4):461–72. doi:10.4103/0377-4929.56119.
2. Vyas S, Luong TV, Yu D, Rahman S. Ciliated foregut cyst of the pancreas: another differential in the diagnosis of cystic pancreatic lesions. JOP. 2014;15(6):615–7. doi:10.6092/1590-8577/2859.
3. Woon CS, Pambuccian SE, Lai R, Jessurun J, Gulbahce HE. Ciliated foregut cyst of pancreas: cytologic findings on endoscopic ultrasound-guided fine-needle aspiration. Diagn Cytopathol. 2007;35(7):433–8. doi:10.1002/dc.20659.
4. Dua KS, Vijayapal AS, Kengis J, Shidham VB. Ciliated foregut cyst of the pancreas: preoperative diagnosis using endoscopic ultrasound guided fine needle aspiration cytology – a case report with a review of the literature. Cytojournal. 2009;6:22. doi:10.4103/1742-6413.56362.
5. Fujishiro J, Kaneko M, Urita Y, Hoshino N, Jinbo T, Sakamoto N, et al. Enteric duplication cyst of the pancreas with duplicated pancreatic duct. J Pediatr Surg. 2011;46(8):e13–6. doi:10.1016/j.jpedsurg.2011.04.056.
6. Alessandrino F, Allard FD, Mortele KJ. Ciliated pancreatic foregut cyst: MRI, EUS, and cytologic features. Clin Imaging. 2015; doi:10.1016/j.clinimag.2015.10.002.
7. Zheng E, Burjonrappa S. Pancreatitis because of foregut duplication cyst of the pancreas treated by laparoscopic resection. J Pediatr Surg. 2010;45(12):e1–3. doi:10.1016/j.jpedsurg.2010.08.005.

病例 50 Von Hippel–Lindau 综合征中的胰腺囊肿

Satomi Kawamoto
韦秋荣 译 叶泳松 校

临床病史

女性，40 岁，既往有 von Hippel-Lindau 综合征病史，行右肾切除术后例行 CT 复查时发现胰腺囊性病变。

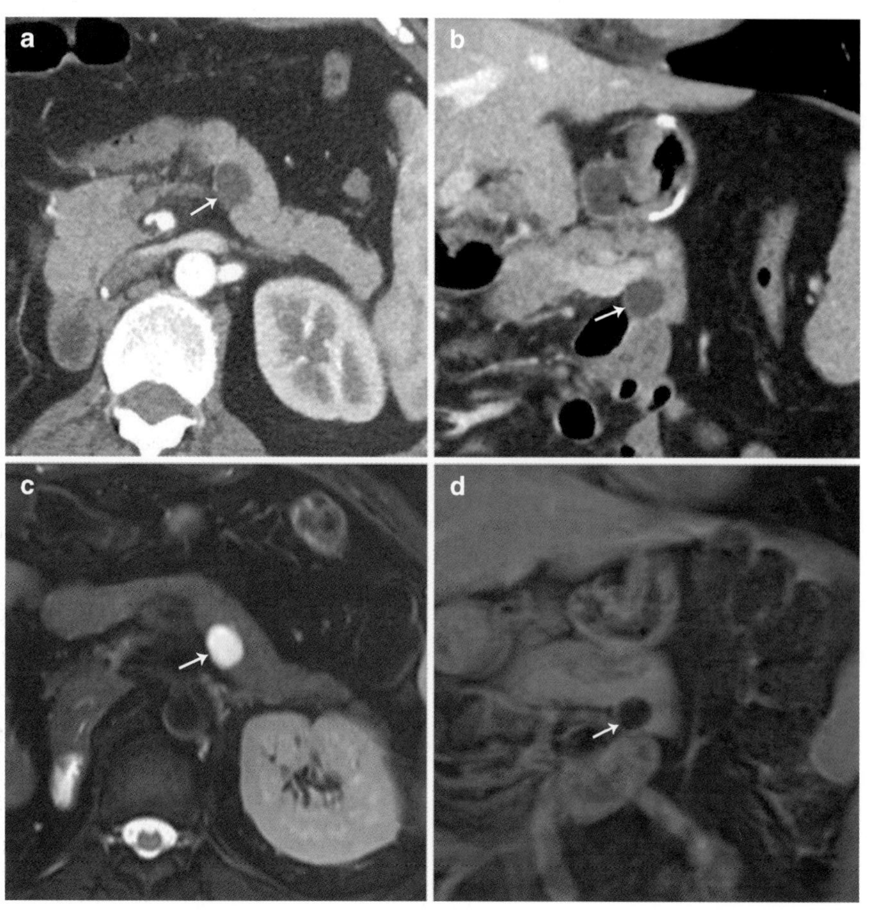

图 1

影像表现

CT 增强动脉期横断位（图 1a）和静脉期冠状位（图 1b）图像显示胰体部边界清晰的单房囊性病变（箭头），直径约 2 cm，未见厚壁、分隔或实性结节，胰管未见扩张。MRI T2WI 横断位、T1WI 增强冠状位像显示病灶为边缘清晰的单房囊性病变（图 1c 箭头，图 1d 箭头）。病灶壁较薄，未见分隔及实性结节。

鉴别诊断

单纯性囊肿，分支胰管型导管内乳头状黏液性肿瘤，黏液性囊性肿瘤，寡囊型浆液性囊腺瘤，实性假乳头状瘤，囊性神经内分泌肿瘤，假性囊肿。

诊断

Von Hippel-Lindau 综合征中的胰腺单纯性囊肿或寡囊型浆液性囊腺瘤。

讨论

Von Hippel-Lindau（VHL）综合征是一种罕见的常染色体显性遗传病，其特征为累及多个器官和系统的多发良性和恶性肿瘤[1-2]，包括视网膜血管瘤、小脑和脊髓的血管母细胞瘤、肾细胞癌、肾囊肿、嗜铬细胞瘤、胰腺浆液性囊腺瘤及神经内分泌肿瘤[1-3]。

VHL 综合征由位于 3p 染色体上的 *VHL* 肿瘤抑制基因突变引起，患病率为 1/53 000 ～ 1/39 000[1, 3]。VHL 综合征常累及胰腺[1]，病变多为囊性和良性[2]，以单纯性囊肿、寡囊型浆液性囊腺瘤最为常见，发生率约为 50% ～ 91%[1]。VHL 综合征中的胰腺囊肿通常是多发性的，单个胰腺囊肿比较少见[4]。VHL 综合征的其他胰腺病变包括浆液性囊腺瘤（12%）、神经内分泌肿瘤（5% ～ 17%）和浆液性神经内分泌肿瘤（11%）[1, 3]。

胰腺囊肿多无临床症状[3]，很少会对邻近器官、血管或胆总管造成压迫[3]。注射对比剂后囊肿内部无强化[3]（图 1），囊壁轻度强化或无强化[1]。

寡囊型浆液性囊腺瘤的影像表现有时与单纯性囊肿难以鉴别。由于浆液性囊腺瘤为良性病变，故鉴别诊断并无临床意义[1, 3-4]。

胰腺病变可能是 VHL 综合征唯一的腹部病变，可能比其他病变要早几年出现[5]。因此，早期识别胰腺病变有助于诊断患者是否患有 VHL 综合征[5-6]。

教学重点

单纯性囊肿是 VHL 综合征中最常见的胰腺病变，其次是浆液性囊腺瘤和神经内分泌肿瘤。

参考文献

1. Leung RS, Biswas SV, Duncan M, Rankin S. Imaging features of von Hippel-Lindau disease. Radiographics. 2008;28(1):65–79; quiz 323. doi:10.1148/rg.281075052.
2. Marcos HB, Libutti SK, Alexander HR, Lubensky IA, Bartlett DL, Walther MM, et al. Neuroendocrine tumors of the pancreas in von Hippel-Lindau disease: spectrum of appearances at CT and MR imaging with histopathologic comparison. Radiology. 2002;225(3):751–8. doi:10.1148/radiol.2253011297.
3. Taouli B, Ghouadni M, Correas JM, Hammel P, Couvelard A, Richard S, et al. Spectrum of abdominal imaging findings in von Hippel-Lindau disease. AJR Am J Roentgenol. 2003;181(4):1049–54. doi:10.2214/ajr.181.4.1811049.
4. Hough DM, Stephens DH, Johnson CD, Binkovitz LA. Pancreatic lesions in von Hippel-Lindau disease: prevalence, clinical significance, and CT findings. AJR Am J Roentgenol. 1994;162(5):1091–4. doi:10.2214/ajr.162.5.8165988.
5. Kobayashi N, Sato T, Kato S, Watanabe S, Hosono K, Shimamura T, et al. Imaging findings of pancreatic cystic lesions in von Hippel-Lindau disease. Intern Med. 2012;51(11):1301–7.
6. Charlesworth M, Verbeke CS, Falk GA, Walsh M, Smith AM, Morris-Stiff G. Pancreatic lesions in von Hippel-Lindau disease? A systematic review and meta-synthesis of the literature. J Gastrointest Surg. 2012;16(7):1422–8. doi:10.1007/s11605-012-1847-0.

病例 51　囊性神经鞘瘤

Sumera Ali，Atif Zaheer
黄周叁　译　吴元魁　校

临床病史

男性，47 岁，轻微腹痛，MRI 检查时发现胰腺肿块。

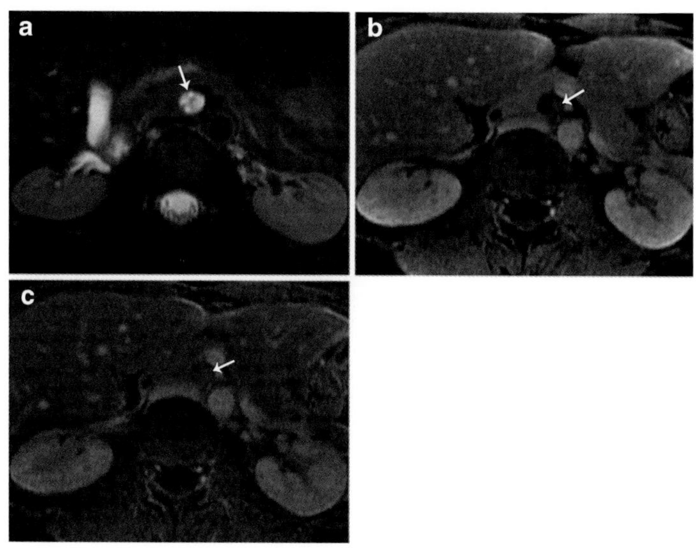

图 1

影像表现

MRI T2WI 脂肪抑制横断位图像显示胰体部边界清晰的类圆形高信号影（图 1a，箭头）。T1WI 增强静脉期横断位图像显示病变轻微强化（图 1b，箭头），增强后的减影图像显示病灶更加清晰（图 1c，箭头）。

鉴别诊断

导管内乳头状黏液性肿瘤（IPMN），寡囊型浆液性囊腺瘤，神经内分泌肿瘤，实性假乳头状瘤，黏液性囊性肿瘤。

诊断

胰腺神经鞘瘤。

讨论

神经鞘瘤为周围神经鞘施万细胞形成的肿瘤，可发生在身体的任何部位，男女发病率相近[1]。文献报道，发生在胰腺的神经鞘瘤少见[2-3]。胰腺神经鞘瘤好发于胰头区，可为纯实性（60%）或囊性（40%）（图 1）[1]。囊性神经鞘瘤的表现与胰腺其他的囊性病变类似，如黏液性囊性肿瘤或 IPMN。

胰腺内富含迷走神经以及腹腔和肠系膜神经丛的神经分支。据猜测，胰腺神经鞘瘤可能起源于胰腺周围血管（如腹腔动脉、肠系膜上动脉、肠系膜上静脉、脾静脉、脾动脉、主动脉和下腔静脉）附近的胰外神经丛[4]。

约 2/3 的胰腺神经鞘瘤呈囊性，与胰腺的其他囊性病变影像表现类似[5]。CT 表现为类圆形、边界清楚的低密度占位，密度尚均匀。当病灶体积较大时，密度不均，可见点状钙化。囊性神经鞘瘤在 T2WI 上呈高信号，增强扫描可见强化（图 1）。

本病术前诊断困难，患者通常需要接受手术治疗。根据肿瘤大小以及其与血管的毗邻程度，可行胰腺切除术或剜除术。多数神经鞘瘤属于良性肿瘤，但极少数可恶变[6]。

教学重点

原发于胰腺的神经鞘瘤临床罕见，以囊性为主，影像表现与黏液性囊腺瘤或 IPMN 相似。

参考文献

1. Moriya T, Kimura W, Hirai I, Takeshita A, Tezuka K, Watanabe T, et al. Pancreatic schwannoma: case report and an updated 30-year review of the literature yielding 47 cases. World J Gastroenterol. 2012;18(13):1538–44. doi:10.3748/wjg.v18.i13.1538.
2. Ciledag N, Arda K, Aksoy M. Pancreatic schwannoma: a case report and review of the literature. Oncol Lett. 2014;8(6):2741–3. doi:10.3892/ol.2014.2578.
3. Ohbatake Y, Makino I, Kitagawa H, Nakanuma S, Hayashi H, Nakagawara H, et al. A case of pancreatic schwannoma – the features in imaging studies compared with its pathological findings: report of a case. Clin J Gastroenterol. 2014;7(3):265–70. doi:10.1007/s12328-014-0480-8.
4. Kuo TC, Yang CY, Wu JM, Huang PH, Lai HS, Lee PH, et al. Peripancreatic schwannoma. Surgery. 2013;153(4):542–8. doi:10.1016/j.surg.2012.08.066.
5. Brown SZ, Owen DA, O'Connell JX, Scudamore CH. Schwannoma of the pancreas: a report of two cases and a review of the literature. Mod Pathol. 1998;11(12):1178–82.
6. Li Q, Gao C, Juzi JT, Hao X. Analysis of 82 cases of retroperitoneal schwannoma. ANZ J Surg. 2007;77(4):237–40. doi:10.1111/j.1445-2197.2007.04025.x.

病例 52 沟槽状胰腺炎

Sumera Ali，Atif Zaheer
黄周叁 译 吴元魁 校

临床病史

男性，47 岁，有酗酒史，诉轻微腹痛。

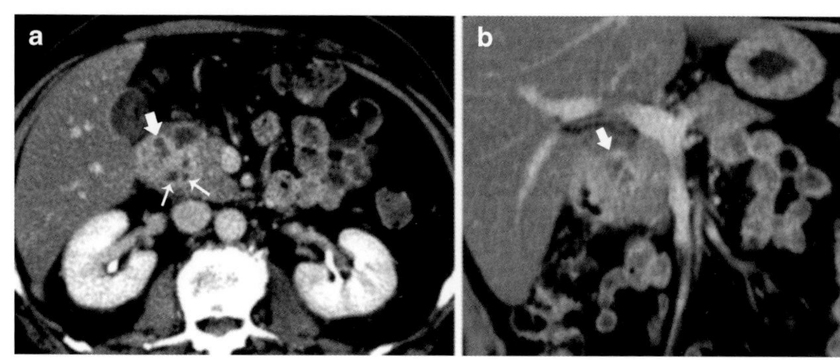

图 1

影像表现

CT 增强延迟期横断位图像显示胰十二指肠沟（PDG）呈肿块样强化，胰头内可见多个小囊形成（图 1a，细箭头），十二指肠肠壁局部囊性变（图 1a，粗箭头）。CT 增强冠状位图像示肿块累及邻近的十二指肠肠壁，致管壁增厚，管腔狭窄（图 1b，箭头）。

鉴别诊断

胰腺癌，神经内分泌肿瘤伴囊性变，十二指肠腺癌，累及胰十二指肠沟的慢性胰腺炎，导管内乳头状黏液性肿瘤。

诊断

沟槽状胰腺炎。

讨论

沟槽状胰腺炎或十二指肠旁胰腺炎是一种特殊类型的局灶性慢性胰腺炎，多发生在十二指肠外侧、胰头和胆总管内侧之间的解剖区域[1]。目前将沟槽状胰腺炎分为两类：单纯型沟槽状胰腺炎和节段型沟槽状胰腺炎，前者纤维化局限于沟槽，而后者的纤维化向胰腺延伸，累及胰头。其病因是壶腹周围的小导管阻塞、导管破裂，形成囊肿和继发的纤维化改变[2]。

影像上，单纯型沟槽状胰腺炎表现为胰十二指肠沟（pancreaticoduodenal groove，PDG）低密度团块或片状影。节段型沟槽状胰腺炎表现为胰头的肿块样强化或假肿瘤样增大。其他相关影像征象包括胰头囊性变，十二指肠肠壁增厚，并伴有壁内或十二指肠旁囊肿[3]（图 1）。囊肿内可见结石形成。肿块样梗阻或纤维化会导致胆总管远端狭窄、主胰管狭窄等并发症形成。

沟槽状胰腺炎需要与胰腺导管腺癌鉴别，两者发病部位、临床症状相似，部分影像征象重叠，鉴别存在一定难度。许多患者可能会因为胆道梗阻症状、可疑胰腺导管腺癌而接受胰十二指肠切除术[4]。胰头和十二指肠之间的片状低密度区、囊性变、十二指肠肠壁增厚、慢性胰腺炎的病史等提示沟槽状胰腺炎。

图 1 的患者接受了胰十二指肠切除术，大体病理标本（图 2）显示胰十二指肠沟内纤维性增厚延伸至胰头部。组织学检查显示胰管破裂，伴有炎症和纤维化改变，残存的胰管内可见由酶分泌物形成的嗜酸性结石，残留的腺泡和胰岛周围有反应性梭形细胞增殖，病理诊断为沟槽状胰腺炎。

沟槽状胰腺炎的诊断具有挑战性，特别是高度怀疑胰腺癌时。临床治疗方面，对于不适合进行手术者，如强烈支持沟槽状胰腺炎的特征性影像表现，可选择保守治疗。

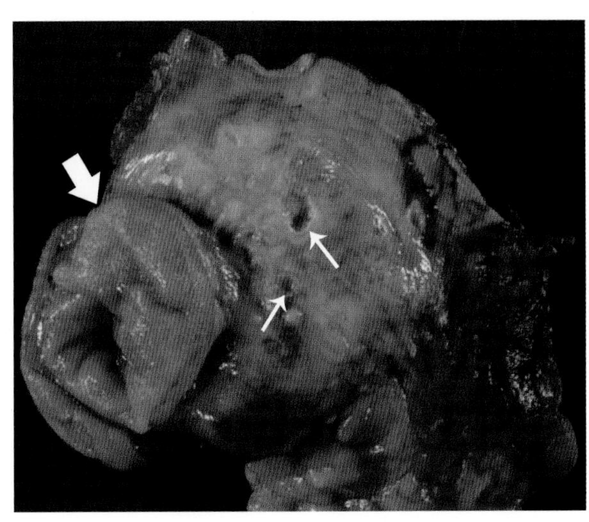

图 2　大体标本显示胰十二指肠沟内纤维性增厚，延伸至胰头部。纤维化病灶内见多个小囊性病灶（图 2，细箭头），并可见十二指肠肠壁增厚（图 2，粗箭头）

教学重点

单纯型沟槽状胰腺炎表现为胰十二指肠沟内团片状软组织肿块影。节段型表现为胰头的肿块样强化或假肿瘤样增大。其他影像征象包括胰头囊性变，十二指肠肠壁增厚，并伴有壁内或十二指肠旁囊肿。

参考文献

1. Stolte M, Weiss W, Volkholz H, Rosch W. A special form of segmental pancreatitis: “groove pancreatitis”. Hepato-Gastroenterology. 1982;29(5):198–208.
2. Chatelain D, Vibert E, Yzet T, Geslin G, Bartoli E, Manaouil D, et al. Groove pancreatitis and pancreatic heterotopia in the minor duodenal papilla. Pancreas. 2005;30(4):e92–5.
3. Zaheer A, Haider M, Kawamoto S, Hruban RH, Fishman EK. Dual-phase CT findings of groove pancreatitis. Eur J Radiol. 2014;83(8):1337–43. doi:10.1016/j.ejrad.2014.05.019.
4. Casetti L, Bassi C, Salvia R, Butturini G, Graziani R, Falconi M, et al. “Paraduodenal” pancreatitis: results of surgery on 58 consecutives patients from a single institution. World J Surg. 2009;33(12):2664–9. doi:10.1007/s00268-009-0238-5.

病例 53 类似肿块的胰腺包裹性坏死

Atif Zaheer
黄周叁　译　吴元魁　校

临床病史

男性，56 岁，新发糖尿病，有酗酒史，有两次急性胰腺炎发作史。最近一次胰腺炎发作是在 3 个月前。

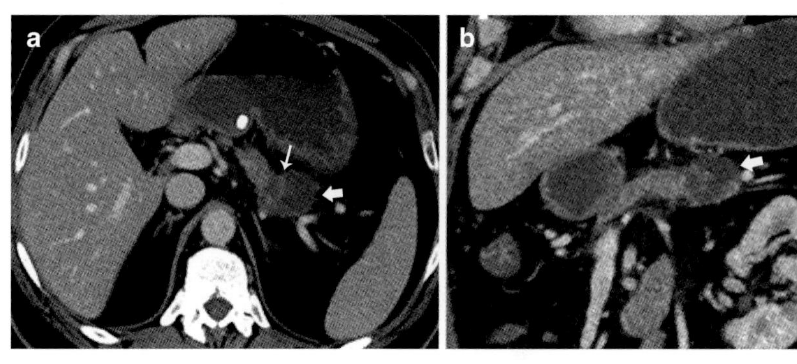

图 1

影像表现

CT 增强静脉期横断位图像显示胰尾部囊性病灶，直径约 4 cm（图 1a，粗箭头），间隔较厚（图 1a，细箭头）。曲面重建冠状位图像显示病灶位于胰尾部（图 1b，箭头）。

鉴别诊断

黏液性囊性肿瘤，起源于导管内乳头状黏液性肿瘤的浸润性腺癌，神经内分泌肿瘤囊性变，实性假乳头状瘤，假性囊肿，包裹性坏死。

诊断

胰腺包裹性坏死。

讨论

修订后的亚特兰大分类标准将胰腺和胰周液体积聚定义为“包裹性坏死”（walled-off necrosis，WON），是指成熟的、有包膜的胰腺和（或）胰周坏死物质聚集，具有边缘清楚的炎性囊壁。WON 通常发生在急性胰腺症状出现后 4 周以上。

WON 与胰腺假性囊肿存在着相似之处，但可根据病灶的组成成分和形态对其进行鉴别[1]。假性囊肿为液体聚集，继发于间质性水肿型胰腺炎。WON 则是继发于坏死性胰腺炎的胰腺或胰周积液，病灶内含有不同数量的固体碎屑[2]（图 1）。临床治疗原则取决于病变的大小、患者症状和坏死碎片的数量。巨大的假性囊肿可以使用简单的经皮或内镜技术进行引流。WON 则需要更具侵入性的手术进行治疗，如直接经内镜行坏死物清除术或大口径胃吻合金属支架植入术[3-5]。

主要鉴别诊断为胰腺囊性肿瘤，特别是黏液性囊性肿瘤或导管内乳头状黏液性肿瘤。患者既往有酗酒史，近期急性胰腺炎发作，此时胰腺内出现囊性病灶，应考虑 WON。然而，对于新发糖尿病的中年患者，需怀疑是否存在胰腺癌[6]。该患者最终接受了胰腺远端切除术，病理显示局部脂肪坏死，内含大量碎屑（图 2）。镜下，囊壁可见纤维内衬，这是由坏死碎屑引发巨细胞反应并刺激纤维细胞增生而形成的，邻近的胰腺组织呈慢性胰腺炎改变。

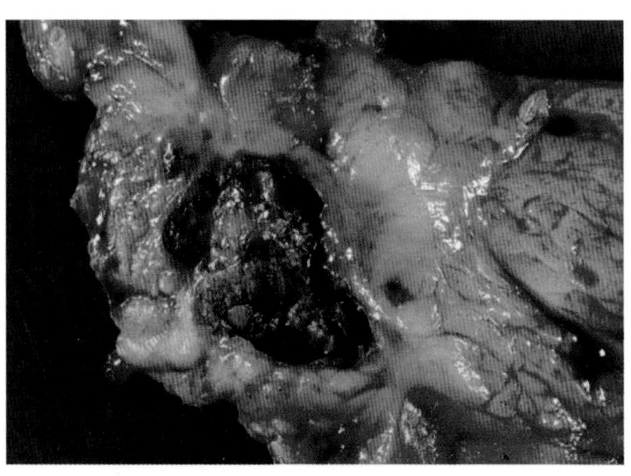

图 2　大体标本显示包裹性坏死，囊内含有坏死碎屑

教学重点

修订后的亚特兰大分类标准将胰腺和胰周液体积聚定义为包裹性坏死，是指成熟的、有包膜的胰腺和（或）胰周坏死物聚集，具有边缘清楚的炎性囊壁。常见于急性胰腺炎发作 4 周后。

参考文献

1. Banks PA, Bollen TL, Dervenis C, Gooszen HG, Johnson CD, Sarr MG, et al. Classification of acute pancreatitis – 2012: revision of the Atlanta classification and definitions by international consensus. Gut. 2013;62(1):102–11. doi:10.1136/gutjnl-2012-302779.
2. Zaheer A, Pokharel SS, Wolfgang C, Fishman EK, Horton KM. Incidentally detected cystic lesions of the pancreas on CT: review of literature and management suggestions. Abdom Imaging. 2013;38(2):331–41. doi:10.1007/s00261-012-9898-y.
3. Freeman ML, Werner J, van Santvoort HC, Baron TH, Besselink MG, Windsor JA, et al. Interventions for necrotizing pancreatitis: summary of a multidisciplinary consensus conference. Pancreas. 2012;41(8):1176–94. doi:10.1097/MPA.0b013e318269c660.
4. Papachristou GI, Clermont G, Sharma A, Yadav D, Whitcomb DC. Risk and markers of severe acute pancreatitis. Gastroenterol Clin N Am. 2007;36(2):277–96, viii. doi:10.1016/j.gtc.2007.03.003.
5. Saxena P, Singh VK, Messallam A, Kamal A, Zaheer A, Kumbhari V, et al. Resolution of walled-off pancreatic necrosis by EUS-guided drainage when using a fully covered through-the-scope self-expandable metal stent in a single procedure (with video). Gastrointest Endosc. 2014;80(2):319–24. doi:10.1016/j.gie.2014.04.041.
6. Bruenderman EH, Martin 2nd RC. High-risk population in sporadic pancreatic adenocarcinoma: guidelines for screening. J Surg Res. 2015;194(1):212–9. doi:10.1016/j.jss.2014.06.046.

病例 54 胰腺包裹性坏死

Sumera Ali，Atif Zaheer
黄周叁 译 吴元魁 校

临床病史

男性，47 岁，有急性胰腺炎病史，持续腹痛。

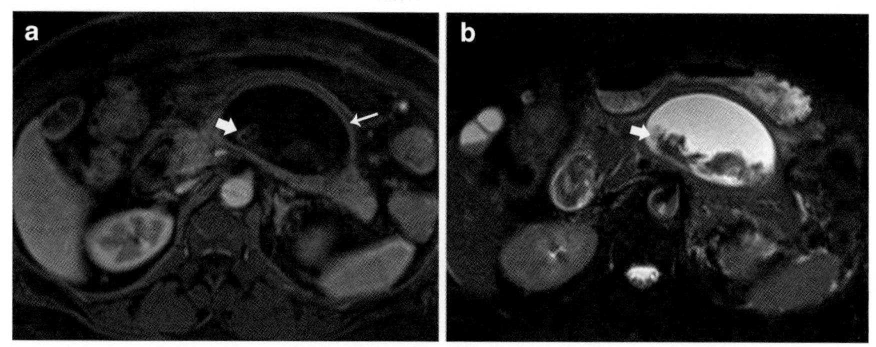

图 1

影像表现

MRI 横断位 T1WI 增强脂肪抑制序列显示胰腺区较大的囊性病灶（图 1a，细箭头），内见稍高信号影（图 1a，粗箭头）。横断位 T2WI 脂肪抑制序列显示病变内的固体碎片（图 1b，粗箭头）。

鉴别诊断

假性囊肿，包裹性坏死，黏液性囊性肿瘤，导管内乳头状黏液性肿瘤，实性假乳头状瘤。

诊断

胰腺包裹性坏死（walled-off necrosis，WON）。

讨论

修订后的亚特兰大分类将 WON 定义为坏死性胰腺炎发作后约 4 周出现的，具有成熟囊壁，包裹胰腺/胰周坏死物质的囊性病灶[1]。在完整成熟囊壁形成之前（＜4周），这种液体及坏死物质的积聚被称为急性坏死积聚（acute necrotic collection，ANC）[2]。

影像上，WON的囊内含有坏死物质的碎片，增强扫描囊壁可见强化。囊内的碎片可为液体或固体，准确评估固体碎片的数量对患者的临床治疗具有重要意义（图1）。CT上显示的“脂肪聚集征”继发于脂肪坏死，表明积聚中存在大量碎片[3]（图2）。与CT相比，MRI T2WI具有更高的软组织分辨率，能准确鉴别WON的坏死碎片和液体成分（图2）。MRI的另一个优势在于评价胰管有无断裂，后者与胰腺中央腺体的坏死密切相关[3]。

一般来说，单纯的液体积聚（假性囊肿）可进行引流。有症状的非液性碎片（WON）则需要直接经内镜行坏死物清除术、大口径胃吻合金属支架植入术或开放性外科坏死切除术[4]。胰腺亚急性坏死积聚的患者在治疗前应进行MRI检查，明确有无无法引流的坏死碎片，以免引起感染性并发症[5]。

该患者接受了胰腺远端切除术，病灶具有炎性包膜，内含实性坏死碎片（图3）。

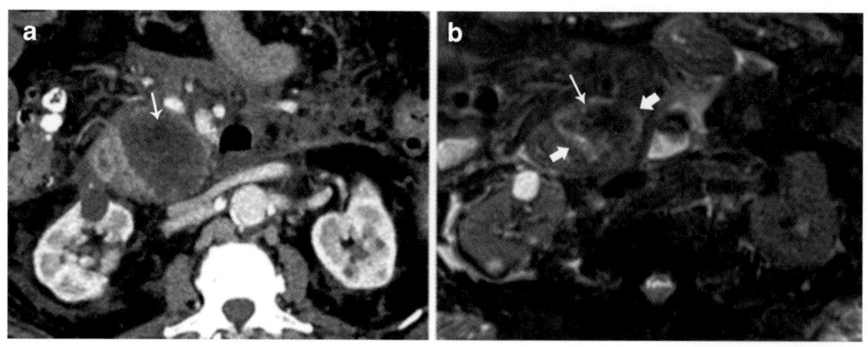

图2　类似病例。男性，74岁，继发于急性坏死性胰腺炎的WON。CT增强横断位图像显示含有脂肪的液体积聚（**a**，箭头）。该患者1天后行MRI检查，T2WI示液体积聚（**b**，粗箭头）内含有大量坏死碎片（**b**，细箭头），只有少量液体呈高信号

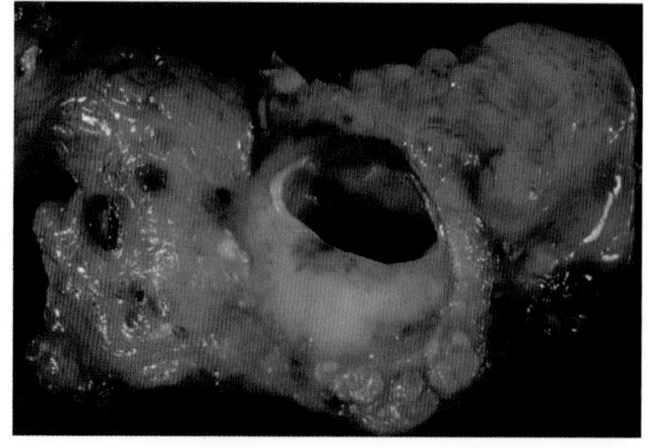

图3　图1所示的患者接受了胰腺远端切除术，术后大体标本显示WON有包膜。组织坏死碎片在病理处理过程中已脱落

教学重点

CT 显示的“脂肪聚积征”继发于脂肪坏死，提示 WON 内存在大量坏死组织碎片。与 CT 相比，MRI 软组织分辨率明显提高，T2WI 序列能更好地评估 WON 内碎片与液体的含量。

参考文献

1. Banks PA, Bollen TL, Dervenis C, Gooszen HG, Johnson CD, Sarr MG, et al. Classification of acute pancreatitis – 2012: revision of the Atlanta classification and definitions by international consensus. Gut. 2013;62(1):102–11. doi:10.1136/gutjnl-2012-302779.
2. Sarathi Patra P, Das K, Bhattacharyya A, Ray S, Hembram J, Sanyal S, et al. Natural resolution or intervention for fluid collections in acute severe pancreatitis. Br J Surg. 2014;101(13):1721–8. doi:10.1002/bjs.9666.
3. Kamal A, Singh VK, Akshintala VS, Kawamoto S, Tsai S, Haider M, et al. CT and MRI assessment of symptomatic organized pancreatic fluid collections and pancreatic duct disruption: an interreader variability study using the revised Atlanta classification 2012. Abdom Imaging. 2015;40(6):1608–16. doi:10.1007/s00261-014-0303-x.
4. Thoeni RF. The revised Atlanta classification of acute pancreatitis: its importance for the radiologist and its effect on treatment. Radiology. 2012;262(3):751–64. doi:10.1148/radiol.11110947.
5. Morgan DE, Baron TH, Smith JK, Robbin ML, Kenney PJ. Pancreatic fluid collections prior to intervention: evaluation with MR imaging compared with CT and US. Radiology. 1997;203(3):773–8. doi:10.1148/radiology.203.3.9169703.

病例 55 胰腺慢性假性囊肿

Sumera Ali，Atif Zaheer
黄周叁 译 吴元魁 校

临床病史

男性，52 岁，有酗酒史，长期腹痛。

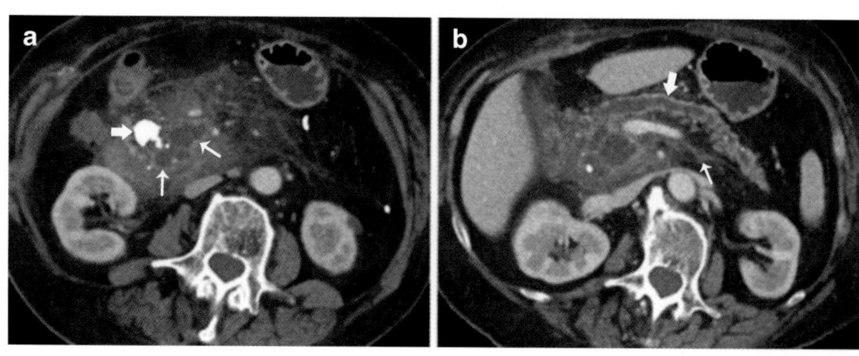

图 1

影像表现

胰头层面，CT 增强门静脉期横断位像显示胰头区多发囊性病灶，囊壁轻度强化（图 1a，细箭头）。胰头区可见钙化灶（图 1a，粗箭头）。胰体、尾层面，门静脉期横断位像显示胰管不规则扩张，胰腺远端萎缩（图 1b，粗箭头），胰周脂肪见条索影（图 1b，细箭头）。

鉴别诊断

胰腺假性囊肿，混合型导管内乳头状黏液性肿瘤。

诊断

胰腺假性囊肿（继发于急、慢性胰腺炎）。

讨论

胰腺假性囊肿见于急性和慢性胰腺炎患者[1-2]，为胰腺中消化酶的释放导致胰腺局灶性脂肪坏死，坏死的脂肪被吸收后形成充满消化酶的腔[3]，囊壁为炎性组织构成。

胰腺假性囊肿表现为充满液体的囊性病灶，有时腔内可见碎屑样坏死组织，增强扫描囊壁可见强化，坏死组织无强化（图 1）。根据修订后的亚特兰大分类标准，胰腺假性囊肿被定义为在急性胰腺炎发作 4 周后形成的有囊壁的液性病灶[4]。胰腺假性囊肿有时会与主胰管或分支胰管相通，MRI 水成像序列比 CT 能更敏感清晰地显示这种交通[5]。由于胰液不断地从胰管分泌，这种与胰管相通的假性囊肿治疗起来更棘手，也更容易复发[6]。

胰腺假性囊肿与导管内乳头状黏液性肿瘤（IPMN）的影像表现部分重叠，两者鉴别有一定难度。慢性胰腺炎和 IPMN 都常见钙化灶，尤其是较大的 IPMN[7]。慢性胰腺炎的主胰管扩张由狭窄或导管内结石所致，而主胰管型 IPMN 则不是。超声内镜检查时 Vater 壶腹渗出的黏液对诊断主胰管型 IPMN 有重要意义。单房的黏液性病变仅靠影像学检查很难确诊，通常需要在超声内镜引导下取囊内容物进行病理检查才可确诊。细胞学分析、生化标志物及肿瘤标志物三者结合可以帮助区分黏液性和非黏液性病变。淀粉酶水平升高仅提示导管通畅，假性囊肿和 IPMN 都可表现为淀粉酶升高，但癌胚抗原（CEA）大于 400 ng/ml 则提示病变为黏液性肿瘤而非假性囊肿[8]。

胰腺假性囊肿可能会出现以下几种并发症：囊肿体积过大引起的胆道阻塞、血管闭塞或瘘管形成。如病灶内出现气泡，则提示存在感染。假性囊肿还会损伤邻近动脉形成假性动脉瘤，当患者要行囊肿引流术时，应积极排查邻近动脉是否有假性动脉瘤[9]。

图 1 的患者因长期腹痛接受了胰十二指肠切除术。大体病理标本（图 2）显示主胰管的钙化导致远端胰管扩张和胰腺实质纤维化。组织学检查显示假性囊肿囊壁为增厚的纤维壁，伴有慢性炎症，并见异物巨细胞和肉芽组织增生，囊壁缺乏真正的上皮细胞。囊肿周围的胰腺实质由于慢性胰腺炎伴脂肪坏死而发生了纤维化并萎缩。

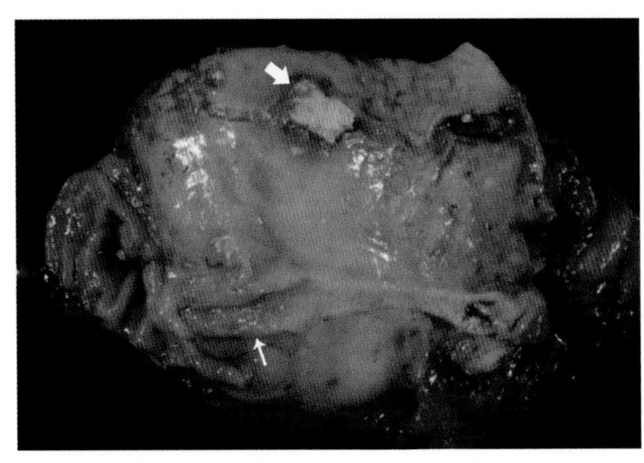

图 2　大体病理标本显示扩张的胰管，胆管未见扩张（细箭头）。分支胰管可见钙化灶（粗箭头）

如果假性囊肿较小且无症状，患者可以进行保守治疗。但是对于迅速增大、对周围组织结构造成压迫，又或合并感染的假性囊肿，则需要进行引流。如果病灶与胰管相通，则引流管需要放置较长时间。

教学重点

如果患者有慢性胰腺炎的病史，胰腺囊性病变为慢性假性囊肿的可能性大。当诊断不明确时，超声内镜和囊液分析有助于确诊。

参考文献

1. Klöppel G. Pseudocysts and other non-neoplastic cysts of the pancreas. Semin Diagn Pathol. 2000;17(1):7–15.
2. Aghdassi A, Mayerle J, Kraft M, Sielenkamper AW, Heidecke CD, Lerch MM. Diagnosis and treatment of pancreatic pseudocysts in chronic pancreatitis. Pancreas. 2008;36(2):105–12. doi:10.1097/MPA.0b013e31815a8887.
3. Adsay NV, Klimstra DS, Compton CC. Cystic lesions of the pancreas. Introduction. Semin Diagn Pathol. 2000;17(1):1–6.
4. Banks PA, Bollen TL, Dervenis C, Gooszen HG, Johnson CD, Sarr MG, et al. Classification of acute pancreatitis – 2012: revision of the Atlanta classification and definitions by international consensus. Gut. 2013;62(1):102–11. doi:10.1136/gutjnl-2012-302779.
5. Kamal A, Singh VK, Akshintala VS, Kawamoto S, Tsai S, Haider M, et al. CT and MRI assessment of symptomatic organized pancreatic fluid collections and pancreatic duct disruption: an interreader variability study using the revised Atlanta classification 2012. Abdom Imaging. 2015;40(6):1608–16. doi:10.1007/s00261-014-0303-x.
6. Thoeni RF. The revised Atlanta classification of acute pancreatitis: its importance for the radiologist and its effect on treatment. Radiology. 2012;262(3):751–64. doi:10.1148/radiol.11110947.
7. Perez-Johnston R, Narin O, Mino-Kenudson M, Ingkakul T, Warshaw AL, Fernandez-Del Castillo C, et al. Frequency and significance of calcification in IPMN. Pancreatology. 2013;13(1):43–7. doi:10.1016/j.pan.2012.11.306.
8. Van Dam J. EUS in cystic lesions of the pancreas. Gastrointest Endosc. 2002;56(4 Suppl):S91–3.
9. Zhao K, Adam SZ, Keswani RN, Horowitz JM, Miller FH. Acute pancreatitis: revised Atlanta classification and the role of cross-sectional imaging. AJR Am J Roentgenol. 2015;205(1):W32–41. doi:10.2214/AJR.14.14056.

病例 56 易误诊为胰腺囊肿的十二指肠憩室

Sumera Ali，Atif Zaheer
陈维翠　译　刘　岘　校

临床病史

男性，56 岁，因右上腹痛进行 CT 扫描，胰头部见一囊性病灶。

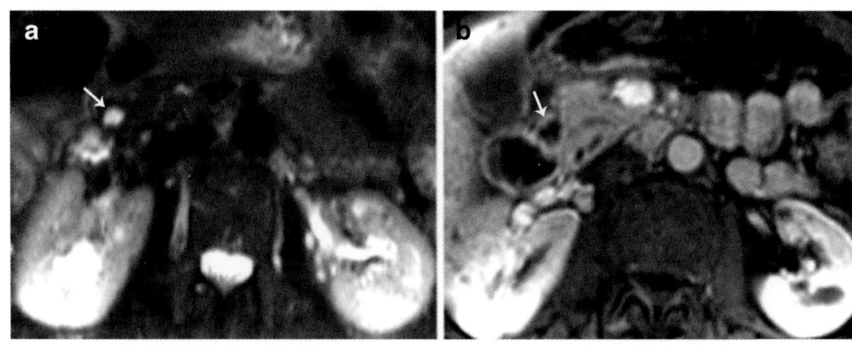

图 1

影像表现

MRI T2WI 横断位像显示十二指肠壶腹周围一小圆形囊性病灶，与胰头关系密切（图 1a，箭头）。T1WI 增强扫描横断位像显示病灶呈环形强化，其强化方式与邻近的十二指肠肠壁类似（图 1b，箭头）。

鉴别诊断

胰腺导管内乳头状黏液性肿瘤，十二指肠憩室。

诊断

十二指肠憩室。

讨论

十二指肠憩室是十二指肠肠壁局限性向外突出所形成的囊袋状结构，在行上消化道钡剂检查的患者中发生率为 2% ～ 5%[1]，进行内镜逆行胰胆管造影（ERCP）的患者中发生率约为 7%[2]。腔内（真性）憩室通常是先天性肠壁肌层发育不全，肠腔局部扩大后形成的。腔外（假性）憩室更常见，通常是由于大血管通过薄弱的肌层疝入十二指肠肠壁导致的。十二指肠憩室好发于十二指肠降部内侧壁壶腹周围，其次是水平部和升部[3]。

十二指肠憩室的影像表现为边界清楚、光滑并与肠壁相通的含液囊腔。憩室内一般可见气-液平面影，但若充满液体，则如上图病例一样（图 1），与胰腺来源的囊性肿瘤很难鉴别。憩室腔内气体影及特定的发病部位有助于诊断。MRI 图像上，憩室内的空气由于缺乏氢质子而引起信号丢失，或者随着 MRI 回波时间的增加会产生磁化率伪影。若患者钡餐造影后钡剂进入憩室，再行 CT 检查容易误诊为肠周钙化。通过多平面重建技术显示高密度的憩室与肠壁相通可以帮助诊断。

临床上，患者一般无症状，无须治疗，但憩室的存在容易引起括约肌关闭不全、胆汁反流和胆结石形成。憩室中内容物的淤积会滋生细菌，导致胆道发炎和结石形成[4]。憩室也会发炎，称为憩室炎，可伴或不伴穿孔。

图 1 所示的患者进行了上消化道的内镜检查，病灶被确诊为十二指肠憩室。

教学重点

十二指肠憩室临床常见，若其内充满液体，则需要和胰腺起源的囊性肿瘤鉴别。病灶内存在空气、发病部位及类似十二指肠肠壁的强化方式有助于诊断。

参考文献

1. Afridi SA, Fichtenbaum CJ, Taubin H. Review of duodenal diverticula. Am J Gastroenterol. 1991;86(8):935–8.
2. Leivonen MK, Halttunen JA, Kivilaakso EO. Duodenal diverticulum at endoscopic retrograde cholangiopancreatography, analysis of 123 patients. Hepato-Gastroenterology. 1996;43(10):961–6.
3. Jayaraman MV, Mayo-Smith WW, Movson JS, Dupuy DE, Wallach MT. CT of the duodenum: an overlooked segment gets its due. Radiographics. 2001; 21 Spec No:S147-60. doi: 10.1148/radiographics.21.suppl_1.g01oc01s147.
4. Miyazawa Y, Okinaga K, Nishida K, Okano T. Recurrent common bile duct stones associated with periampullary duodenal diverticula and calcium bilirubinate stones. Int Surg. 1995; 80(2):120–4.

病例 57 囊性神经内分泌肿瘤

Sumera Ali，Atif Zaheer
陈维翠 译 刘 岘 校

临床病史

女性，56 岁，因右上腹痛行 CT 检查，发现胰头部囊性病灶。

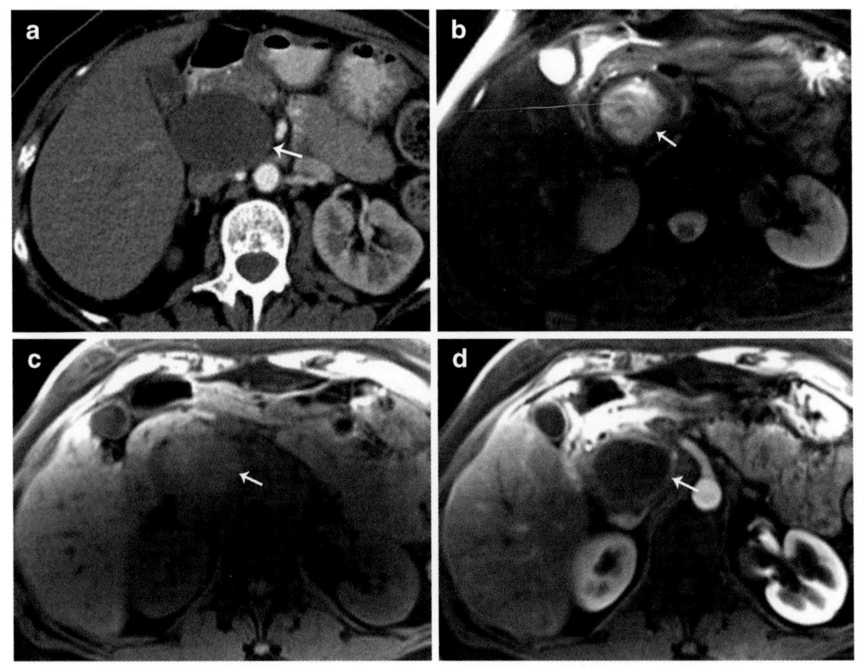

图 1

影像表现

CT 增强门静脉期横断位像显示胰头部一囊性肿块（图 1a，箭头）。MRI T2WI 横断位像显示肿块中央呈高信号，提示有囊性成分（图 1b，箭头）。T1WI 平扫横断位图像示肿块呈高信号，提示有出血（图 1c，箭头）。T1WI 增强扫描示肿块呈环形强化，囊性部分未见强化（图 1d，箭头）。

鉴别诊断

假性囊肿，导管内乳头状黏液性肿瘤，黏液性囊腺瘤，囊性神经内分泌肿瘤，实性假乳头状瘤。

诊断

囊性神经内分泌肿瘤。

讨论

胰腺神经内分泌肿瘤（PanNET）为上皮来源的肿瘤，大部分为实性肿块，10%～20%表现为囊性[1-2]。通常认为囊性PanNET是实性PanNET发生坏死后形成的[3]，然而，一些学者认为囊性PanNET是神经内分泌肿瘤中一种特殊的类型，有其独特的形态学特征[1-2]。

囊性PanNET好发于胰尾部，大部分为单发、无功能性，通常是偶然发现的，仅有少数与多发性内分泌腺瘤病Ⅰ型（MEN-Ⅰ）相关或有临床症状。与实性PanNET相比，囊性PanNET侵袭性不强[4]，较少出现侵犯血管、局部淋巴结转移及远处转移的情况[2]。

囊性PanNET的特征性影像表现为肿瘤囊壁呈环形强化，强化程度高于周围正常的胰腺实质[5]（图1）。CT增强动脉期，病灶边缘可见异常强化结节灶，强化程度高于血管，此种征象被称为“火环征”（图2a），动脉期显示最佳（图2a、b）。若肿瘤很小，我们很难在T1WI增强扫描的图像上观察到“火环征”，而CT增强扫描对显示这一征象更有优势（图3）。

大体标本上，囊性PanNET为单发、薄壁的肿瘤，囊壁为肿瘤组织（图4），囊腔内可见清亮或黄色的液体。组织学上，囊性PanNET囊腔内衬有纤维分隔，将囊腔与囊壁的肿瘤实质分隔开[2]（图4和5），瘤细胞形态与实性PanNET相似。

教学重点

囊性神经内分泌肿瘤的特征性影像为环形强化的囊壁，此征象于CT增强动脉期显示最佳。

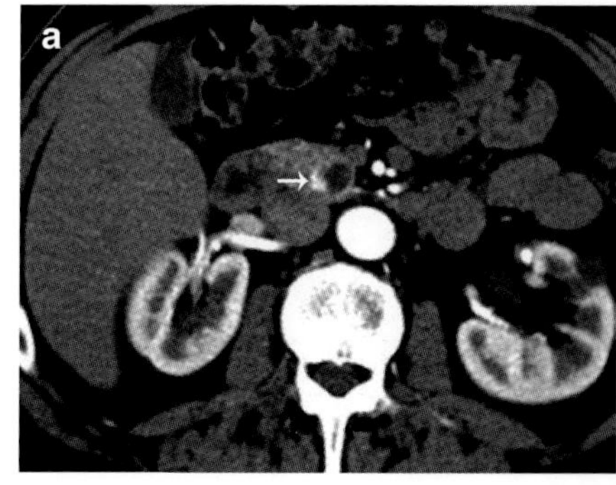

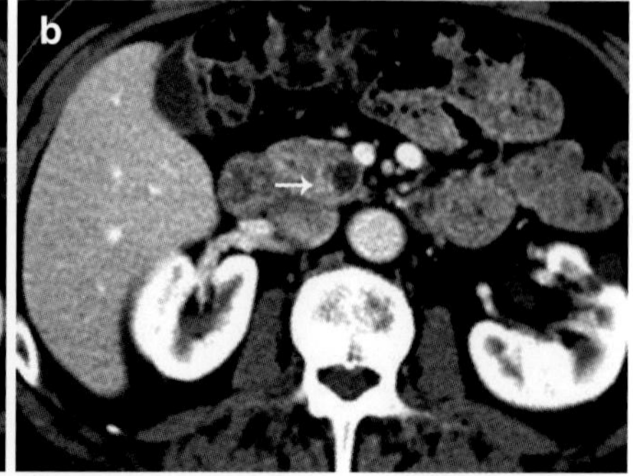

图2　类似病例。男性，63岁，确诊为囊性神经内分泌肿瘤。CT增强动脉期横断位像显示胰腺钩突部囊性病变，周边可见结节状强化（**a**，箭头），这一征象高度提示囊性神经内分泌肿瘤。门静脉期显示肿瘤囊壁强化程度减低（**b**，箭头），稍高于正常胰腺实质，不易辨认

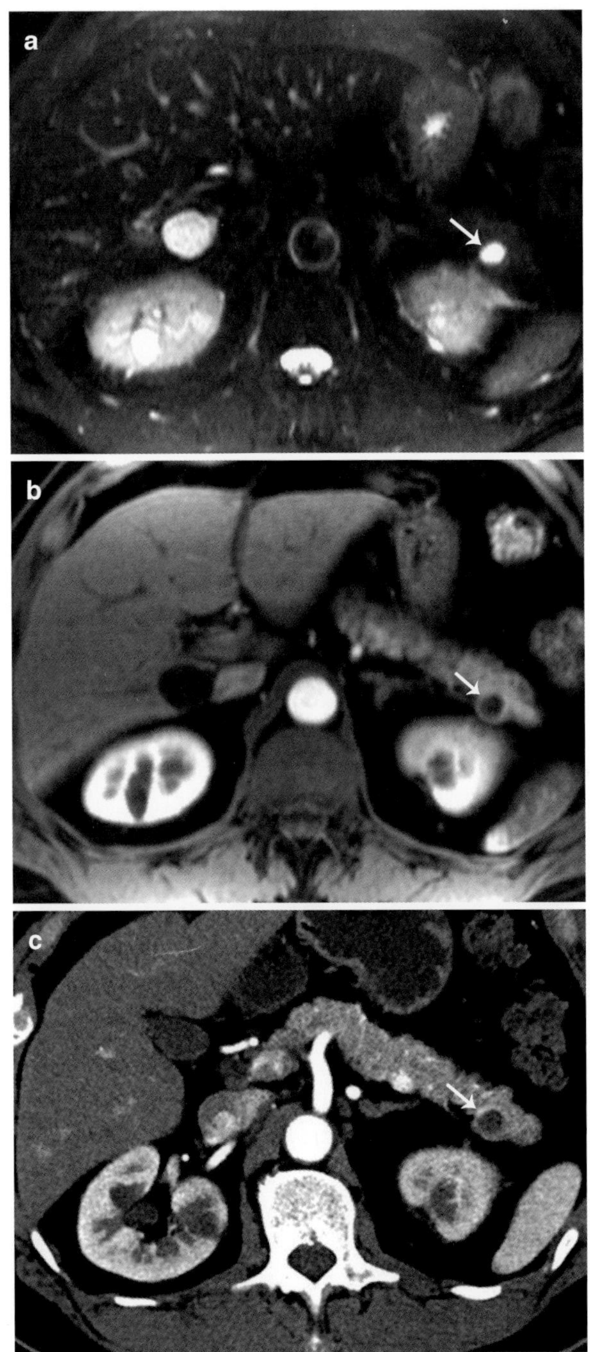

图 3　类似病例。女性，58 岁，确诊为囊性神经内分泌肿瘤。T2WI 横断位像显示胰尾部囊性病灶（**a**，箭头）。由于周围正常胰腺实质高信号背景的衬托，T1WI 增强横断位像并不能明确病灶存在着周边环形强化（**b**，箭头）。CT 增强动脉期横断位像显示该囊性病灶呈周边环形强化，此为囊性神经内分泌肿瘤特征性影像表现（**c**，箭头）

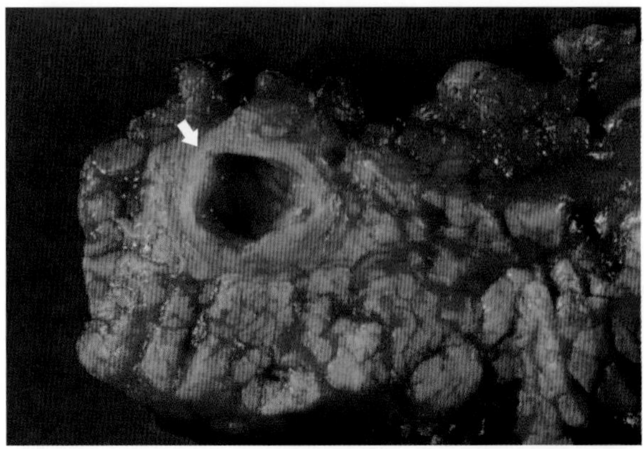

图 4　大体标本显示胰尾部被切开的囊性神经内分泌肿瘤，肿瘤周边为较厚的囊壁（箭头），中央为囊腔

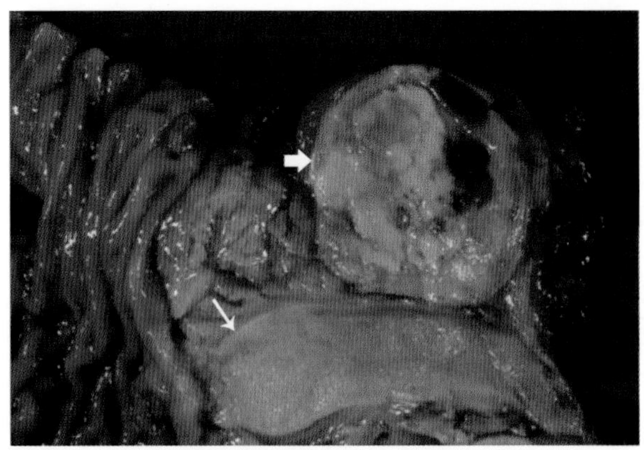

图 5　图 1 患者的大体病理标本，肿瘤与胆总管紧密相邻（细箭头）。瘤体剖面为黄色，囊腔内见多发坏死碎屑充填（白色粗箭头），并见暗红色的血块（黑色箭头）。出血在 T1WI 平扫横断位像显示为高信号（图 1c）

参考文献

1. Bordeianou L, Vagefi PA, Sahani D, Deshpande V, Rakhlin E, Warshaw AL, et al. Cystic pancreatic endocrine neoplasms: a distinct tumor type? J Am Coll Surg. 2008;206(3):1154–8. doi:10.1016/j.jamcollsurg.2007.12.040.
2. Singhi AD, Chu LC, Tatsas AD, Shi C, Ellison TA, Fishman EK, et al. Cystic pancreatic neuroendocrine tumors: a clinicopathologic study. Am J Surg Pathol. 2012;36(11):1666–73. doi:10.1097/PAS.0b013e31826a0048.
3. Goh BK, Ooi LL, Tan YM, Cheow PC, Chung YF, Chow PK, et al. Clinico-pathological features of cystic pancreatic endocrine neoplasms and a comparison with their solid counterparts. Eur J Surg Oncol. 2006;32(5):553–6. doi:10.1016/j.ejso.2006.02.017.
4. Boninsegna L, Partelli S, D'Innocenzio MM, Capelli P, Scarpa A, Bassi C, et al. Pancreatic cystic endocrine tumors: a different morphological entity associated with a less aggressive behavior. Neuroendocrinology. 2010;92(4):246–51. doi:10.1159/000318771.
5. Kawamoto S, Johnson PT, Shi C, Singhi AD, Hruban RH, Wolfgang CL, et al. Pancreatic neuroendocrine tumor with cystlike changes: evaluation with MDCT. AJR Am J Roentgenol. 2013;200(3):W283–90. doi:10.2214/AJR.12.8941.

病例 58 伴有破骨细胞样巨细胞的胰腺未分化癌

Stephanie Coquia
陈维翠 译 刘 岘 校

临床病史

女性，69 岁，轻微腹痛和腹胀 18 个月。

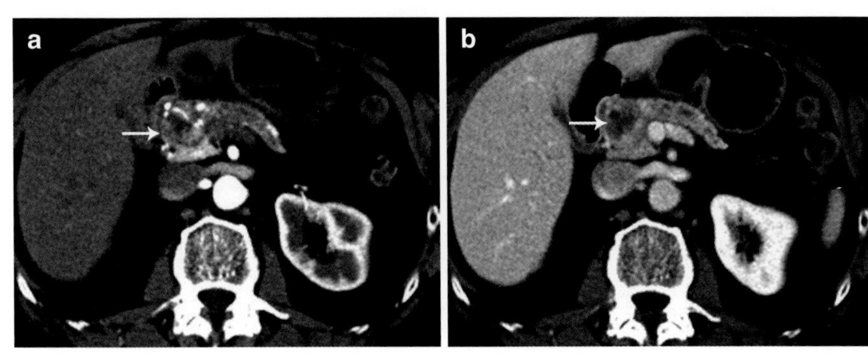

图 1

影像表现

CT 增强动脉期横断位像显示胰头部密度不均的肿块影，以边缘强化为主（图 1a，箭头）。门静脉期显示肿块呈不均匀强化，中央见囊性成分（图 1b，箭头）。

鉴别诊断

胰腺神经内分泌肿瘤，实性假乳头状瘤，胰腺腺癌，腺泡细胞癌。

诊断

伴有破骨细胞样巨细胞和异源骨分化的胰腺未分化癌。

讨论

伴有破骨细胞样巨细胞的胰腺未分化癌（undifferentiated carcinoma with osteoclast like giant cells of pancreas，UCOGC）是一种起源于上皮细胞的恶性肿瘤，光镜下可见良性的多核巨细胞及异型的肿瘤单核细胞[1]。UCOGC 占胰腺恶性肿瘤的比例不到 1%，女性稍多，平均发病年龄约 62 岁[1]。临床症状与胰腺导管腺癌类似，表现为腹痛及黄疸。

UCOGC 容易侵犯局部血管和邻近脏器，约一半的患者在就诊时已经发生转移[2]。治疗上倾向于手术切除，但术后易复发[3]，患者中位生存期约 1 年[2, 4]。

影像上，UCOGC 常常表现为体积较大的囊实性肿块，边界清楚，与黏液性囊性肿瘤、假性囊肿的表现相似[5]。图 1 所示肿块增强扫描呈明显不均匀强化，可能是由于肿瘤生长迅速、血供丰富或炎性反应导致的[6]，这与胰腺导管腺癌的影像表现不符。胰腺实性假乳头状瘤（SPN）也可有类似的影像表现，但 SPN 好发于年轻患者。

图 1 所示的患者接受了胰十二指肠切除术。图 2 所示的大体病理标本显示肿瘤组织成分多样，与其 CT 影像表现相符。

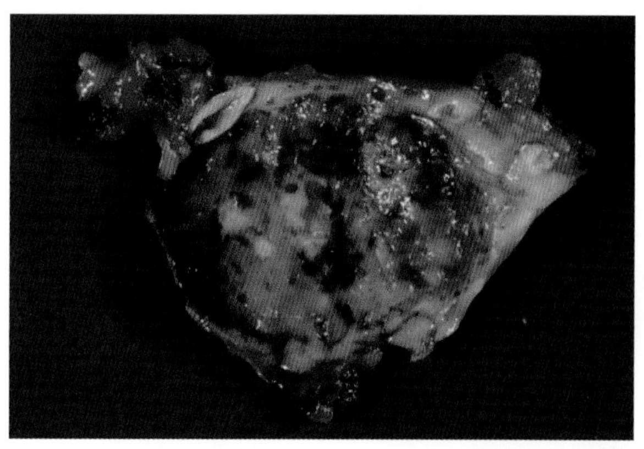

图 2　大体病理标本显示肿瘤组织成分多样

教学重点

伴有破骨细胞样巨细胞的胰腺未分化癌是一种罕见的恶性肿瘤，一般发现时肿瘤体积较大，呈囊实性改变。

参考文献

1. Hruban RH, Pittman MB, Klimstra DS. Tumors of the pancreas, 4th series. Washington, DC: American Registry of Pathology Press; 2007.
2. Manci EA, Gardner LL, Pollock WJ, Dowling EA. Osteoclastic giant cell tumor of the pancreas. Aspiration cytology, light microscopy, and ultrastructure with review of the literature. Diagn Cytopathol. 1985;1(2):105–10.
3. Jo S. Huge undifferentiated carcinoma of the pancreas with osteoclast-like giant cells. World J Gastroenterol. 2014;20(10):2725–30. doi:10.3748/wjg.v20.i10.2725.
4. Dworak O, Wittekind C, Koerfgen HP, Gall FP. Osteoclastic giant cell tumor of the pancreas. An immunohistological study and review of the literature. Pathol Res Pract. 1993;189(2):228–31; discussion 32–4. doi:10.1016/S0344-0338(11)80101-9.
5. Shindoh N, Ozaki Y, Kyogoku S, Nakanishi A, Sumi Y, Katayama H. Osteoclast-type giant cell tumor of the pancreas: helical CT scans. AJR Am J Roentgenol. 1998;170(3):653–4. doi:10.2214/ajr.170.3.9490947.
6. Sah SK, Li Y, Li Y. Undifferentiated carcinoma of the pancreas with osteoclast-like giant cells: a rare case report and review of the literature. Int J Clin Exp Pathol. 2015;8(9):11785–91.

病例 59 胰腺腺泡细胞囊腺瘤

Sumera Ali，Atif Zaheer
吕 霞 译 刘 岘 校

临床病史

女性，50 岁，右上腹疼痛，CT 及 MRI 扫描显示胰头部一多房囊性病灶。

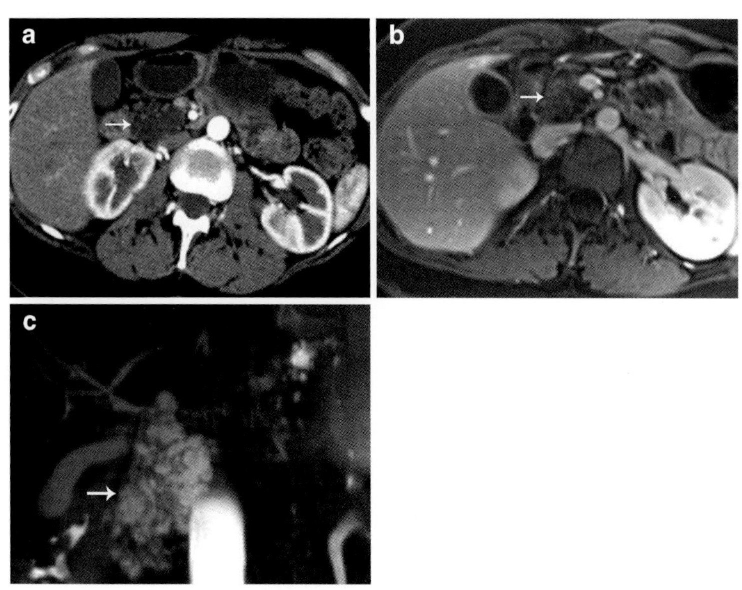

图 1

影像表现

CT 增强动脉期横断位像显示胰头周围一多房囊性病灶（图 1a，箭头）。MRI T1WI 增强横断位像及磁共振胰胆管造影（MRCP）示病灶由簇状多发大小不等囊肿组成（图 1b、c，箭头）。

鉴别诊断

浆液性囊腺瘤，导管内乳头状黏液性肿瘤。

诊断

腺泡细胞囊腺瘤。

讨论

腺泡细胞囊腺瘤（acinar cell cystadenoma，ACC）是一种罕见的胰腺良性肿瘤，最初报道于 2002 年[1]，但关于其组织学起源目前还存在争议，有学者认为它并非真正的肿瘤，而是腺泡和导管上皮细胞的囊性、非肿瘤性的扩张[2]。ACC 在镜下可见分化良好的腺泡细胞，可能是与腺泡细胞囊腺癌相对应的良性肿瘤。ACC 好发于女性，平均年龄 43 ～ 49 岁，常见症状为上腹疼痛，也可在健康体检时偶然发现。

ACC 的影像表现为单发、多发或弥漫分布的单房或多房的囊性病灶，平均直径达 5.0 cm[3]（图 1），可发生于胰腺的任何位置。与 IPMN 相比，ACC 的发病部位远离主胰管，IPMN 则更贴近主胰管[4]。ACC 通常有 5 个或更多的囊肿，囊腔不与主胰管相通，有时可见钙化。

大体标本显示，ACC 为含有浆液的囊性肿瘤。镜下，囊肿内衬形态规则的、具有腺泡分化的细胞，包括向囊肿极化的颗粒状细胞质。较小的囊肿由腺泡细胞排列构成，形成轻度扩张的腺泡结构，朝向囊腔[1]。肿瘤细胞缺乏特异性，无组织浸润。ACC 的自然演变过程尚不明确，已有文献报道 ACC 会随着时间的推移逐渐增大，分泌物增多并出现临床症状。

一项研究中，10 名 ACC 患者随访 67 个月后仍为良性结局。尽管如此，ACC 的本质至今未明，术前常不能做出准确诊断，所以手术切除成为 ACC 的首选治疗方案[3]。

在诊断胰腺囊性病灶时应仔细观察其影像学特征。大部分胰腺囊性病灶为恶性，或具有恶性生物学行为[5-6]，ACC 临床罕见，要注意区分。胰腺腺泡细胞癌在影像上也可表现为囊性病灶，组织学上瘤细胞可向导管细胞或内分泌细胞分化，从而形成混合型肿瘤。

图 1 所示的患者进行了手术，病理证实为胰腺腺泡细胞囊腺瘤（图 2）。

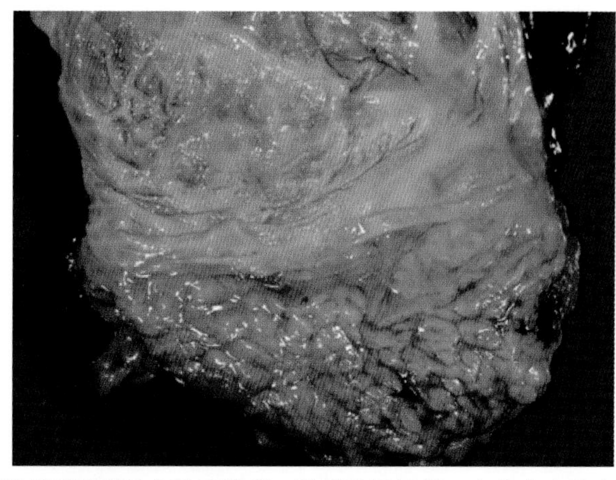

图 2　手术切除的胰腺腺泡细胞囊腺瘤，肿瘤边界清楚，由多个内壁光滑的囊腔构成

教学重点

腺泡细胞囊腺瘤是一种罕见的良性胰腺囊性病变，呈单房或多房改变，可单发、多发或弥漫分布于胰腺的任何位置。

参考文献

1. Zamboni G, Terris B, Scarpa A, Kosmahl M, Capelli P, Klimstra DS, et al. Acinar cell cystadenoma of the pancreas: a new entity? Am J Surg Pathol. 2002;26(6):698–704.
2. Singhi AD, Norwood S, Liu TC, Sharma R, Wolfgang CL, Schulick RD, et al. Acinar cell cystadenoma of the pancreas: a benign neoplasm or non-neoplastic ballooning of acinar and ductal epithelium? Am J Surg Pathol. 2013;37(9):1329–35. doi:10.1097/PAS.0b013e3182a1ad72.
3. Khor TS, Badizadegan K, Ferrone C, Fernandez-del Castillo C, Desai GS, Saenz A, et al. Acinar cystadenoma of the pancreas: a clinicopathologic study of 10 cases including multilocular lesions with mural nodules. Am J Surg Pathol. 2012;36(11):1579–91. doi:10.1097/PAS.0b013e318265fa4b.
4. Delavaud C, d'Assignies G, Cros J, Ruszniewski P, Hammel P, Levy P, et al. CT and MR imaging of multilocular acinar cell cystadenoma: comparison with branch duct intraductal papillary mucinous neoplasia (IPMNs). Eur Radiol. 2014;24(9):2128–36. doi:10.1007/s00330-014-3248-0.
5. Stelow EB, Shaco-Levy R, Bao F, Garcia J, Klimstra DS. Pancreatic acinar cell carcinomas with prominent ductal differentiation: mixed acinar ductal carcinoma and mixed acinar endocrine ductal carcinoma. Am J Surg Pathol. 2010;34(4):510–8. doi:10.1097/PAS.0b013e3181cfcac7.
6. Klimstra DS, Rosai J, Heffess CS. Mixed acinar-endocrine carcinomas of the pancreas. Am J Surg Pathol. 1994;18(8):765–78.

第四部分

实质异常：明显强化的实性肿块

病例 60 神经内分泌肿瘤

Javad Azadi，Atif Zaheer
张 颖 译 刘 岘 校

临床病史

女性，44 岁，间歇性头晕、恶心和心悸。

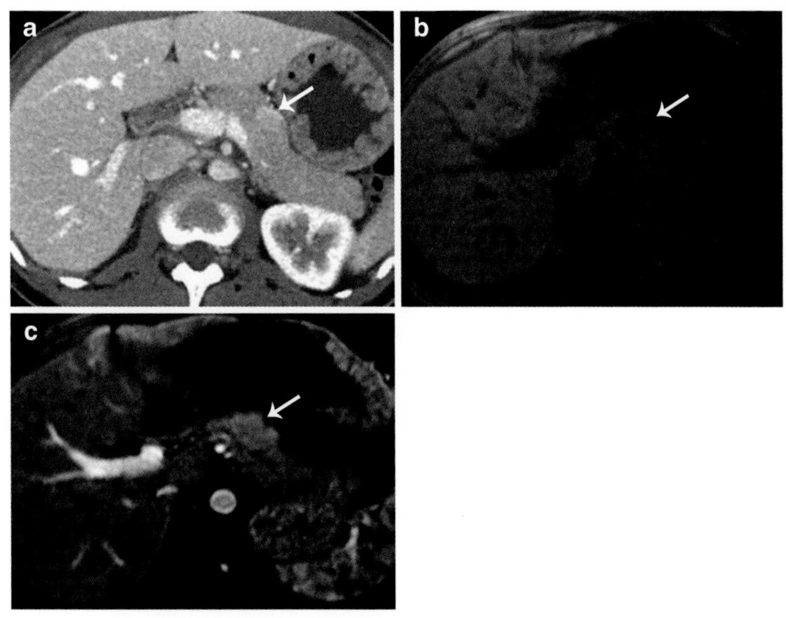

图 1

影像表现

CT 增强动脉期横断位像显示胰尾部明显强化的实性小结节（＜ 2 cm）（图 1a，箭头）。MRI T1WI 平扫脂肪抑制图像显示病灶呈低信号（图 1b，箭头），增强扫描动脉期呈明显强化（图 1c，箭头）。

鉴别诊断

神经内分泌肿瘤，转移瘤，腺泡细胞癌。

诊断

胰腺神经内分泌肿瘤。

讨论

胰腺神经内分泌肿瘤（PanNET）是原发于胰腺的一种肿瘤，细胞形态学和免疫组化证实瘤细胞主要向神经内分泌方向分化。根据有无临床症状，PanNET 可分为功能性（激素过量分泌引起相应临床症状）和非功能性（无相应临床症状）两大类，其临床表现与预后截然不同。

PanNET 患病率低，约为 1/10 万，占所有胰腺肿瘤的 1% ～ 2%。PanNET 部分亚型和家族性综合征相关，如多发性内分泌腺瘤病Ⅰ型（MEN-Ⅰ）、von Hippel-Lindau（VHL）综合征和结节性硬化症[1]，这些患者可发生多器官来源、多发的神经内分泌肿瘤。

影像科医生要掌握不同类型 PanNET 的临床表现，有助于对疾病做出更精准的诊断。最常见的症状性神经内分泌肿瘤是胰岛素瘤，一种产生胰岛素的神经内分泌肿瘤[1-2]，常见的症状包括头晕、视力改变、意识不清和心动过速。由于高胰岛素血症的临床症状严重且典型，肿瘤在体积较小时（＜ 2 cm）就能被发现。产生胃泌素（促胃液素）的 PanNET 可引起 Zollinger-Ellison 综合征，引发消化性溃疡、食管炎和腹泻[1]。其他少见的功能性 PanNET 包括胰高血糖素瘤、血管活性肠肽瘤（VIP 瘤）和生长抑素瘤。值得注意的是，超过一半的 PanNET 为无功能性，临床表现无特异性，如腹痛、体重减轻，患者常因与肿瘤不相关的原因行影像学检查而发现肿瘤，称为“偶发瘤”[2]。若患者有前面提到的遗传综合征的基因，则患多发性胰腺神经内分泌肿瘤的概率会大大增加[2-3]。

胰腺明显强化实性肿块的主要鉴别诊断为来自肾细胞癌或黑色素瘤的转移瘤。与转移灶类似，神经内分泌肿瘤是典型的富血供肿瘤，动脉期或门静脉期呈明显强化（图 1）。3D CT 血管造影能清晰显示胰腺富血供的病变（图 2）。

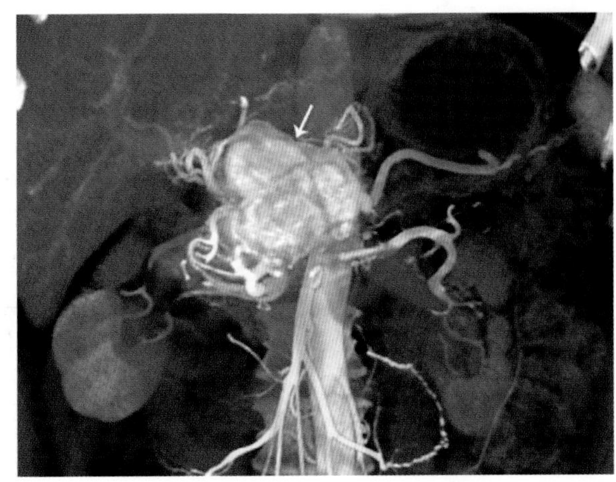

图 2 类似病例。女性，58 岁，确诊 PanNET。冠状位最大密度投影（MIP）重建图像示胰头部一富血供的肿物（箭头）

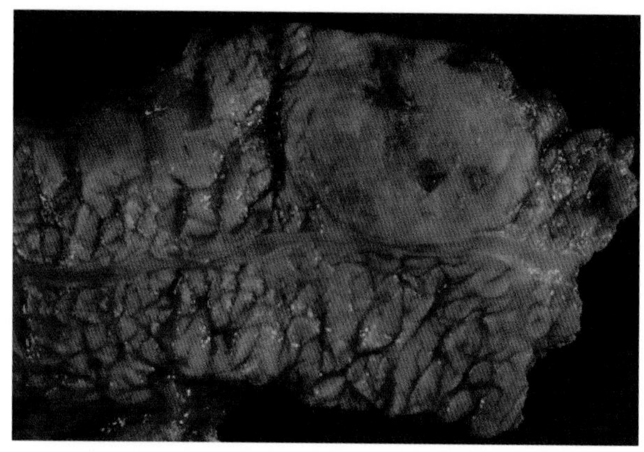

图 3 肿瘤位于胰管旁，胰管未见侵犯。肿瘤实质呈黄色，局部有少量出血，并见白色纤维基质。由于脂褐素的沉积，肿瘤质地可能是柔软的，切面可呈红色、棕色，甚至黑色

胰腺的肿瘤发病部位对区分 PanNET 的不同亚型有帮助。约 75% 的胰岛素瘤和胰高血糖素瘤发生于胰腺体部和尾部，而胃泌素瘤好发于胰腺头部，MEN-Ⅰ患者则好发于十二指肠[4]。

图 1 所示的患者接受了胰腺远端切除术及脾切除术。大体标本显示肿瘤边界清楚，切面质韧，肿瘤周围残存的胰腺实质为正常黄色，呈小叶状排列（图 3）。镜下，瘤细胞呈片状或巢状排列，内有神经内分泌颗粒沉积。细胞核形态规则，伴有“椒盐”样染色质。胰岛素瘤还可见基质淀粉样蛋白沉积，是其典型特征。

教学重点

动脉期明显强化的影像表现是诊断 PanNET 的重要依据。

参考文献

1. Lewis RB, Lattin Jr GE, Paal E. Pancreatic endocrine tumors: radiologic-clinicopathologic correlation. Radiographics. 2010;30(6):1445–64. doi:10.1148/rg.306105523.
2. Horton KM, Hruban RH, Yeo C, Fishman EK. Multi-detector row CT of pancreatic islet cell tumors. Radiographics. 2006;26(2):453–64. doi:10.1148/rg.262055056.
3. Zikusoka MN, Kidd M, Eick G, Latich I, Modlin IM. The molecular genetics of gastroentero-pancreatic neuroendocrine tumors. Cancer. 2005;104(11):2292–309. doi:10.1002/cncr.21451.
4. Rodallec M, Vilgrain V, Zins M, Couvelard A, Ruszniewski P, Menu Y. Helical CT of pancreatic endocrine tumors. J Comput Assist Tomogr. 2002;26(5):728–33.

病例 61 胰腺转移性肾细胞癌

Javad Azadi，Atif Zaheer

朱庆强 译 叶 靖 校

临床病史

女性，76 岁，有肾细胞癌病史，15 年前行左肾根治性切除，行 CT 检查观察病情。

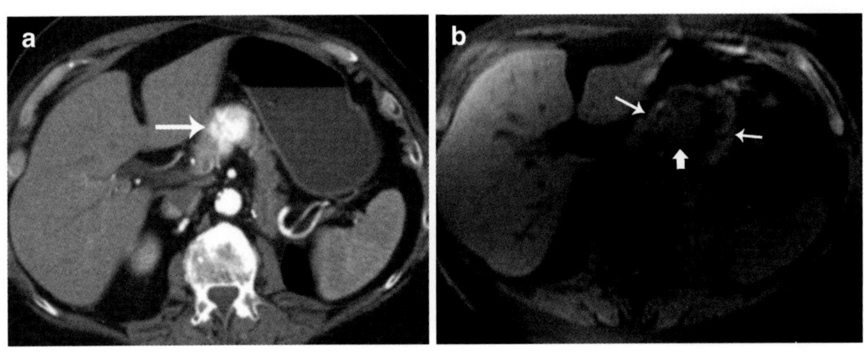

图 1

影像表现

CT 增强动脉期横断位图像显示胰体部明显强化实性病变（图 1a，箭头）。MRI T1WI 平扫脂肪抑制横断位图像显示肿块呈低信号（图 1b，粗箭头），低于高信号的正常胰腺实质（图 1b，细箭头）。

鉴别诊断

转移性肾细胞癌，胰腺神经内分泌肿瘤，胰腺内副脾。

诊断

转移性肾细胞癌。

讨论

胰腺的转移瘤很少见，约占所有胰腺肿瘤的 4%。根据尸检结果显示[1]，胰腺最常见的转移性恶性肿瘤有肺腺癌、肾细胞癌、黑色素瘤、结直肠癌和乳腺癌。肾细胞癌的转移瘤可以在原发癌最初诊断或切除后的很多年后发生，通常表现为孤立性肿块[2-4]。以胰腺为唯一转移部位的转移性肾细胞癌患者，无论是手术治疗还是药物治疗，其总生存期都很长[5-6]。

CT 和 MRI 上，胰腺转移性肾细胞癌在增强动脉期常表现为富血供肿块（图 1a）。MRI T1WI 平扫脂肪抑制图像显示病灶部位的正常胰腺高信号局限性缺失，对于因单肾引起肾功能不全的患者而言，这种不需要造影剂的检查序列对胰腺转移瘤是非常有效的检测方法（图 1b）。

胰腺的富血供转移瘤与原发性神经内分泌肿瘤相似。具有肾细胞癌病史的患者都应该怀疑转移的可能，即使病灶距离肾很远。发生在胰尾部的转移瘤也可能与胰腺内的异位脾表现相似，但胰腺内异位脾的强化方式与正常脾相似，且可通过对比以往的检查排除异位脾的诊断[7]。

患者行胰腺远端切除术，大体标本病理显示转移性肾细胞癌为边界清楚的橘黄色小结节（图 2）。

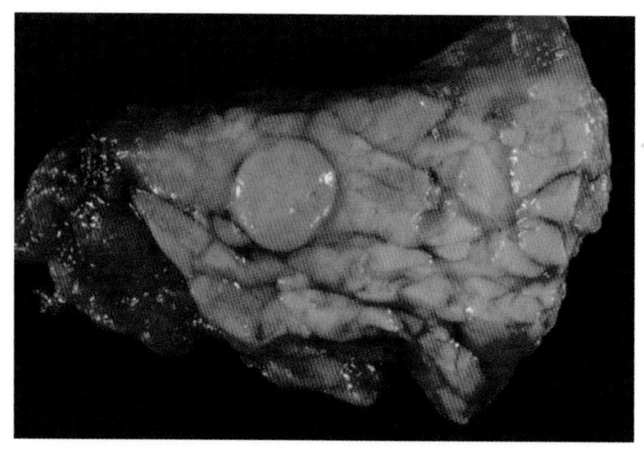

图 2　图 1 所示患者行胰腺远端切除术后，大体标本显示转移性肾细胞癌为边界清楚、暗黄色或近似橘黄色的小结节

教学重点

对于有肾细胞癌病史的患者，即使时间很长，胰腺肿块也应考虑转移瘤的可能。

参考文献

1. Adsay NV, Andea A, Basturk O, Kilinc N, Nassar H, Cheng JD. Secondary tumors of the pancreas: an analysis of a surgical and autopsy database and review of the literature. Virchows Arch. 2004;444(6):527–35. doi:10.1007/s00428-004-0987-3.
2. Cheng SK, Chuah KL. Metastatic renal cell carcinoma to the pancreas: a review. Arch Pathol Lab Med. 2016;140(6):598–602. doi:10.5858/arpa.2015-0135-RS.
3. Fikatas P, Klein F, Andreou A, Schmuck RB, Pratschke J, Bahra M. Long-term survival after surgical treatment of renal cell carcinoma metastasis within the pancreas. Anticancer Res. 2016;36(8):4273–8.

4. Grassi P, Doucet L, Giglione P, Grunwald V, Melichar B, Galli L, et al. Clinical impact of pancreatic metastases from renal cell carcinoma: a multicenter retrospective analysis. PLoS One. 2016;11(4):e0151662. doi:10.1371/journal.pone.0151662.
5. Tosoian JJ, Cameron JL, Allaf ME, Hruban RH, Nahime CB, Pawlik TM, et al. Resection of isolated renal cell carcinoma metastases of the pancreas: outcomes from the Johns Hopkins Hospital. J Gastrointest Surg. 2014;18(3):542–8. doi:10.1007/s11605-013-2278-2.
6. Yuasa T, Inoshita N, Saiura A, Yamamoto S, Urakami S, Masuda H, et al. Clinical outcome of patients with pancreatic metastases from renal cell cancer. BMC Cancer. 2015;15:46. doi:10.1186/s12885-015-1050-2.
7. Coquia SF, Kawamoto S, Zaheer A, Bleich KB, Blackford AL, Hruban RH, et al. Intrapancreatic accessory spleen: possibilities of computed tomography in differentiation from nonfunctioning pancreatic neuroendocrine tumor. J Comput Assist Tomogr. 2014;38(6):874–8. doi:10.1097/RCT.0000000000000127.

病例 62 巨大淋巴结增生症

Katherine M. Troy，Karen S. Lee
朱庆强 译 叶 靖 校

临床病史

成年女性患者，因右上腹痛行腹部 MRI 检查偶然发现病变。

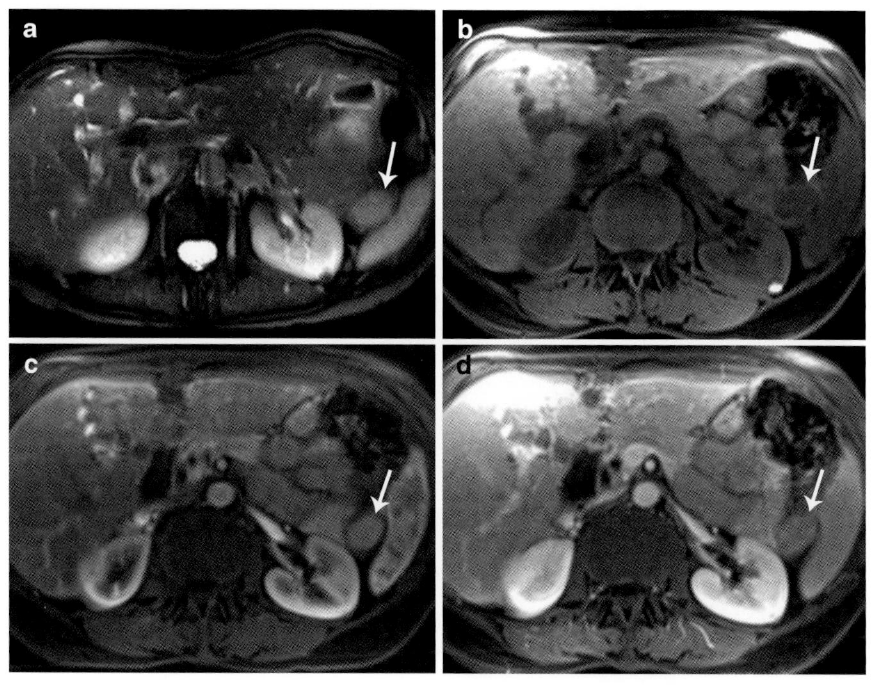

图 1

影像表现

MRI T2WI 横断位（图 1a）、T1WI 平扫横断位（图 1b）、T1WI 增强动脉期（图 1c）和门静脉期（图 1d）横断位图像显示沿胰腺尾部有包膜的、孤立实性肿块（箭头），呈均匀强化。该肿块的信号和增强特征与脾不同。

鉴别诊断

神经内分泌肿瘤，淋巴瘤，胰腺内副脾。

诊断

巨大淋巴结增生症（Castleman 病）。

讨论

Castleman 病是一种良性 B 细胞增生性疾病，是非肿瘤性淋巴结病最常见的形式之一，也称巨大淋巴结增生症，分为单中心型和多中心型两种形态学类型。

Castleman 病可发生在人体的任何部位，但最常见的是在胸部，发生在腹部和骨盆者仅占 15%[1-2]。该病通常表现为孤立性肿块，常发生于肠系膜，表现为肿块周围淋巴结增大，或是弥漫性淋巴结增大。发生在胰腺时，Castleman 病常表现为起源于胰腺实质的孤立性肿块。

Castleman 病的影像表现多种多样，较小的病变常表现为均匀明显强化（图 1），较大的病变常表现为不均匀强化伴明显的供血血管，大约 1/3 的病例可出现钙化[3]（图 2），大于 5 cm 的较大病灶常发生中央性坏死。MRI 上，肿块供血血管可见血液流空。胰腺内副脾可与 Castleman 病相似，但副脾的信号特点在所有 MRI 成像序列上都与脾相同。

Castleman 病的病理学亚型包括透明血管型、浆细胞型、人类疱疹病毒 -8 相关型和其他不明确的多中心型。透明血管型约占 90%[1]，常表现为孤立的无症状的肿块，呈良性生长过程。浆细胞型是第二常见的类型，可呈单中心或多中心，临床症状主要

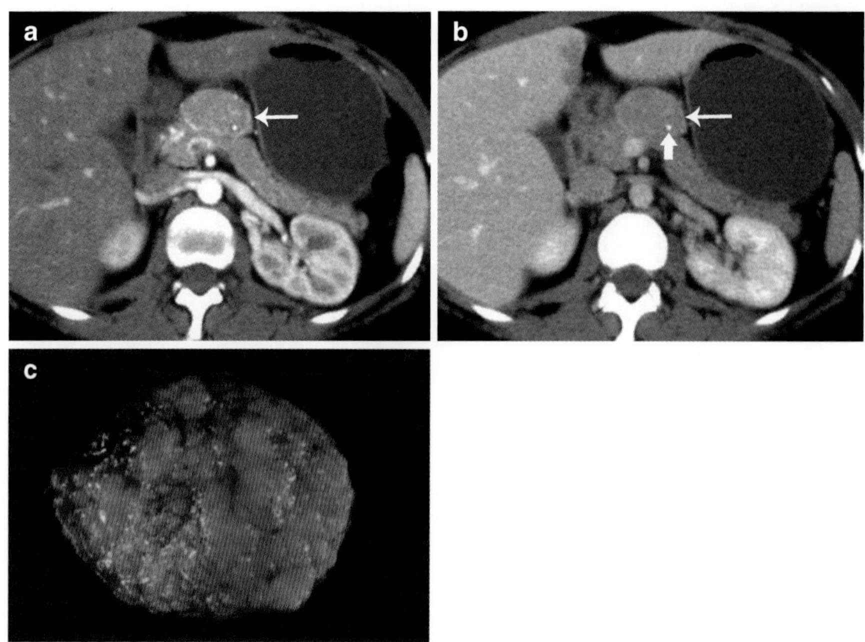

图 2　类似病变。年轻女性患者，因腹痛、恶心和呕吐行 CT 检查偶然发现胰腺肿块。CT 增强动脉期横断位图像可见一外生性肿块，边界清楚，动脉期强化（**a**，箭头）。静脉期图像，肿块密度与胰腺相同（**b**，细箭头），并见斑点状钙化灶（**b**，粗箭头）。术中发现肿块与胰腺分离，病理证实为透明血管型 Castleman 病（**c**），肿块切面为苍白色，呈柔软鱼肉状，为淋巴组织的典型表现

为发热、盗汗和全身不适[1]。人类疱疹病毒 -8 相关型主要见于 HIV 感染者，常表现为弥漫性淋巴结增大和全身症状，该亚型预后较差，确诊后平均生存期一般仅为几个月，通常还可出现脾大、肝大、心包积液和胸腔积液。

Castleman 病与其他几种疾病有关，如淋巴瘤、肉瘤、副肿瘤性天疱疮和 POEMS 综合征（多神经病变、器官肿大、内分泌性疾病、单克隆丙种球蛋白病和皮肤改变）。

临床治疗根据组织病理学亚型进行：对于单中心病变，有时需要行手术治疗；而多中心病变，特别是对人类疱疹病毒 -8 相关型，常选择化疗。

图 1 所示患者行胰腺远端切除术，病理学显示胰周结节具有散在的淋巴组织和纤维包膜，与胰腺关系密切，符合 Castleman 病（透明血管型）（图 3）。

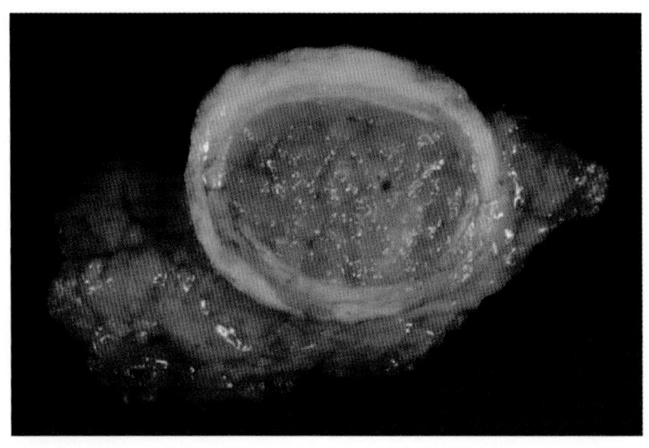

图 3　图 1 所示的患者病理标本可见胰腺旁结节，具有纤维包膜，与胰腺关系密切。病变组织切面呈结节状，与淋巴滤泡的结节性增生一致

教学重点

胰腺 Castleman 病极罕见，根据其富血供的特点可与淋巴瘤相鉴别。

参考文献

1. Bonekamp D, Horton KM, Hruban RH, Fishman EK. Castleman disease: the great mimic. Radiographics. 2011;31(6):1793–807. doi:10.1148/rg.316115502.
2. Ko SF, Hsieh MJ, Ng SH, Lin JW, Wan YL, Lee TY, et al. Imaging spectrum of Castleman's disease. AJR Am J Roentgenol. 2004;182(3):769–75. doi:10.2214/ajr.182.3.1820769.
3. Meador TL, McLarney JK. CT features of Castleman disease of the abdomen and pelvis. AJR Am J Roentgenol. 2000;175(1):115–8. doi:10.2214/ajr.175.1.1750115.

病例 63 类似肿块的胃十二指肠动脉假性动脉瘤

Javad Azadi，Atif Zaheer

朱庆强 译 叶 靖 校

临床病史

男性，60 岁，有反复发作的特发性胰腺炎病史。

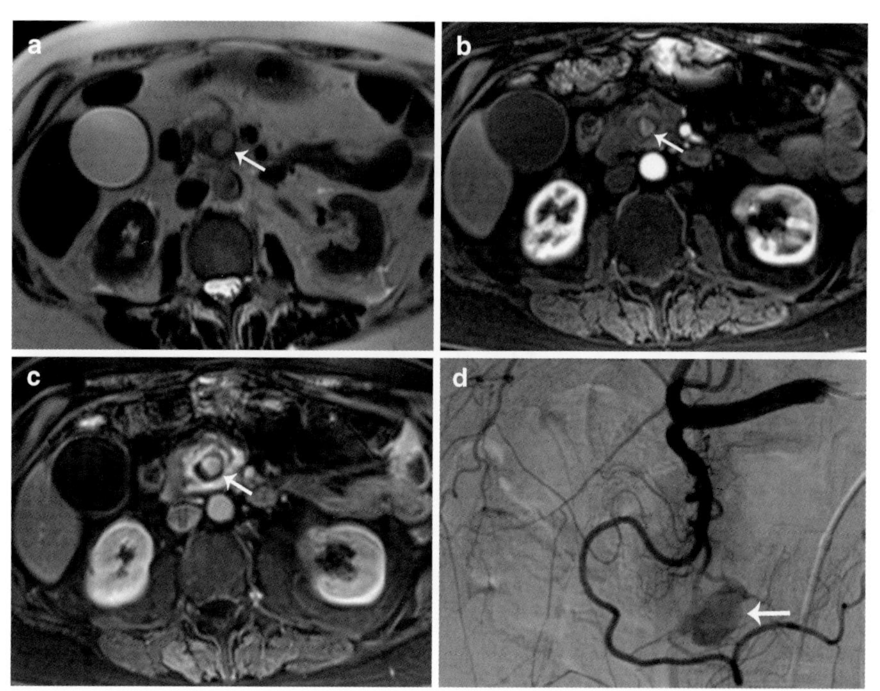

图 1

影像表现

MRI T2WI 横断位图像上胰头区可见一圆形高信号影（图 1a，箭头），T1WI 增强动脉期（图 1b）、静脉期（图 1c）横断位图像显示胰头区异常信号呈渐进性强化（箭头），在静脉期与主动脉的强化方式相同，并与数字减影血管造影（DSA）图像上的血管强化区域相对应（图 1d，箭头）。

鉴别诊断

胃十二指肠动脉假性动脉瘤，神经内分泌肿瘤，实性假乳头状瘤。

诊断

胃十二指肠动脉假性动脉瘤。

讨论

假性动脉瘤是指因动脉壁破裂，血液被包裹在正常血管周围，与动脉管腔相通，被周围软组织或动脉的外膜所包裹形成。胃十二指肠假性动脉瘤通常发生在外伤后或手术中，约占所有腹部内脏动脉瘤的 1.5%[1]。其危险因素包括胰腺炎、既往胰腺活检史、外伤和既往胰十二指肠切除术[2]。

5% ～ 10% 的急性胰腺炎患者晚期可出现假性动脉瘤这一并发症，最常累及的血管是脾动脉、胃十二指肠动脉、胰十二指肠动脉[3-4]。胰腺炎发作时释放胰酶，如弹性蛋白酶，被认为是侵蚀动脉壁形成假性动脉瘤的原因。假性动脉瘤破裂可能会导致严重的大出血。

影像上，病灶的强化与供血动脉一致，并与受累的血管相连（图 1）。假性动脉瘤可能会误诊为胰腺的富血供肿瘤，比如神经内分泌肿瘤，但如果仔细观察动脉期和静脉期图像，就会发现它们明显强化的特点与供血血管的强化是非常相似的。传统的血管造影仍然是假性动脉瘤的诊断和治疗标准。

对图 1 所示的患者行数字减影血管造影检查（图 1d），证实为 2 cm 的胃十二指肠假性动脉瘤（图 1d，箭头），并成功地对假性动脉瘤进行了线圈栓塞术。

教学重点

假性动脉瘤是急性胰腺炎的晚期并发症，其与供血动脉的强化特点相似，依此可以做出诊断。

参考文献

1. Akbari K, Wood C, Ahmad N, Yapanis M. Gastroduodenal artery aneurysm. BMJ Case Rep. 2014;2014. doi:10.1136/bcr-2014-203939.
2. Lu M, Weiss C, Fishman EK, Johnson PT, Verde F. Review of visceral aneurysms and pseudoaneurysms. J Comput Assist Tomogr. 2015;39(1):1–6. doi:10.1097/RCT.0000000000000156.
3. White AF, Baum S, Buranasiri S. Aneurysms secondary to pancreatitis. AJR Am J Roentgenol. 1976;127(3):393–6.
4. Mazza E, Abdulcadir D, Raspanti C, Acquafresca M. A challenging case of epigastric pain: diagnosis and mini-invasive treatment of a large gastroduodenal artery pseudoaneurysm. BMJ Case Rep. 2012;2012. doi:10.1136/bcr.02.2012.5873.

病例 64 富血供浆液性囊腺瘤

Javad Azadi，Atif Zaheer

朱庆强 译 叶 靖 校

临床病史

女性，45 岁，既往有盆腔手术病史，术后 CT 随访中偶然发现胰尾部肿块。

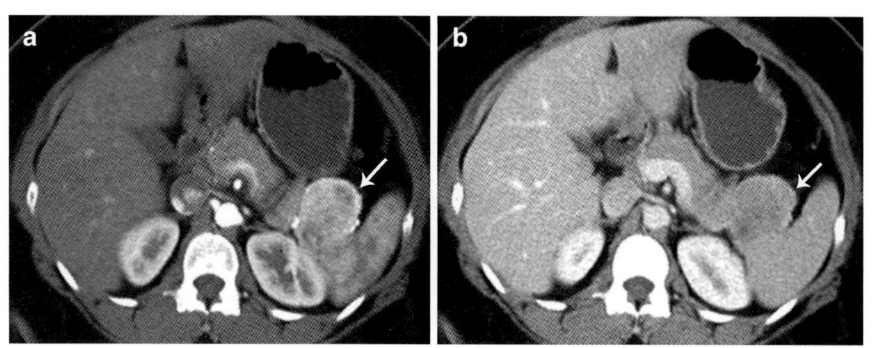

图 1

影像表现

CT 增强动脉期横断位图像显示胰尾部明显强化肿块影（图 1a，箭头）。静脉期显示肿块内对比剂廓清，强化程度减低（图 1b，箭头）。

鉴别诊断

神经内分泌肿瘤，转移瘤，实性假乳头状瘤，实性浆液性腺瘤。

诊断

实性浆液性腺瘤。

讨论

胰腺浆液性肿瘤包括五种类型：微囊性浆液性囊腺瘤、大囊性浆液性囊腺瘤、实性浆液性腺瘤、混合性分化良好的神经内分泌肿瘤 / 浆液性囊腺瘤，VHL 综合征相关的囊性肿瘤[1]。实性浆液性腺瘤是浆液性囊腺瘤的罕见亚型[2]，为没有明显囊肿形成的实性肿瘤。这类病变质地松软，无侵袭性，因此不会引起黄疸[3]。由于其影像特点与胰腺其他富血供肿瘤（如神经内分泌肿瘤）有很多重叠和相似之处，常偶然发现并进行手术切除。

影像上，实性浆液性腺瘤为富血供肿瘤，CT/MRI 动脉期图像上可见明显强化（图 1）。实性浆液性腺瘤和神经内分泌肿瘤二者鉴别困难。浆液性腺瘤几乎均为良性，不需要治疗，而神经内分泌肿瘤则需要手术切除，因此在术前鉴别这两种肿瘤可以避免不必要的手术。如果肿瘤可见纤维包膜，CT 平扫呈低密度影，并可见中央星状瘢痕，则诊断浆液性囊腺瘤的可能性大[4]。然而，在实性浆液性肿瘤中，以上征象并不都可见。与富血供的神经内分泌肿瘤相比，实性浆液性腺瘤在静脉期强化程度减低更明显[4-5]。

图 1 所示患者行铟 -111 奥曲钛扫描（未显示图片），未发现异常的放射性示踪剂活性浓聚灶。患者行胰腺远端切除术和脾切除术。病理显示边界清楚的实性肿块，直径约 5 cm，证实为实性浆液性腺瘤（图 2）。

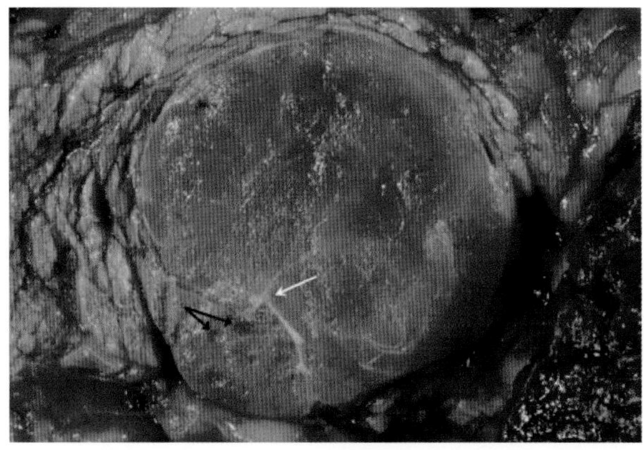

图 2 大体标本显示胰尾部表面光滑的实性肿块。注意肿块内可见细微的中央瘢痕（白色箭头）和局灶性小囊肿（黑色箭头），为诊断浆液性腺瘤的重要依据

教学重点

实性浆液性腺瘤是浆液性囊腺瘤的罕见亚型，其影像学特征与神经内分泌肿瘤有重叠之处。

参考文献

1. Hruban RH, Pittman MB, Klimstra DS. Tumors of the pancreas, 4th series. Washington, DC: American Registry of Pathology Press; 2007.
2. Perez-Ordonez B, Naseem A, Lieberman PH, Klimstra DS. Solid serous adenoma of the pancreas. The solid variant of serous cystadenoma? Am J Surg Pathol. 1996;20(11):1401–5.
3. Machado MC, Machado MA. Solid serous adenoma of the pancreas: an uncommon but important entity. Eur J Surg Oncol. 2008;34(7):730–3. doi:10.1016/j.ejso.2008.03.009.
4. Hayashi K, Fujimitsu R, Ida M, Sakamoto K, Higashihara H, Hamada Y, et al. CT differentiation of solid serous cystadenoma vs endocrine tumor of the pancreas. Eur J Radiol. 2012;81(3):e203–8. doi:10.1016/j.ejrad.2011.01.111.
5. Sahara S, Kawai N, Sato M, Ikoma A, Minamiguchi H, Nakai M, et al. Differentiation of pancreatic serous cystadenoma from endocrine tumor and intraductal papillary mucinous neoplasm based on washout pattern on multiphase CT. J Comput Assist Tomogr. 2012;36(2):231–6. doi:10.1097/RCT.0b013e3182483bb7.

病例 65 异位脾

Javad Azadi，Atif Zaheer
李洪梅 译 叶 靖 校

临床病史

男性，66 岁，腹部影像检查偶然发现胰尾部肿块。

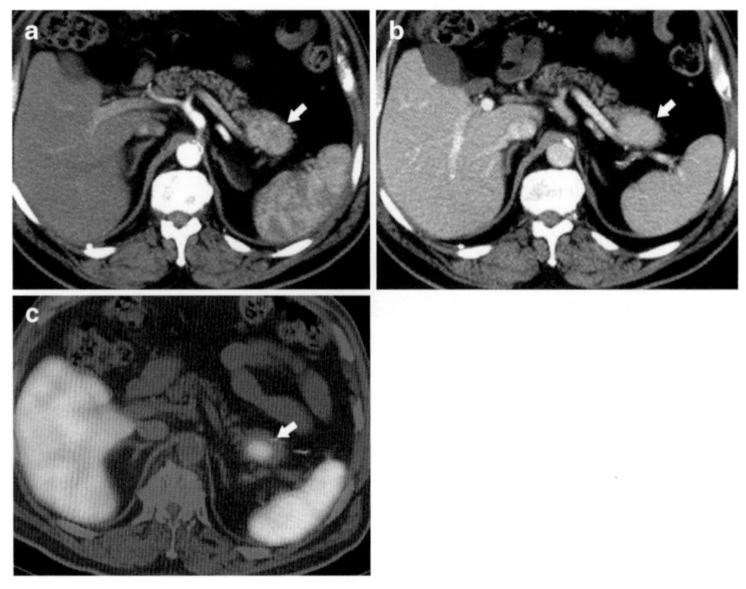

图 1

影像表现

CT 增强动脉期横断位图像显示胰尾部不均匀强化的肿块（图 1a，箭头），门静脉期呈均匀强化（图 1b，箭头），肿块在各期相的强化方式与毗邻的脾一致。对该患者行 Tc-99m 硫胶体融合 SPECT/CT（图 1c）成像，显示胰尾部肿块的示踪剂摄取特点也与脾相似。

鉴别诊断

异位脾（胰内脾），胰腺神经内分泌肿瘤，胰腺转移瘤。

诊断

异位脾（胰内脾）。

讨论

异位脾是由于胚胎形成过程中脾芽融合失败所致，有 10% ～ 16% 的患者是偶然发现[1]。异位脾也可能与术后或创伤有关，可发生在腹部的任何部位，甚至胸腔。CT 鉴别胰腺内异位脾和胰腺神经内分泌肿瘤存在着困难，但因为临床上对这两种疾病的处理截然不同，故二者的鉴别又至关重要。诊断胰腺内异位脾的影像表现包括位置沿胰尾部背面，强化方式与正常脾相似（图 1）[2]。虽然硫胶体扫描历来是明确诊断的影像学技术（图 1c），但 CT 和 MRI 均可用于准确诊断异位脾。

弥散加权成像（DWI）可鉴别胰腺内异位脾与小的胰腺实性肿瘤。当病灶的 DWI 信号与相邻的脾信号相似时，其诊断的灵敏度和特异度分别接近 100% 和 91%[3]（图 2）。

教学重点

当肿块发生在胰尾背面，且与正常脾的强化方式相似时，即可高度提示异位脾。对不确定的病例，可行硫胶体闪烁显像以明确诊断。

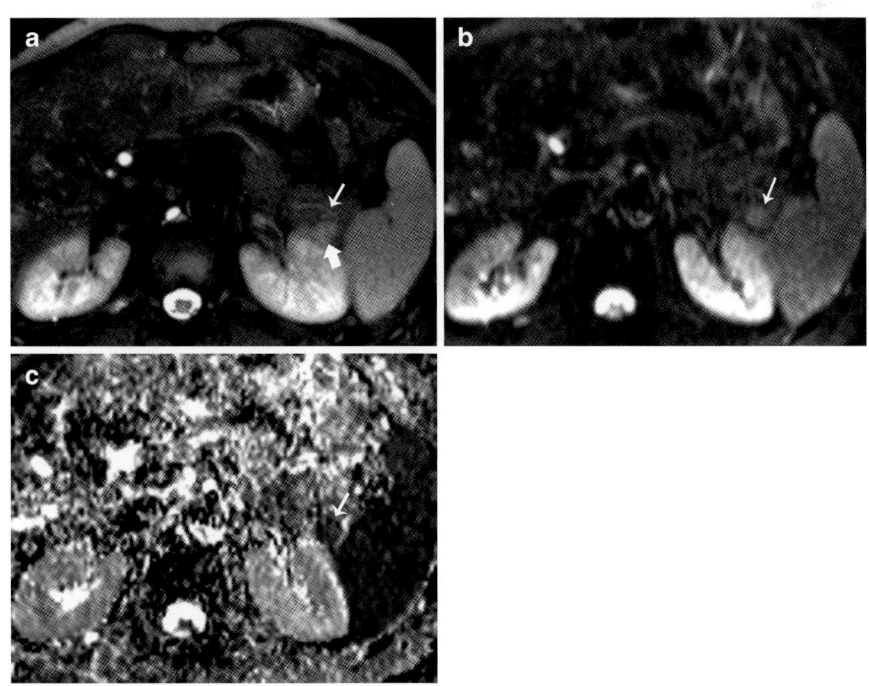

图 2　类似病例。34 岁男性，异位脾。MRI T2WI 图像显示近胰尾部边界清楚的实性肿块（**a**，粗箭头），其信号强度与邻近脾的信号相似，并可见脾动脉的分支为肿块供血（**a**，细箭头）。弥散加权成像（**b**，箭头）和表观弥散系数（ADC）（**c**，箭头）图像上，肿块的信号特征与脾相似

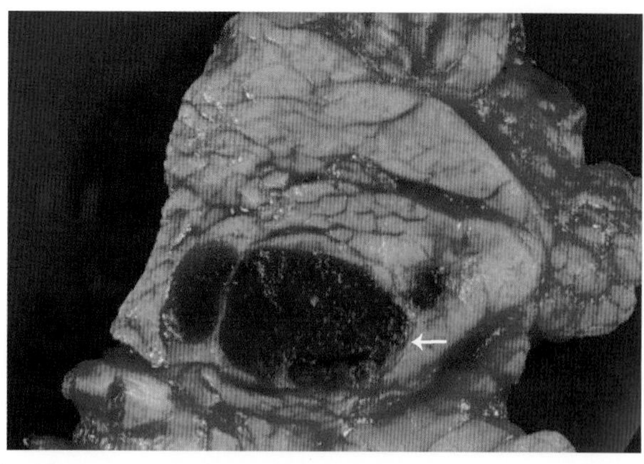

图 3　胰腺内异位脾。大体标本显示胰尾背面深红色肿块，切面呈海绵状（箭头）

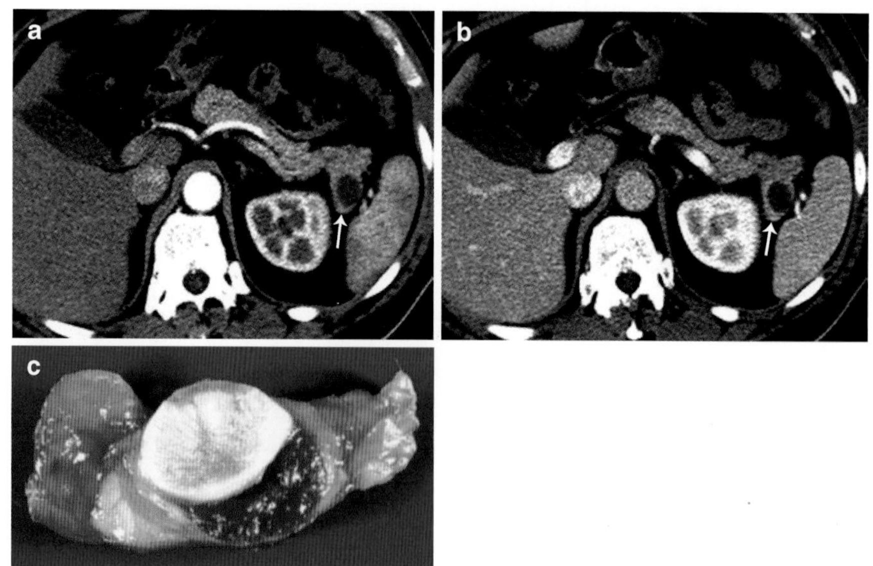

图 4　类似病例。47 岁女性，异位脾合并表皮样囊肿。CT 增强动脉期横断位像显示胰腺后壁一囊性肿块，呈不均匀强化（**a**，箭头），与脾类似。增强静脉期显示胰腺后壁的强化更均匀（**b**，箭头），也与脾的强化相似。术后标本（**c**）显示表皮样囊肿光亮的白色小梁状壁，也可见到位于其后面的新月形暗红色的脾组织，异位脾位于胰腺实质内

参考文献

1. Mortele KJ, Mortele B, Silverman SG. CT features of the accessory spleen. AJR Am J Roentgenol. 2004;183(6):1653–7. doi:10.2214/ajr.183.6.01831653.
2. Coquia SF, Kawamoto S, Zaheer A, Bleich KB, Blackford AL, Hruban RH, et al. Intrapancreatic accessory spleen: possibilities of computed tomography in differentiation from nonfunctioning pancreatic neuroendocrine tumor. J Comput Assist Tomogr. 2014;38(6):874–8. doi:10.1097/RCT.0000000000000127.
3. Jang KM, Kim SH, Lee SJ, Park MJ, Lee MH, Choi D. Differentiation of an intrapancreatic accessory spleen from a small (<3-cm) solid pancreatic tumor: value of diffusion-weighted MR imaging. Radiology. 2013;266(1):159–67. doi:10.1148/radiol.12112765.

病例 66 与肠旋转不良相关的胰腺假肿块

Javad Azadi，Atif Zaheer
李洪梅 译 叶 靖 校

临床病史

女性，57 岁，因重症肌无力检查时意外发现胰头部肿块。

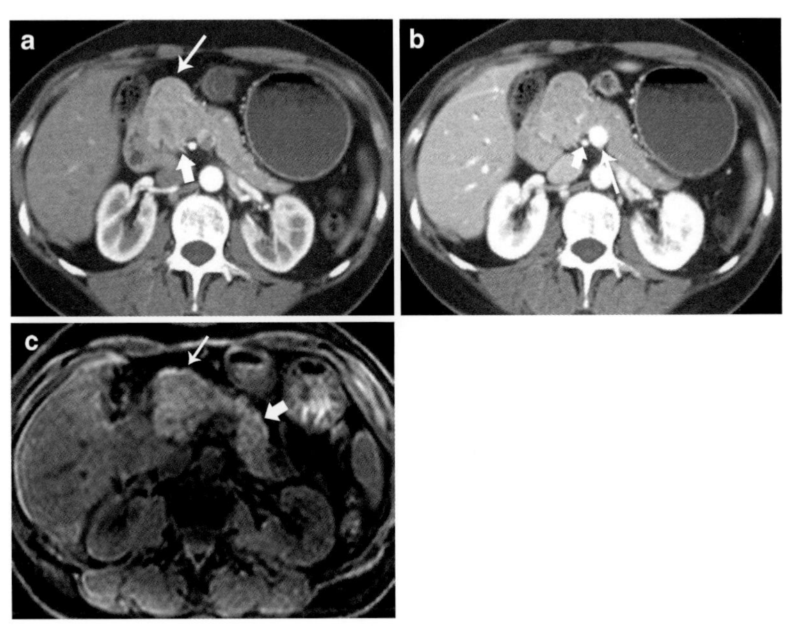

图 1

影像表现

CT 增强动脉期横断位像可见胰头增大呈球形（图 1a，细箭头），并有钩突发育不全（图 1a，粗箭头），CT 增强静脉期横断位像可见肠系膜上动脉（图 1b，粗箭头）与肠系膜上静脉（图 1b，细箭头）位置反转。增大胰头的密度和强化在增强的两个期相都与邻近的胰腺实质相似。在左上腹部未见到空肠肠袢，而是可见大肠旋转不良（图像未显示）。MRI T1WI 平扫图像（图 1c）显示胰头部（图 1c，细箭头）与胰尾部（图

1c，粗箭头）的信号强度无差别。

鉴别诊断

神经内分泌肿瘤，与肠旋转不良相关的胰腺假肿块。

诊断

与肠旋转不良相关的胰腺假肿块。

讨论

肠旋转不良是一种先天性异常，常偶然发现，成人以非特异性腹痛为特征[1]。影像表现为右侧腹部出现小肠，左侧腹部出现大肠，肠系膜上动、静脉位置反转。完全性肠旋转不良常伴有胰腺的外形轮廓异常，如钩突发育不全/发育不良（图1）和胰腺缩短[2]。此类患者中，最常见的胰腺异常是钩突发育不全/发育不良，伴有胰头外形轮廓异常，类似肿块形成。这些异常包括球状胰头伴有过多胰腺组织位于前方（图1），或是细长的胰头伴有过多的胰腺组织位于侧方，或两者兼有。假性肿块的密度和强化与邻近的正常胰腺实质相似。MRI T1WI脂肪抑制图像上假性肿块的信号强度也与正常的胰腺实质相似（图1c）。

图1所示患者行胰十二指肠切除术，病理证实为正常胰腺组织。

教学重点

肠旋转不良会导致胰腺外形轮廓变化，不应与胰腺肿瘤相混淆。

参考文献

1. Balthazar EJ. Intestinal malrotation in adults. Roentgenographic assessment with emphasis on isolated complete and partial nonrotations. AJR Am J Roentgenol. 1976;126(2):358–67. doi:10.2214/ajr.126.2.358.
2. Zissin R, Rathaus V, Oscadchy A, Kots E, Gayer G, Shapiro-Feinberg M. Intestinal malrotation as an incidental finding on CT in adults. Abdom Imaging. 1999;24(6):550–5.
3. Chandra J, Grierson C, Bungay H. Normal variations in pancreatic contour are associated with intestinal malrotation and can mimic neoplasm. Clin Radiol. 2012;67(12):1187–92. doi:10.1016/j.crad.2011.11.021.

病例 67 环状胰腺

Javad Azadi，Atif Zaheer
李洪梅 译 叶 靖 校

临床病史

男性，30 余岁，急性胰腺炎。

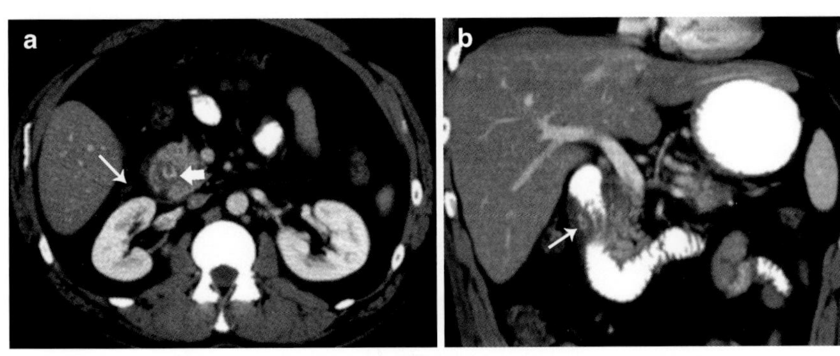

图 1

影像表现

CT 增强横断位像可见胰腺组织包绕十二指肠第二部（降部），内见高密度的口服对比剂影（图 1a，粗箭头），胰周可见少量积液和脂肪堆积（图 1a，细箭头），符合急性胰腺炎的表现。CT 增强冠状位图像显示胰腺组织包绕十二指肠（图 1b，箭头）伴肠壁水肿。

鉴别诊断

环状胰腺，胰周淋巴结转移。

诊断

环状胰腺伴急性胰腺炎。

讨论

环状胰腺是一种罕见的先天性异常，发病率约为1/2000，以胰腺组织呈环形环绕十二指肠第二部（降部）为特征[1]。这种异常源于胚胎发育时期。在胚胎形成的第4周，十二指肠内胚层的腹侧和背侧外突形成，这些外突会在以后形成胰腺，因此也称为腹侧和背侧的胰腺间叶原基。腹侧原基形成腹侧胰腺、胆管和胆囊，而背侧原基则形成背侧胰腺和导管。正常情况下，腹侧胰腺应围绕十二指肠顺时针旋转，并与背侧胰腺融合[2]，如果这个过程失败，可导致各种先天性异常，包括胰腺分裂和环状胰腺（胰腺实质环绕十二指肠）。

环状胰腺的形成主要有两种理论，Lecco认为环状胰腺的形成是由右腹胰芽与十二指肠壁粘连所致，而Baldwin则认为左腹胰芽的持续存在可能是环状胰腺形成的原因[3]。

环状胰腺可单独发生，也可伴发于VACTERL综合征（V，椎体异常；A，肛门闭锁；C，心血管异常；T，气管食管瘘；E，食管闭锁；R，肾功能异常；L，肢体缺陷）[4]。

胰腺组织完全包绕十二指肠可能导致十二指肠梗阻[5]。行十二指肠-十二指肠吻合术或十二指肠-空肠吻合术，可将部分十二指肠连同环状胰腺组织整体切除。在无梗阻的情况下，环状胰腺可能是偶然发现的，或与消化性溃疡、胆道梗阻有关，或偶尔表现为急性胰腺炎[6]，CT和MRI上基本可以诊断，可以明确胰腺组织包绕十二指肠（图1和2）。

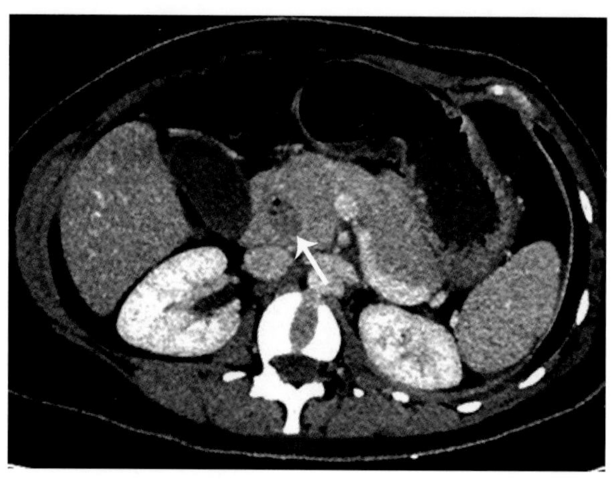

图2　类似病例。环状胰腺，CT增强横断位像可见充气的十二指肠袢（箭头）被正常的胰腺组织包绕

教学重点

环状胰腺在成年患者中少见，在横断位图像上可见正常胰腺组织环绕十二指肠降部。

参考文献

1. Mortele KJ, Rocha TC, Streeter JL, Taylor AJ. Multimodality imaging of pancreatic and biliary congenital anomalies. Radiographics. 2006;26(3):715–31. doi:10.1148/rg.263055164.
2. Pandol S. The exocrine pancreas. San Rafael: Morgan & Claypool Life Sciences; 2010.
3. Kamisawa T, Yuyang T, Egawa N, Ishiwata J, Okamoto A. A new embryologic hypothesis of annular pancreas. Hepato-Gastroenterology. 2001;48(37):277–8.
4. Reutter H, Gurung N, Ludwig M. Evidence for annular pancreas as an associated anomaly in the VATER/VACTERL association and investigation of the gene encoding pancreas specific transcription factor 1A as a candidate gene. Am J Med Genet A. 2014;164A(6):1611–3. doi:10.1002/ajmg.a.36479.
5. Berrocal T, Torres I, Gutierrez J, Prieto C, del Hoyo ML, Lamas M. Congenital anomalies of the upper gastrointestinal tract. Radiographics. 1999;19(4):855–72. doi:10.1148/radiographics.19.4.g99jl05855.
6. Jarry J, Wagner T, Rault A, Sa Cunha A, Collet D. Annular pancreas: a rare cause of acute pancreatitis. JOP. 2011;12(2):155–7.

病例 68 胰腺尾部裂

Javad Azadi，Atif Zaheer
李洪梅 译 叶 靖 校

临床病史

女性，60 岁，黑色素瘤治疗前行肿瘤分期检查。

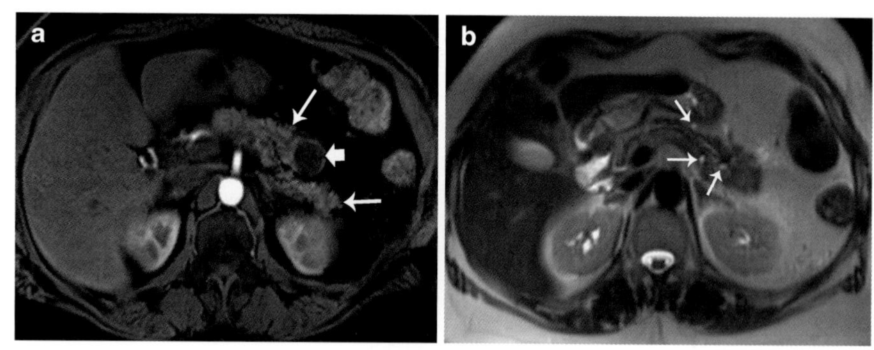

图 1

影像表现

MRI T1WI 增强横断位图像可见胰腺尾部分裂（图 1a，细箭头），前尾可见一囊肿（图 1a，粗箭头）。T2WI 图像可见多个小囊性病变（图 1b，箭头）。

鉴别诊断

胰腺尾部裂（胰腺两歧）伴偶发囊性病变（可能为 IPMN）。

诊断

胰腺尾部裂（胰腺两歧）伴偶发囊性病变（可能为 IPMN）。

讨论

胰腺尾部裂是一种极其罕见的解剖变异，在文献中也只有很少的几例报道[1]，因其外观类似鱼尾，也被称为“鱼尾胰腺”。大多数胰腺畸形都表现为移行或融合异常，而胰腺尾部裂是由部分腹侧胰腺原基退化失败导致的，在腹侧胰腺原基发育过程中最初有两个叶和两个导管，其中一个叶占主导地位形成胰腺的头部，另一个叶及其导管最终退行成为钩突。胰腺尾部裂可能是胰腺其中一个腹侧叶退化失败的结果[1]，同样，胰腺尾部裂也导致主胰管分支的异常，形成背侧和腹侧胰尾两支胰管[2]。

胰腺尾部裂很少见，通常是患者由于其他原因做影像检查时偶然发现。据报道，当发生急性胰腺炎时，两尾中仅有一尾会发病[3]，这种情况的发生率和长期随访情况仍不清楚。在影像上，两个尾部的密度和信号特征是相同的（图 1）。图 1 中所示患者的囊性病变由于其多样性、形态并与胰管系统相通等特点，推测可能为 IPMN（导管内乳头状黏液性肿瘤），但对该患者没有随访，故无法对病变做进一步的评估。

教学重点

胰腺尾部裂是一种罕见的解剖变异，通常无症状。

参考文献

1. Dinter D, Lohr JM, Neff KW. Bifid tail of the pancreas: benign bifurcation anomaly. AJR Am J Roentgenol. 2007;189(5):W251–3. doi:10.2214/AJR.05.1453.
2. Low G, Panu A, Millo N, Leen E. Multimodality imaging of neoplastic and nonneoplastic solid lesions of the pancreas. Radiographics. 2011;31(4):993–1015. doi:10.1148/rg.314105731.
3. Koyasu S, Isoda H, Nakase H, Kodama Y, Chiba T, Togashi K. Bifid tail of the pancreas with localized acute pancreatitis. Magn Reson Med Sci. 2013;12(4):315–8.

病例 69 异位胰腺

William Laxton
李洪梅 译 叶 靖 校

临床病史

女性，45 岁，偶然发现十二指肠肿块。

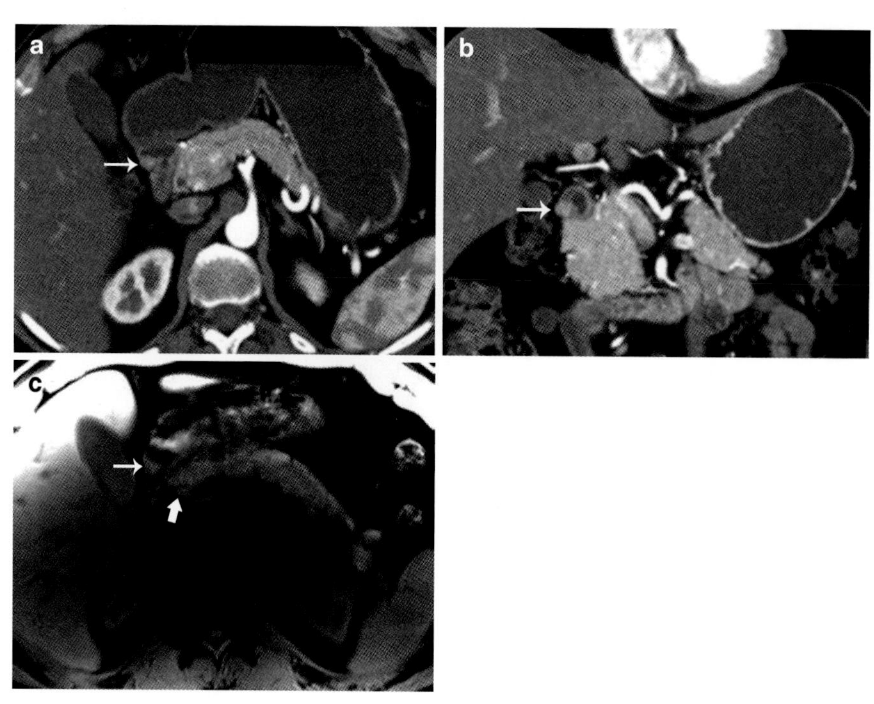

图 1

影像表现

CT 增强动脉期横断位（图 1a）和冠状位（图 1b）图像显示十二指肠降部内一结节状明显强化病变（图 1a 和 b，箭头）。MRI T1WI 平扫脂肪抑制序列图像显示十二指肠降部内一结节状 T1 高信号影（图 1c，细箭头），其信号与胰腺信号相似（图 1c，粗箭头）。

鉴别诊断

胃肠道间质瘤，十二指肠类癌，淋巴瘤，转移瘤，异位胰腺。

诊断

十二指肠内异位胰腺。

讨论

异位胰腺又称异常胰腺、副胰腺或畸变胰腺，是指与主胰腺之间缺乏解剖和血管连续性的胰腺组织。异位胰腺组织可发生在胃肠道的任何部位，最常见于胃窦大弯（占 26% ～ 38%），其次是十二指肠（占 28% ～ 36%）和空肠（占 16%）[1]。

异位胰腺的发病率为 0.6% ～ 13.7%，在上腹手术中的发现率约为 1/500，在胃切除术中的发现率约为 0.9%[2-3]。典型者大小通常为 0.5 ～ 2.0 cm，少数可达 5 cm。

一些理论认为，异位胰腺组织的形成是在胚胎旋转和融合过程中，胚胎发育期的胰腺组织可能分离，与胃、十二指肠或肠壁融合[4]。

异位胰腺组织所包含的组织成分不定，可包含正常胰腺的部分或全部成分，如腺泡、导管和朗格罕斯胰岛[5]。异位胰腺通常无症状，但具有功能时，异位胰腺与正常的胰腺组织一样，也具有发生炎症和肿瘤的风险[6]，如异位胰腺炎、溃疡、出血、肠套叠、异位胰腺癌和神经内分泌肿瘤均可发生，并出现临床症状[6-8]。

增强 CT 中，当异位胰腺组织由密集的腺泡组成时，增强方式可能与正常胰腺相似（图 1），但如果异位组织主要由导管和肥厚的肌肉组成，增强可能会较差或不均匀。其他有助于鉴别异位胰腺与胃肠道间质瘤或平滑肌瘤的 CT 特征包括：病灶位于幽门前窦或十二指肠（图 2）、腔内生长、边界不清（图 3）、上覆黏膜明显强化、长径与短径比大于 1.4[3, 6, 9]。

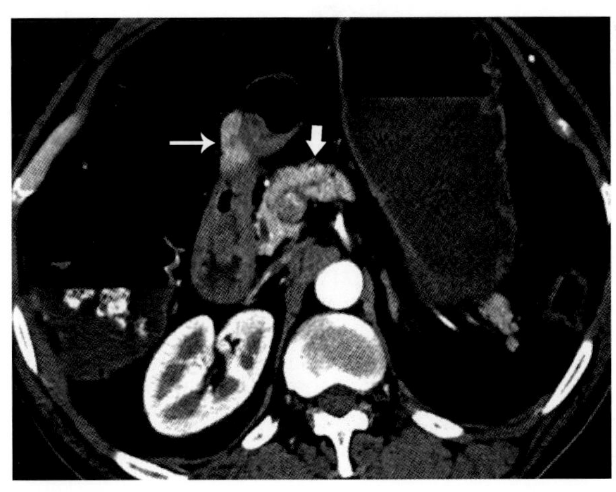

图 2　类似病例。中年男性患者，异位胰腺。CT 增强动脉期横断位图像显示近胃窦异位胰腺组织（细箭头），密度与胰腺相似（粗箭头）

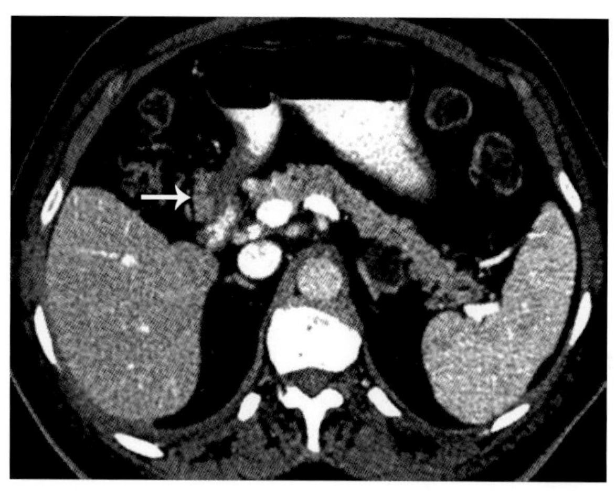

图 3 类似病例。73 岁男性患者，异位胰腺。CT 增强动脉期横断位图像显示近胃幽门异位胰腺组织（箭头），边界不清

MRI 的所有序列（图 1），包括弥散加权成像图像上，异位组织与正常胰腺信号均相等。如 MRCP 检查发现异位胰腺导管，则更能明确诊断[4]。

无症状患者不需要治疗，对于有症状的患者，内镜或手术切除仍然是最终的治疗方法。

图 1 所示的患者行内镜活检，显示为异位胰腺。

教学重点

异位胰腺组织可以发生在胃肠道的任何部位，最常见的部位是胃窦大弯，其次是十二指肠和空肠。

参考文献

1. Mortele KJ, Rocha TC, Streeter JL, Taylor AJ. Multimodality imaging of pancreatic and biliary congenital anomalies. Radiographics. 2006;26(3):715–31. doi:10.1148/rg.263055164.
2. Lai EC, Tompkins RK. Heterotopic pancreas. Review of a 26 year experience. Am J Surg. 1986;151(6):697–700.
3. Wei R, Wang QB, Chen QH, Liu JS, Zhang B. Upper gastrointestinal tract heterotopic pancreas: findings from CT and endoscopic imaging with histopathologic correlation. Clin Imaging. 2011;35(5):353–9. doi:10.1016/j.clinimag.2010.10.001.
4. Silva AC, Charles JC, Kimery BD, Wood JP, Liu PT. MR Cholangiopancreatography in the detection of symptomatic ectopic pancreatitis in the small-bowel mesentery. AJR Am J Roentgenol. 2006;187(2):W195–7. doi:10.2214/AJR.04.1756.
5. Cho JS, Shin KS, Kwon ST, Kim JW, Song CJ, Noh SM, et al. Heterotopic pancreas in the stomach: CT findings. Radiology. 2000;217(1):139–44. doi:10.1148/radiology.217.1.r00oc09139.
6. O'Malley RB, Maturen KE, Al-Hawary MM, Mathur AK. Case of the season: ectopic pancreas. Semin Roentgenol. 2013;48(3):188–91. doi:10.1053/j.ro.2013.03.011.
7. Yu J, Turner MA, Fulcher AS, Halvorsen RA. Congenital anomalies and normal variants of the pancreaticobiliary tract and the pancreas in adults: part 2, Pancreatic duct and pancreas. AJR Am J Roentgenol. 2006;187(6):1544–53. doi:10.2214/AJR.05.0774.
8. Yuan Z, Chen J, Zheng Q, Huang XY, Yang Z, Tang J. Heterotopic pancreas in the gastrointestinal tract. World J Gastroenterol. 2009;15(29):3701–3.
9. Kim JY, Lee JM, Kim KW, Park HS, Choi JY, Kim SH, et al. Ectopic pancreas: CT findings with emphasis on differentiation from small gastrointestinal stromal tumor and leiomyoma. Radiology. 2009;252(1):92–100. doi:10.1148/radiol.2521081441.

病例 70 胰腺动静脉畸形

William Laxton
李洪梅 译 叶 靖 校

临床病史

中年男性，偶然发现胰腺异常。

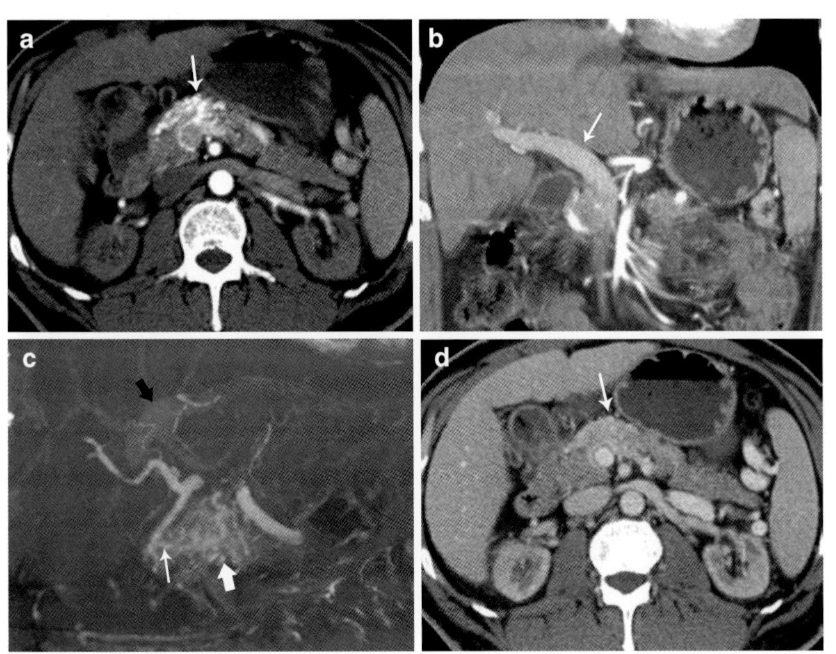

图 1

影像表现

CT 增强动脉期横断位图像显示胰头区多发强化的异常血管影（图 1a，箭头）。在增强动脉期冠状位图像上可见到门静脉早期显影（图 1b，箭头）。冠状位最大密度投影（MIP）图像显示来自胃十二指肠动脉的供血血管（图 1c，细箭头）引流至强化区（图 1c，白色粗箭头），并可见门静脉早期强化（图 1c，黑色粗箭头），其强化特征与 CT 增强静脉期横断位图像的血池强化一致（图 1d，箭头）。

鉴别诊断

胰腺神经内分泌肿瘤，富血供转移瘤，门静脉侧支伴门静脉血栓形成，动静脉畸形。

诊断

胰腺动静脉畸形。

讨论

胃肠道动静脉畸形多见于盲肠和升结肠，胰腺动静脉畸形很少见，英文文献报道不足 100 例[1]。胰腺区的动静脉畸形为肝动脉、胃十二指肠动脉或肠系膜上动脉与门静脉之间的异常相通，表现为混杂的动静脉血管团。90% 以上的动静脉畸形是先天性的，其中 10% ～ 30% 与 Osler-Weber-Rendu 综合征有关[2]，获得性动静脉畸形则是由急性胰腺炎、肿瘤和创伤后的损伤引起的，最常见的部位是胰头，其次是胰体、胰尾，以及整个胰腺[3]。

胰腺动静脉畸形大多无症状。如出现症状，多表现为胃肠道出血、腹痛和复发性胰腺炎[3-4]。

本病可以通过超声、增强 CT 或 MRI 进行诊断。超声上，动静脉畸形在灰度图像上表现为低回声，在多普勒图像上可见门静脉的搏动血流。增强 CT 和 MRI 动脉期图像出现门静脉的早期强化（图 1）。三维 CT 成像最大密度投影技术能够发现供血血管，有助于术前制订手术方案（图 1c）。MRI T2WI 图像上可见流空信号，为快速血流特有的征象。对于有出血症状的患者，常规的血管造影可用于明确诊断、经动脉栓塞和控制出血，也可手术切除以防止门静脉高压的发生[2]。此外，还可选择经颈静脉肝内门体静脉分流术（TIPS）和放射治疗等治疗方式，并常规随访以评估门脉高压。

教学重点

动静脉畸形的典型特征为早期强化的杂乱血管团和动脉期内的门静脉早期显影。

参考文献

1. Hansen W, Maximin S, Shriki JE, Bhargava P. Multimodality imaging of pancreatic arteriovenous malformation. Curr Probl Diagn Radiol. 2015;44(1):105–9. doi:10.1067/j.cpradiol.2014.08.001.
2. Nishiyama R, Kawanishi Y, Mitsuhashi H, Kanai T, Ohba K, Mori T, et al. Management of pancreatic arteriovenous malformation. J Hepato-Biliary-Pancreat Surg. 2000;7(4):438–42. doi:10.1007/s005340050214.
3. Song KB, Kim SC, Park JB, Kim YH, Jung YS, Kim MH, et al. Surgical outcomes of pancreatic arteriovenous malformation in a single center and review of literature. Pancreas. 2012;41(3):388–96. doi:10.1097/MPA.0b013e31822a25cc.
4. Lee M, Marusawa H, Yamashita Y. Education and imaging. Gastrointestinal: recurrent pancreatitis due to pancreatic arteriovenous malformation. J Gastroenterol Hepatol. 2015;30(1):2. doi:10.1111/jgh.12815.

病例 71 胰腺错构瘤

William Laxton

曹海媚 译 吴元魁 校

临床病史

中年男性，腹部隐痛。

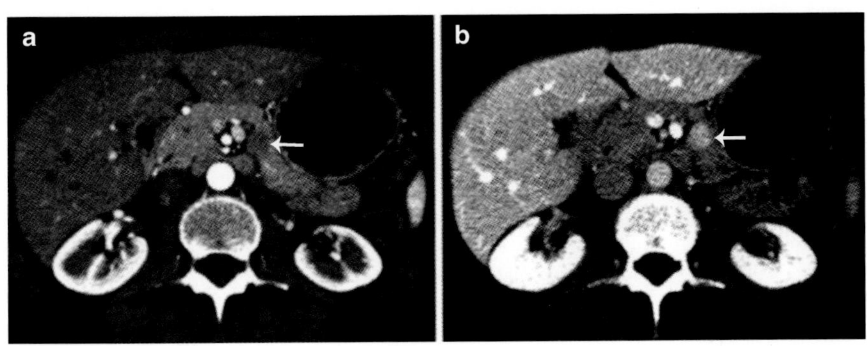

图 1

影像表现

上腹部 CT 增强动脉早期横断位图像示胰腺体部边界清楚的低密度病灶（图 1a，箭头），静脉期该病灶显著强化（图 1b，箭头）。

鉴别诊断

胰腺神经内分泌肿瘤，胰腺转移瘤，实性浆液性囊腺瘤，胰腺异位脾。

诊断

胰腺错构瘤。

讨论

胰腺错构瘤是一种罕见的良性病变，在所有胰腺肿瘤中发生率＜ 1%[1]。该肿瘤是由胰腺内固有的细胞和组织局部过度生长引起[9]，由胰腺本身的组织（如脂肪、纤维组织、平滑肌）和良性的胰腺内、外分泌细胞杂乱无章排列而成[2]。

胰腺错构瘤可发生在 34 周到 62 岁之间的任何年龄，平均发病年龄为 40 ～ 50 岁，男性略多[3]。本病可发生于胰腺的任何位置。经手术切除的病灶平均大小约 4 cm[3]。大多数患者临床症状隐匿或无症状，通常为偶然发现[3]。

胰腺错构瘤的影像学表现可存在很大差异。超声检查可显示为胰腺内高回声实性肿块，伴或不伴有囊变[4]。CT 的影像学特征可表现为境界清晰的囊性肿块，也可表现为不均匀或明显强化的等 / 低密度实性肿块（图 1）。同样，其 MRI 表现也缺乏特异性[5-7]。

胰腺错构瘤术前诊断困难，通常依赖术后病理确诊[3]。

组织学上胰腺错构瘤可分为囊实性、实性两个亚型[3, 6, 8-9]。图 1 中的患者由于怀疑为神经内分泌肿瘤进行了胰腺远端切除术，病理显示为良性错构瘤（图 2）。

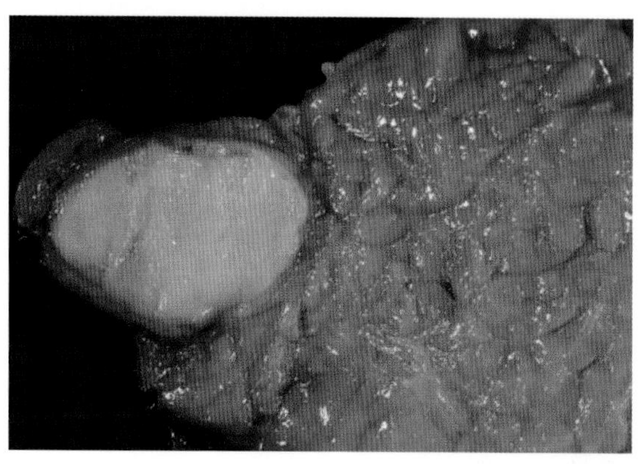

图 2　大体病理标本显示境界清楚的白棕色病变，符合错构瘤表现

教学重点

胰腺错构瘤是罕见的良性病变。影像学上表现多样，可表现为囊性病灶到明显强化的实性病灶，术前难以准确诊断。

参考文献

1. Volkan Adsay N. Cystic lesions of the pancreas. Mod Pathol. 2007;20(Suppl 1):S71–93. doi:10.1038/modpathol.3800706.
2. Raman SP, Hruban RH, Cameron JL, Wolfgang CL, Fishman EK. Pancreatic imaging mimics: Part 2, pancreatic neuroendocrine tumors and their mimics. AJR Am J Roentgenol. 2012;199(2):309–18. doi:10.2214/AJR.12.8627.
3. Kim HH, Cho CK, Hur YH, Koh YS, Kim JC, Kim HJ, et al. Pancreatic hamartoma diagnosed after surgical resection. J Korean Surg Soc. 2012;83(5):330–4. doi:10.4174/jkss.2012.83.5.330.
4. Wu SS, Vargas HI, French SW. Pancreatic hamartoma with Langerhans cell histiocytosis in a draining lymph node. Histopathology. 1998;33(5):485–7.
5. Izbicki JR, Knoefel WT, Muller-Hocker J, Mandelkow HK. Pancreatic hamartoma: a benign tumor of the pancreas. Am J Gastroenterol. 1994;89(8):1261–2.
6. Pauser U, da Silva MT, Placke J, Klimstra DS, Kloppel G. Cellular hamartoma resembling gastrointestinal stromal tumor: a solid tumor of the pancreas expressing c-kit (CD117). Mod Pathol. 2005;18(9):1211–6. doi:10.1038/modpathol.3800406.
7. Thrall M, Jessurun J, Stelow EB, Adsay NV, Vickers SM, Whitson AK, et al. Multicystic adenomatoid hamartoma of the pancreas: a hitherto undescribed pancreatic tumor occurring in a 3-year-old boy. Pediatr Dev Pathol. 2008;11(4):314–20. doi:10.2350/07-04-0260.1.
8. Kawakami F, Shimizu M, Yamaguchi H, Hara S, Matsumoto I, Ku Y, et al. Multiple solid pancreatic hamartomas: a case report and review of the literature. World J Gastrointest Oncol. 2012;4(9):202–6. doi:10.4251/wjgo.v4.i9.202.
9. Pauser U, Kosmahl M, Kruslin B, Klimstra DS, Klöppel G. Pancreatic solid and cystic hamartoma in adults: characterization of a new tumorous lesion. Am J Surg Pathol. 2005;29(6):797–800.

病例 72 胰腺髓样癌

William Laxton
曹海媚　译　吴元魁　校

临床病史

中年女性，上腹部隐痛伴体重下降 6 个月。

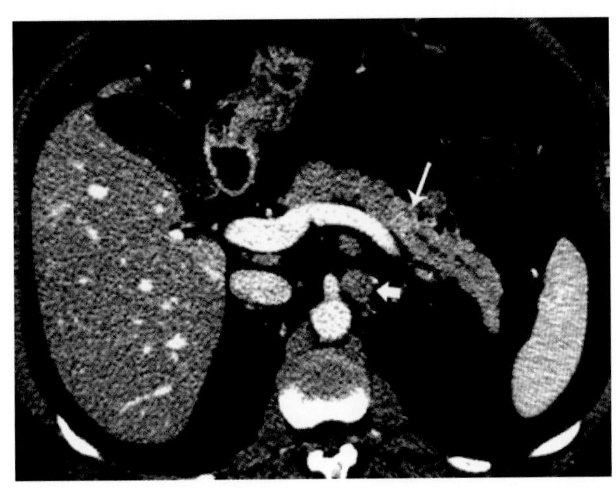

图 1

影像表现

上腹部 CT 增强横断位图像可见胰腺尾部的明显强化小肿块（图 1，细箭头），伴远端扩张主胰管截断，胰腺周围淋巴结肿大（图 1，粗箭头）。

鉴别诊断

胰腺神经内分泌肿瘤（类癌），胰腺转移瘤，不典型胰腺导管腺癌，胰腺错构瘤。

诊断

胰腺髓样癌。

讨论

胰腺髓样癌是胰腺导管腺癌的一种罕见亚型，具有独特的形态和基因学特征[1-2]。在组织学上，肿瘤边界清晰，呈推挤性生长，合胞体生长模式，坏死广泛且基质较少，不同于传统胰腺癌特有的间质促结缔组织增生和硬化[3]。胰腺髓样癌常具有微卫星不稳定性的基因学特征，因此会导致 MLH-1、MSH-2、MSH-6 或 PMS-2 其中一种 DNA 错配修复蛋白的表达丢失[2, 4]。

在病理层面区分胰腺髓样癌有三个重要意义。首先，该分型比传统胰腺导管腺癌的预后更好[5]。其次，胰腺髓样癌患者更倾向于具有癌症易感体质，例如患有遗传性非息肉性结直肠癌的家族中，发生髓质胰腺癌的风险增加[2, 4, 6]。最后，微卫星不稳定的癌，例如胰腺髓样癌，对免疫相关抑制剂治疗更加敏感[4, 7-8]。

目前，仅有少数研究报道了胰腺髓样癌的影像学特点，影像表现多样，鉴别诊断较为困难。

图 1 中的患者接受了胰腺远端切除术，病理显示为胰腺髓样癌，伴胰周淋巴结转移（图 2）。

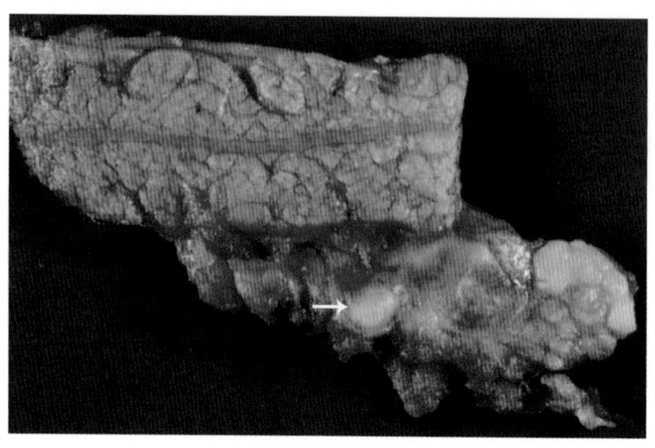

图 2　切除的部分胰腺标本（肿瘤未显示）和胰周脂肪，可见肿大的淋巴结（箭头）

教学重点

胰腺髓样癌是一种罕见的亚型，与传统胰腺导管腺癌相比，具有更强的遗传学特性，预后较好。

参考文献

1. Goggins M, Offerhaus GJ, Hilgers W, Griffin CA, Shekher M, Tang D, et al. Pancreatic adenocarcinomas with DNA replication errors (RER+) are associated with wild-type K-ras and characteristic histopathology. Poor differentiation, a syncytial growth pattern, and pushing borders suggest RER+. Am J Pathol. 1998;152(6):1501–7.

2. Wilentz RE, Goggins M, Redston M, Marcus VA, Adsay NV, Sohn TA, et al. Genetic, immunohistochemical, and clinical features of medullary carcinoma of the pancreas: a newly described and characterized entity. Am J Pathol. 2000;156(5):1641–51. doi:10.1016/S0002-9440(10)65035-3.
3. Hruban RH, Pittman MB, Klimstra DS. Tumors of the pancreas, 4th series. Washington, DC: ARP Press; 2007.
4. Shi C, Hruban RH, Klein AP. Familial pancreatic cancer. Arch Pathol Lab Med. 2009;133(3):365–74. doi:10.1043/1543-2165-133.3.365.
5. Nakata B, Wang YQ, Yashiro M, Nishioka N, Tanaka H, Ohira M, et al. Prognostic value of microsatellite instability in resectable pancreatic cancer. Clin Cancer Res. 2002;8(8):2536–40.
6. Kastrinos F, Mukherjee B, Tayob N, Wang F, Sparr J, Raymond VM, et al. Risk of pancreatic cancer in families with Lynch syndrome. JAMA. 2009;302(16):1790–5. doi:10.1001/jama.2009.1529.
7. Le DT, Uram JN, Wang H, Bartlett BR, Kemberling H, Eyring AD, et al. PD-1 blockade in tumors with mismatch-repair deficiency. N Engl J Med. 2015;372(26):2509–20. doi:10.1056/NEJMoa1500596.
8. Ribic CM, Sargent DJ, Moore MJ, Thibodeau SN, French AJ, Goldberg RM, et al. Tumor microsatellite-instability status as a predictor of benefit from fluorouracil-based adjuvant chemotherapy for colon cancer. N Engl J Med. 2003;349(3):247–57. doi:10.1056/NEJMoa022289.

病例 73 胰腺上皮样血管肉瘤

Christopher Fung
王兰菁 译 吴元魁 校

临床病史

中年女性，间歇性腹痛。

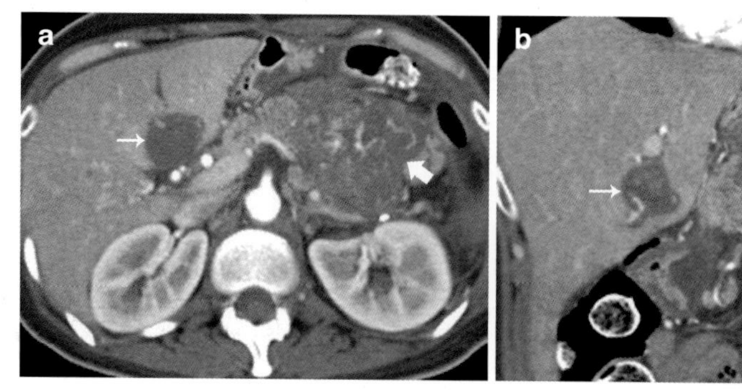

图 1

影像表现

CT 增强动脉期横断位（图 1a）与冠状位（图 1b）图像显示约 10.6 cm 的低密度肿块，血管丰富，累及胰腺体尾部（图 1a、b，粗箭头）。肝右叶另见一约 3 cm 的低密度肿块影，其内亦可见类似的血管强化影（图 1a、b，细箭头）。

鉴别诊断

转移性血管肉瘤，神经内分泌肿瘤，转移性黑色素瘤，间变性淋巴瘤，上皮样肉瘤。

诊断

转移性上皮样血管肉瘤–胰腺原发。

讨论

肉瘤大多发生在软组织中，发在胰腺者较为罕见。原发于胰腺的肉瘤恶性程度较高，生长迅速[1]，其中最常见的是平滑肌肉瘤，但英文文献也已报道了 3 例胰腺原发的血管肉瘤[2]，这种肿瘤具有血管内皮分化。由于相当罕见，胃肠道血管肉瘤的潜在病因也仅仅是推测，在以往腹腔内血管肉瘤的报道中认为可能与炎症前状态（如胆石症）、接触化学试剂（如氯乙烯和二氧化钍）或既往放疗史等因素相关[3]。

胃肠道血管肉瘤侵袭性较高，但临床表现通常无明显特异性，如胃肠道出血、贫血、肠梗阻、体重减轻和腹痛，因此通常在疾病晚期才被发现，预后很差，有研究指出 6 个月生存率为 0，而另一些研究表明其平均生存期仅为 3 ～ 11 个月[2-3]。

胰腺平滑肌肉瘤的影像表现为均匀或不均匀的肿块，增强扫描血供丰富。如图 1 病例所示，具有多条供血血管的侵袭性肿块并不是胰腺恶性肿瘤的典型征象，如神经内分泌肿瘤、黑色素瘤转移。本病的影像表现可能更类似于肝血管肉瘤[4]。该患者接受了胰腺远端切除术，病理结果显示为上皮样血管肉瘤。

教学重点

胰腺原发性血管肉瘤是一种罕见肿瘤，预后差。影像学检查显示其具有侵袭性的恶性征象。

参考文献

1. Allison KH, Yoder BJ, Bronner MP, Goldblum JR, Rubin BP. Angiosarcoma involving the gastrointestinal tract: a series of primary and metastatic cases. Am J Surg Pathol. 2004;28(3):298–307.
2. Csiszko A, Laszlo I, Palatka K, Szabo KG, Kanyari Z, Bidiga L, et al. Primary angiosarcoma of the pancreas mimicking severe acute pancreatitis – case report. Pancreatology. 2015;15(1):84–7. doi:10.1016/j.pan.2014.11.008.
3. Seth AK, Argani P, Campbell KA. Angiosarcoma of the pancreas: discussion of a rare epithelioid neoplasm. Pancreas. 2008;37(2):230–1. doi:10.1097/MPA.0b013e318164a1c9.
4. Qiu LL, Yu RS, Chen Y, Zhang Q. Sarcomas of abdominal organs: computed tomography and magnetic resonance imaging findings. Semin Ultrasound CT MR. 2011;32(5):405–21. doi:10.1053/j.sult.2011.04.003.

病例 74 血管活性肠肽瘤

Christopher Fung

王兰菁 译 吴元魁 校

临床病史

女性，70 岁，面色潮红、反复水样腹泻伴体重减轻 1 年。

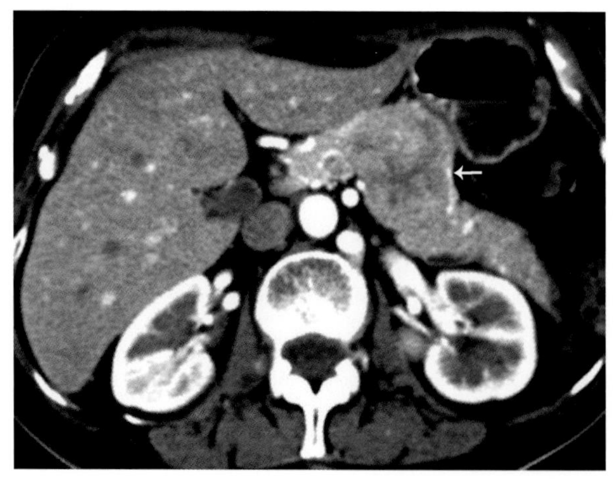

图 1

影像表现

CT 增强动脉期横断位图像显示胰尾部约 5 cm 的外生性肿块（图 1，箭头），血供丰富，中央区域强化程度稍弱。

鉴别诊断

功能性胰腺神经内分泌肿瘤，实性浆液性囊腺瘤，胰腺转移瘤，腺泡细胞癌。

诊断

功能性胰腺神经内分泌肿瘤（血管活性肠肽瘤）。

讨论

血管活性肠肽瘤是分化良好的胰腺神经内分泌肿瘤，功能活跃并分泌血管活性肽，而胰岛细胞通常不分泌该蛋白。血管活性肠肽瘤通常在 50 ～ 60 岁出现，无明显性别差异。临床上，患者可表现为水样腹泻、低血钾、胃酸缺乏，即 WDHA 综合征（又称 Verner Morrison 综合征、胰性霍乱综合征）。尽管禁食，每天的腹泻量仍可能大于 6 ～ 8 L，因此可能导致严重的脱水[1]。

血管活性肠肽瘤非常罕见，发病率约占所有功能性胰腺神经内分泌肿瘤的 10%[2]。该病的发病与神经纤维瘤病或 von Hippel-Lindau（VHL）综合征无关。然而在极少数情况下，患有多发性内分泌腺瘤病 Ⅰ 型（MEN-1）综合征的患者会发生血管活性肠肽瘤[3]。

在影像学上，血管活性肠肽瘤通常表现为孤立的病变，胰尾部常见。95% 发生在胰腺内部，本病较易转移，70% ～ 80% 的患者在初次就诊时即已发生转移。血管活性肠肽瘤影像学特征与其他神经内分泌肿瘤相似，即 CT 增强明显强化（尤其在动脉期），病变较大时病灶中央囊变、坏死（图 1 和 3）、纤维化、钙化；磁共振上表现为 T1WI 低信号，T2WI 高信号，增强后表现与 CT 一致[1, 4]。

图 1 所示的患者接受了胰腺远端切除术（图 2），然而术后 3 年再次出现水样腹泻的症状，并发现肿瘤已转移至肝。随后该患者使用生长抑素类药物治疗 2 年效果良好，直到病情恶化需要化疗。

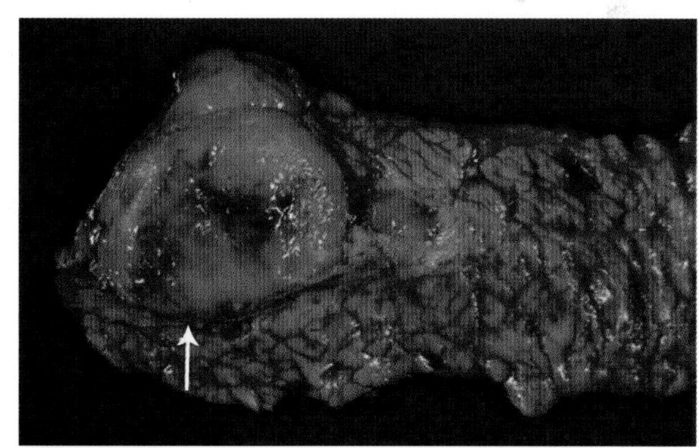

图 2　图 1 患者的大体标本显示胰尾部肿块，病灶中央出血明显，与 CT 图像所示中央强化减低相对应。主胰管（箭头）与肿块无相通，管径正常

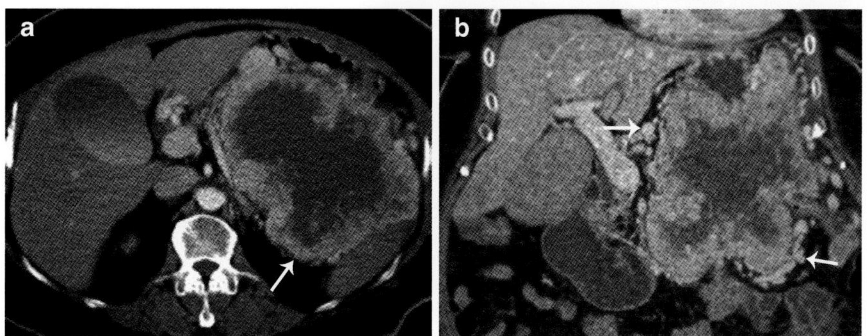

图 3　类似病例。女性，46 岁，腹痛、黑便 1 年。增强动脉期横断位图像显示胰尾肿块（图 **a**，箭头），约 15 cm。内部强化减弱区提示病灶中央坏死。增强动脉期冠状位图像显示肿块周围多发梗阻性静脉曲张（图 **b**，箭头）。患者接受了肿瘤切除术和静脉曲张栓塞术后症状缓解。该患者在 4 年后的常规复查中发现了肝内小转移灶，进行了射频消融治疗

教学重点

血管活性肠肽瘤是分化良好的胰腺神经内分泌肿瘤，功能活跃并分泌血管活性肽，可导致水样腹泻、低血钾和胃酸缺乏。

参考文献

1. Lewis RB, Lattin Jr GE, Paal E. Pancreatic endocrine tumors: radiologic-clinicopathologic correlation. Radiographics. 2010;30(6):1445–64. doi:10.1148/rg.306105523.
2. Klöppel G, Heitz PU. Pancreatic endocrine tumors. Pathol Res Pract. 1988;183(2):155–68. doi:10.1016/S0344-0338(88)80043-8.
3. Fujiya A, Kato M, Shibata T, Sobajima H. VIPoma with multiple endocrine neoplasia type 1 identified as an atypical gene mutation. BMJ Case Rep. 2015;2015. doi:10.1136/bcr-2015-213016.
4. Sahani DV, Bonaffini PA, Fernandez-Del Castillo C, Blake MA. Gastroenteropancreatic neuroendocrine tumors: role of imaging in diagnosis and management. Radiology. 2013;266(1):38–61. doi:10.1148/radiol.12112512.

病例 75 胃泌素瘤

Christopher Fung
王兰菁 译 吴元魁 校

临床病史

女性，34 岁，慢性腹痛、恶心、呕吐、腹泻。内镜活检显示胃和十二指肠炎症。

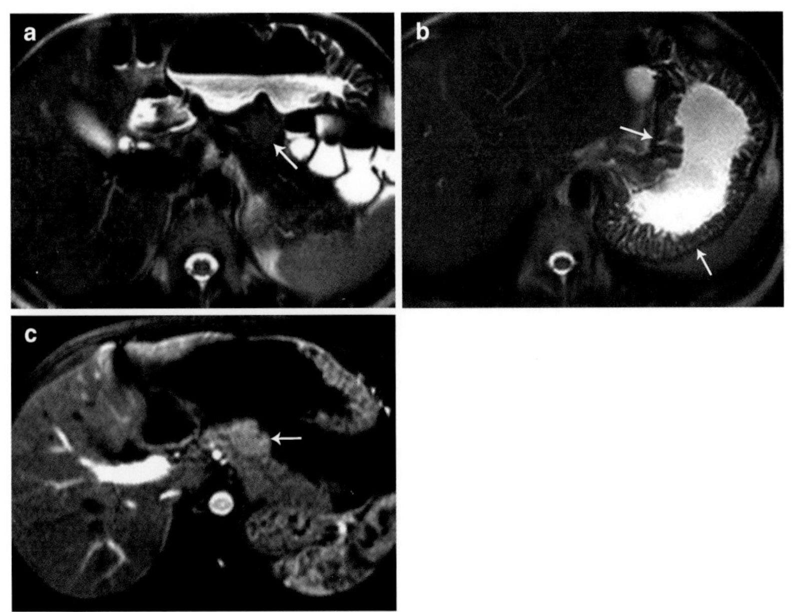

图 1

影像表现

MRI T2WI 横断图像显示胰体 / 尾部一稍高信号肿块（图 1a，箭头）。T2WI 横断位像可见胃壁增厚（图 1b，箭头）。T1WI 对比增强横断位图像显示肿块明显强化（图 1c，箭头）。

鉴别诊断

神经内分泌肿瘤，胰腺转移瘤（源于肾细胞癌、黑色素瘤等）。

诊断

功能性胰腺神经内分泌肿瘤（胃泌素瘤）。

讨论

胰腺神经内分泌肿瘤（pancreatic neuroendocrine tumor，PanNET）分为功能性（由于激素的过度分泌而产生相应的临床症状）和无功能性（不出现激素分泌所引起的临床症状）两种。胃泌素瘤为第二常见的功能性神经内分泌肿瘤，仅次于胰岛素瘤，约占功能性神经内分泌肿瘤的 9%。胃泌素瘤产生过多的胃泌素（促胃液素），导致消化性溃疡疾病（Zollinger-Ellison 综合征）（图 1），是多发性内分泌腺瘤病Ⅰ型（multiple endocrine neoplasia-Ⅰ，MEN-Ⅰ）患者中最常见的功能性肿瘤。20% ～ 25% 的胃泌素瘤患者患有 MEN-Ⅰ[1-2]。MEN-Ⅰ患者的胃泌素瘤常发生在十二指肠[3]（图 3）。图 1 患者接受了胰腺远端切除术和脾切除术，病理显示为分化良好的胰腺神经内分泌肿瘤（胃泌素瘤）（图 2）。

胃泌素瘤好发于 50 ～ 60 岁人群，男女比例为 1.3∶1[4]。大多数患者因吸收障碍而出现消化性溃疡或腹泻症状[5]。胃泌素瘤比胰岛素瘤更具有侵袭性[6]，常见的转移部位是淋巴结和肝。

神经内分泌肿瘤功能成像的标准仍是 ^{111}In- 喷曲肽生长抑素受体闪烁显像，和其他功能成像方式（包括 ^{123}I-MIBG 闪烁显像和 ^{18}F-FDG PET）相比，其评估神经内分泌肿瘤的敏感性和特异性最高。功能成像的敏感性和特异性取决于肿瘤的类型和大小，文献显示 ^{111}In- 喷曲肽显像对胃泌素瘤的敏感性为 75% ～ 93%（图 4）[7-8]。

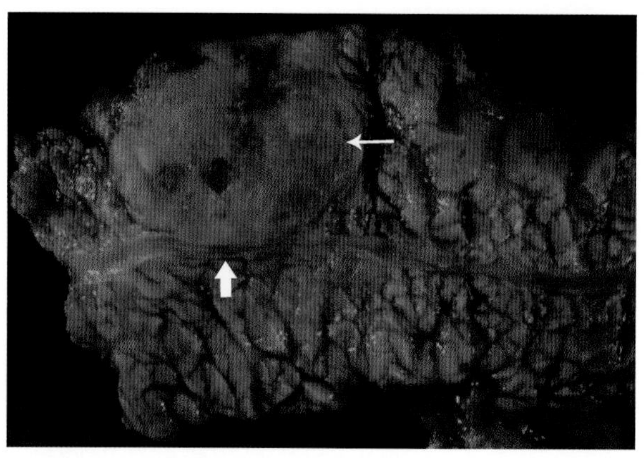

图 2　图 1 患者的病理标本显示边界清楚的实性肿块（细箭头），病灶中央出血，符合 PanNET。主胰管管径正常，未受侵犯（粗箭头）

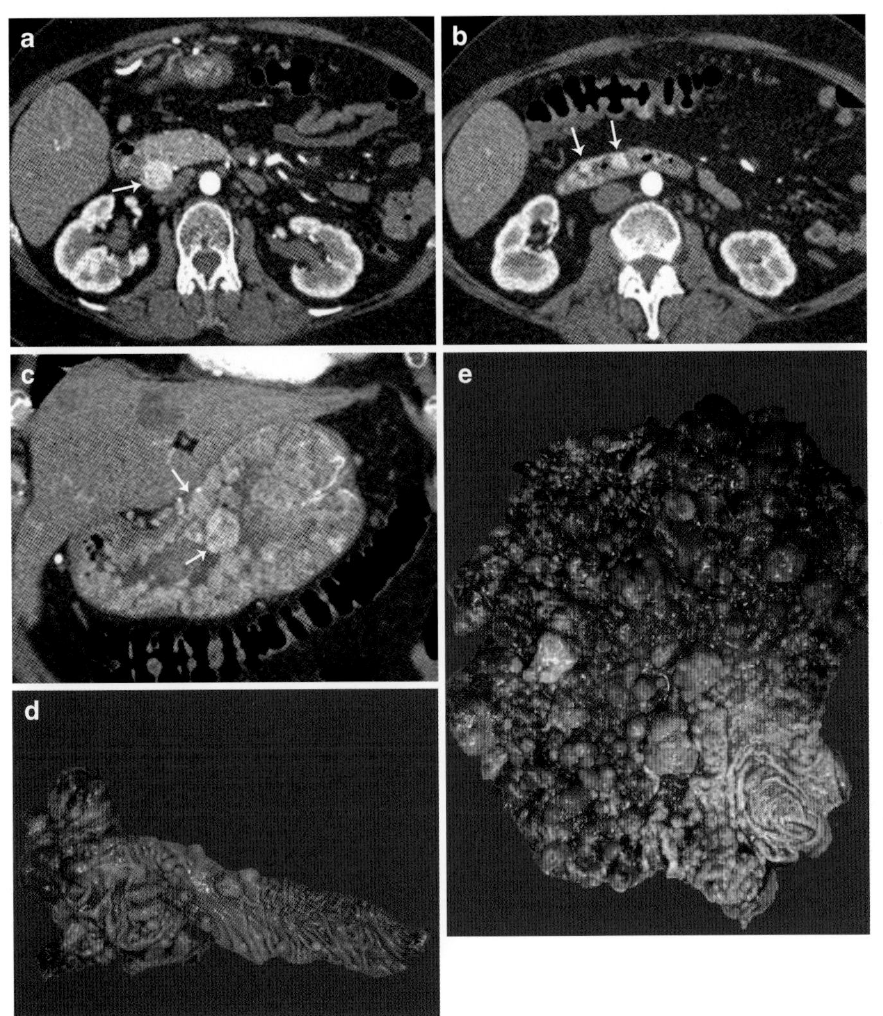

图 3　类似病例。60 岁女性，患有多发性内分泌腺瘤病Ⅰ型。CT 增强动脉期横断位图像显示胰头部强化肿块（**a**，箭头），与胰腺神经内分泌肿瘤（胰岛细胞瘤）表现一致。CT 增强动脉期横断位图像十二指肠可见多发强化肿块（**b**，箭头），CT 增强动脉期冠状位图像胃部可见弥漫性强化结节（**c**，箭头）。该患者接受了胰十二指肠切除术和胃全切手术。十二指肠大体标本显示黏膜下多发结节，免疫组化显示为胃泌素瘤。胰腺病变是无功能的神经内分泌肿瘤（胃泌素分泌阴性）。胃大体标本显示的多发结节与分化良好的神经内分泌肿瘤（类癌）表现一致（**d** 和 **e**），这些病变可能是长期受胃泌素刺激而继发的

教学重点

胃泌素瘤可发生于胰腺，在 MEN-Ⅰ患者中也可发生于十二指肠降部和水平部。

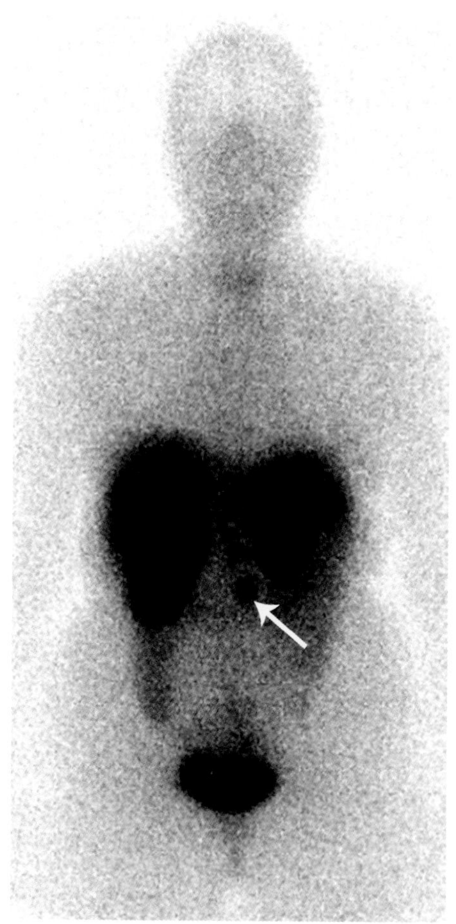

图 4 类似病例。75 岁女性，有呕吐、腹痛和腹泻史。胃镜检查示小肠多发溃疡和胃溃疡。^{111}In- 喷曲肽生长抑素受体显像见十二指肠水平部肿块（图 4，箭头）。该患者接受了十二指肠胃泌素瘤的 Whipple 切除术，术中见十二指肠水平部一类圆形肿物（图 4，箭头）

参考文献

1. Donow C, Pipeleers-Marichal M, Schroder S, Stamm B, Heitz PU, Kloppel G. Surgical pathology of gastrinoma. Site, size, multicentricity, association with multiple endocrine neoplasia type 1, and malignancy. Cancer. 1991;68(6):1329–34.
2. Le Bodic MF, Heymann MF, Lecomte M, Berger N, Berger F, Louvel A, et al. Immunohistochemical study of 100 pancreatic tumors in 28 patients with multiple endocrine neoplasia, type I. Am J Surg Pathol. 1996;20(11):1378–84.
3. Anlauf M, Enosawa T, Henopp T, Schmitt A, Gimm O, Brauckhoff M, et al. Primary lymph node gastrinoma or occult duodenal microgastrinoma with lymph node metastases in a MEN1 patient: the need for a systematic search for the primary tumor. Am J Surg Pathol. 2008;32(7):1101–5. doi:10.1097/PAS.0b013e3181655811.
4. Soga J, Yakuwa Y. Vipoma/diarrheagenic syndrome: a statistical evaluation of 241 reported cases. J Exp Clin Cancer Res. 1998;17(4):389–400.
5. Lewis RB, Lattin Jr GE, Paal E. Pancreatic endocrine tumors: radiologic-clinicopathologic correlation. Radiographics. 2010;30(6):1445–64. doi:10.1148/rg.306105523.
6. Gibril F, Venzon DJ, Ojeaburu JV, Bashir S, Jensen RT. Prospective study of the natural history of gastrinoma in patients with MEN1: definition of an aggressive and a nonaggressive form. J Clin Endocrinol Metab. 2001;86(11):5282–93. doi:10.1210/jcem.86.11.8011.
7. Binderup T, Knigge U, Loft A, Mortensen J, Pfeifer A, Federspiel B, et al. Functional imaging of neuroendocrine tumors: a head-to-head comparison of somatostatin receptor scintigraphy, 123I-MIBG scintigraphy, and 18F-FDG PET. J Nucl Med. 2010;51(5):704–12. doi:10.2967/jnumed.109.069765.
8. Intenzo CM, Jabbour S, Lin HC, Miller JL, Kim SM, Capuzzi DM, et al. Scintigraphic imaging of body neuroendocrine tumors. Radiographics. 2007;27(5):1355–69. doi:10.1148/rg.275065729.

病例 76 生长抑素瘤

Christopher Fung
王兰菁 译 吴元魁 校

临床病史

女性，59 岁，右上腹痛，既往有糖尿病史。内镜发现十二指肠壶腹部可疑肿块。

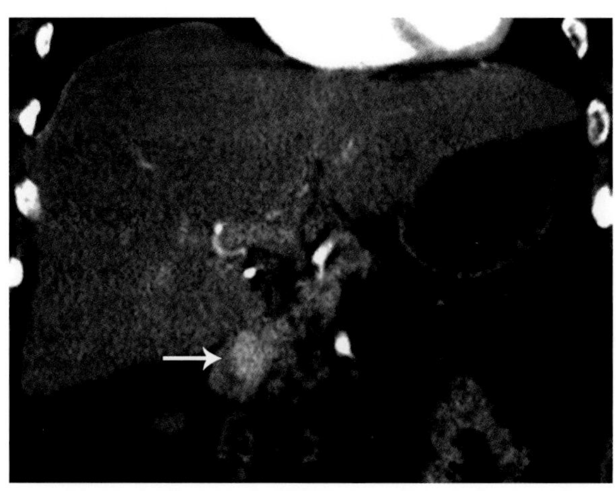

图 1

影像表现

CT 增强动脉期冠状位图像显示十二指肠壶腹部的强化结节，约 1.5 cm（图 1，箭头）。

鉴别诊断

壶腹部腺瘤，壶腹癌，神经内分泌肿瘤。

诊断

功能性神经内分泌肿瘤（生长抑素瘤）。

讨论

生长抑素瘤是高度分化的神经内分泌肿瘤，十分罕见，占高分化神经内分泌肿瘤的不到 1%。生长抑素瘤通常是单发的病灶，50% 发生在胰腺中，好发于中老年女性[1]，其余 50% 发生于十二指肠，尤其是壶腹部。十二指肠生长抑素瘤患者中约有 43% 患有神经纤维瘤病 1 型（neurofibromatosis-1，NF-1），而在胰腺的生长抑素瘤患者中，该比例仅约为 1.2%[2-4]。

生长抑素瘤的临床表现通常无明显特异性，仅有不到 20% 的患者因血清生长抑素水平明显升高而出现生长抑素瘤综合征。在生理上，生长抑素可以抑制肠道再吸收和其他胰腺激素的释放，包括胰岛素、胰高血糖素和胃泌素。生长抑素的过度分泌可能导致糖尿病、脂肪泻、腹泻、胆石症、胃酸分泌减少或体重减轻。生长抑素瘤多为偶然发现，或因占位效应而被发现[2]。

50% ～ 75% 的患者在初次就诊时即发现转移性病灶，通常为肝或局部淋巴结转移。本病在影像学上与其他神经内分泌肿瘤类似（图 1），表现为动脉期明显强化。病灶较大时可发生中心坏死、囊变或出血[2, 4]。

图 1 中的患者接受了 Whipple 切除术（图 2）。

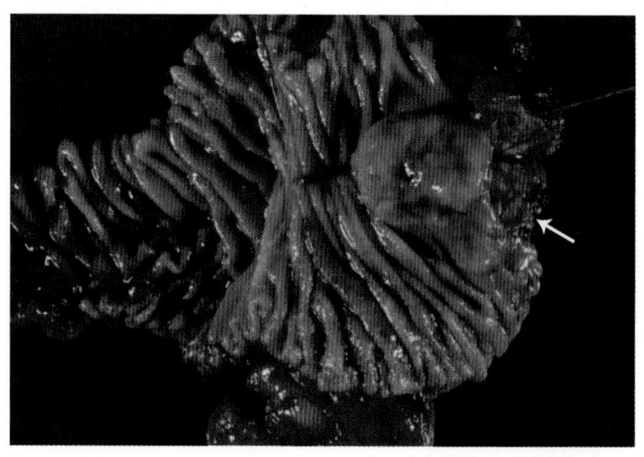

图 2　病理标本显示壶腹部肿块，周围被十二指肠皱襞和邻近的胰腺实质组织包绕（箭头）

教学重点

生长抑素瘤是罕见的高分化神经内分泌肿瘤，可伴有生长抑素瘤综合征，表现为糖尿病、脂肪泻、腹泻、胆石症、胃酸分泌减少和体重减轻。

参考文献

1. Hruban RH, Pittman MB, Klimstra DS. Tumors of the pancreas, 4th series. Washington, DC: American Registry of Pathology Press; 2007.
2. Lewis RB, Lattin Jr GE, Paal E. Pancreatic endocrine tumors: radiologic-clinicopathologic correlation. Radiographics. 2010;30(6):1445–64. doi:10.1148/rg.306105523.
3. Low G, Panu A, Millo N, Leen E. Multimodality imaging of neoplastic and nonneoplastic solid lesions of the pancreas. Radiographics. 2011;31(4):993–1015. doi:10.1148/rg.314105731.
4. Sahani DV, Bonaffini PA, Fernandez-Del Castillo C, Blake MA. Gastroenteropancreatic neuroendocrine tumors: role of imaging in diagnosis and management. Radiology. 2013;266(1): 38–61. doi:10.1148/radiol.12112512.

病例 77 胰高血糖素瘤

Christopher Fung
邱若薇 译 吴元魁 校

临床病史

女性，56 岁，右上腹痛 2 年，近期发现躯干及腹股沟皮疹。

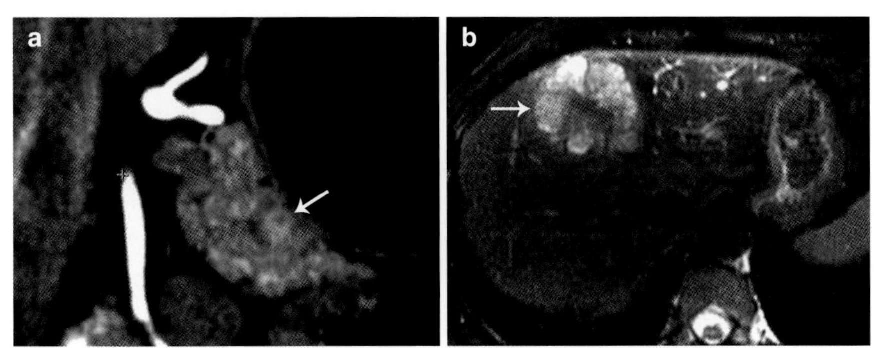

图 1

影像表现

CT 增强动脉期冠状位图像可见一轻度强化肿块（图 1a，箭头）。MRI 横断位 T2WI 脂肪抑制序列可见肝左叶一个较大的分叶状 T2 高信号肿块（图 1b，箭头）。

鉴别诊断

胰腺神经内分泌肿瘤转移至肝，其他肿瘤转移至肝和胰腺（如黑色素瘤、肾细胞癌等）。

诊断

肝转移瘤，源于胰腺神经内分泌肿瘤（胰高血糖素瘤）。

讨论

胰高血糖素瘤不常见，仅占功能性胰腺神经内分泌肿瘤的 1%，超过 90% 的肿瘤发生于胰腺，常位于胰体及胰尾部。肿瘤一般为单发，被发现时通常较大（平均达 6 cm）[1-2]。

胰高血糖素分泌过多会导致许多临床症状，包括体重减轻、糖尿病和腹泻。此外，胰高血糖素瘤还伴有坏死性游走性红斑，这是一种皮疹，其特征是具有不规则的环形红斑，边缘呈锯齿状并伴有糜烂、结痂，皮肤呈灼伤样改变。尽管导致此种皮肤损伤的原因尚不清楚，但是手术切除可以迅速改善症状[1, 3]。

胰高血糖素瘤的影像学特征与其他神经内分泌肿瘤相似，包括动脉期明显强化，T2WI 高信号和 T1WI 低信号。较大的病灶可能表现为中央坏死、囊变或出血[1-2]。

60% 的胰高血糖素瘤患者在确诊时可见转移，其中肝转移与预后不良相关（图 1）[4]。大多数病例确诊后的平均预期存活时间为 3 ～ 7 年，致死原因通常为胃肠道出血、血栓栓塞或感染[4]。但是，如果激素的异常分泌得到控制，一些患者仍然可在发生转移后生存很多年。

图 1 患者接受了肝左叶切除术和胰腺远端切除术（图 2）。

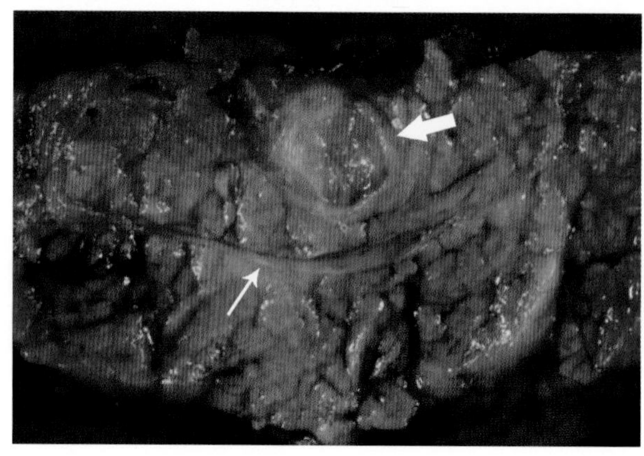

图 2　病理标本可见胰尾部肿块（粗箭头），境界清晰，主胰管未受侵犯（细箭头）

教学重点

胰高血糖素瘤可引起胰高血糖素分泌过多，从而导致体重减轻、糖尿病和腹泻等临床症状，并伴有坏死性游走性皮疹。

参考文献

1. Low G, Panu A, Millo N, Leen E. Multimodality imaging of neoplastic and nonneoplastic solid lesions of the pancreas. Radiographics. 2011;31(4):993–1015. doi:10.1148/rg.314105731.
2. Sahani DV, Bonaffini PA, Fernandez-Del Castillo C, Blake MA. Gastroenteropancreatic neuroendocrine tumors: role of imaging in diagnosis and management. Radiology. 2013;266(1):38–61. doi:10.1148/radiol.12112512.
3. Teixeira RC, Nico MM, Ghideti AC. Necrolytic migratory erythema associated with glucagonoma: a report of 2 cases. Clinics (Sao Paulo). 2008;63(2):267–70.
4. John AM, Schwartz RA. Glucagonoma syndrome: a review and update on treatment. J Eur Acad Dermatol Venereol. 2016;30:2016–22. doi:10.1111/jdv.13752.

第五部分

实质异常：钙化

病例 78 慢性胰腺炎

J. Paul Nielsen，Sajal Pokharel
邱若薇 译 吴元魁 校

临床病史

男性，65 岁，腹痛，有长期酗酒史。

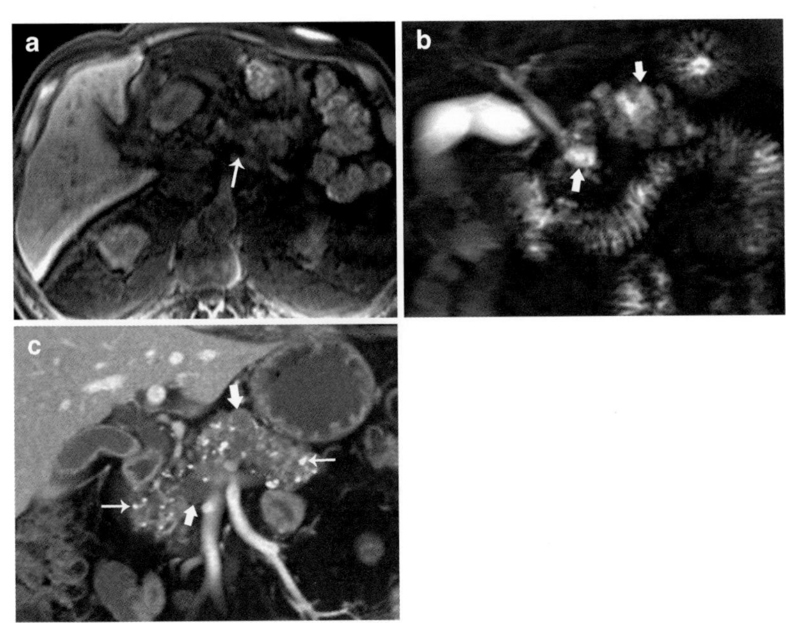

图 1

影像表现

MRI 平扫 T1WI 脂肪抑制序列显示胰腺局限性 T1 信号减低（图 1a，箭头），代表胰腺萎缩背景下的钙化灶。MRCP 图像可见胰腺实质多发散在囊性灶（图 1b，箭头）。CT 增强静脉期冠状位 3D 重建显示了整个胰腺实质的囊性改变（图 1c，粗箭头）以及多发钙化（图 1c，细箭头）。

鉴别诊断

晚期慢性胰腺炎，分支胰管型胰腺导管内乳头状黏液性肿瘤。

诊断

晚期慢性胰腺炎，伴胰腺实质萎缩及多发粗大钙化。

讨论

慢性胰腺炎是一种慢性纤维炎性疾病，以胰腺实质不可逆地减少为特征。慢性胰腺炎发病率和死亡率均较高[1-2]。在美国，慢性胰腺炎最常见的病因是酗酒[3]，其他病因包括胰腺炎相关基因（例如 *PRSS1*）的遗传突变、自身免疫性胰腺炎和胰腺导管阻塞。在美国，慢性胰腺炎的发病率为每年 5 ～ 14/10 万[4]。

早期诊断对于慢性胰腺炎患者的治疗最优化具有非常重要的意义[5]。支持本病诊断的影像学特征包括胰腺实质粗大钙化、胰腺信号及强化异常或其他不可逆性胰腺组织损伤的征象[6]。CT 作为传统的检查方法，在确诊、疾病严重程度评估、并发症检测以及为介入手术提供解剖导航方面具有重要作用。CT 对于钙化的检出优于 MRI（图 1），并且可用于评估药物和手术治疗的成功率[3]。MRI 的价值主要在于判断胰腺实质、胰管和胆总管不可逆性损伤的存在与否和严重程度[6]。

慢性胰腺炎的影像学特征可分为早期和晚期表现。早期慢性胰腺炎在 T1WI 脂肪抑制图像上表现为胰腺实质信号减低、增强后强化程度减弱、延迟强化及分支胰管扩张（图 1）[6]。正常的胰腺组织在 T1WI 脂肪抑制图像上应为腹部最亮的器官，T1WI 信号减低可能是胰腺蛋白质含量下降所致[6]。晚期慢性胰腺炎表现为胰腺实质萎缩或增大、继发假性囊肿以及主胰管和分支胰管不规则扩张，可出现纤维化导致的导管内钙化和进行性实质增强[6]。胰腺实质的钙化可以预测实质纤维化程度，并与术后疼痛缓解显著相关[3]。

图 1 患者的临床病史和影像表现支持晚期慢性胰腺炎的诊断。值得注意的是，多发性导管内乳头状黏液性肿瘤也可能具有这种影像学征象，但导管内乳头状黏液性肿瘤很少发现弥漫性点状钙化。

教学重点

CT 能够检出钙化，MRI/MRCP 可以显示胰腺实质及导管的改变，二者相互补充用于诊断慢性胰腺炎。

参考文献

1. Hall TC, Garcea G, Webb MA, Al-Leswas D, Metcalfe MS, Dennison AR. The socio-economic impact of chronic pancreatitis: a systematic review. J Eval Clin Pract. 2014;20(3):203–7. doi:10.1111/jep.12117.
2. Peery AF, Crockett SD, Barritt AS, Dellon ES, Eluri S, Gangarosa LM, et al. Burden of gastrointestinal, liver, and pancreatic diseases in the United States. Gastroenterology. 2015;149(7):1731–41.e3. doi:10.1053/j.gastro.2015.08.045.

3. Sinha A, Singh VK, Cruise M, Afghani E, Matsukuma K, Ali S, et al. Abdominal CT predictors of fibrosis in patients with chronic pancreatitis undergoing surgery. Eur Radiol. 2015;25(5):1339–46. doi:10.1007/s00330-014-3526-x.
4. Peery AF, Dellon ES, Lund J, Crockett SD, McGowan CE, Bulsiewicz WJ, et al. Burden of gastrointestinal disease in the United States: 2012 update. Gastroenterology. 2012;143(5):1179–87.e1-3. doi:10.1053/j.gastro.2012.08.002.
5. Ketwaroo GA, Freedman SD, Sheth SG. Approach to patients with suspected chronic pancreatitis: a comprehensive review. Pancreas. 2015;44(2):173–80. doi:10.1097/MPA.0000000000000239.
6. Miller FH, Keppke AL, Wadhwa A, Ly JN, Dalal K, Kamler V-A. MRI of pancreatitis and its complications: Part 2. Chronic pancreatitis. Am J Roentgenol. 2004;183(6):1645–52. doi:10.2214/ajr.183.6.01831645.

病例 79 慢性胰腺炎囊性纤维化

J. Paul Nielsen，Sajal Pokharel
王兰菁　译　吴元魁　校

临床病史

女性，25 岁，急、慢性腹痛。

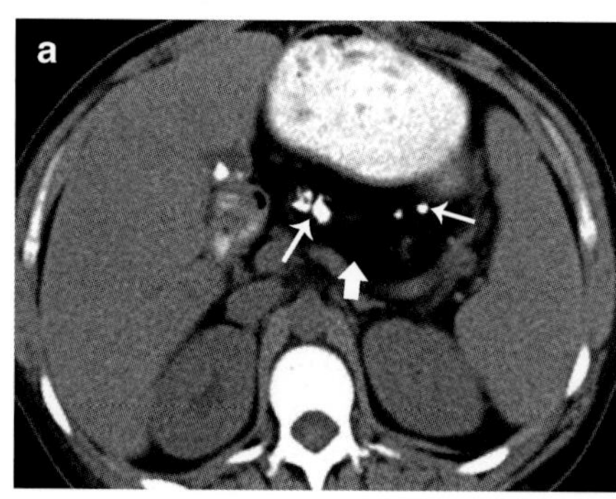

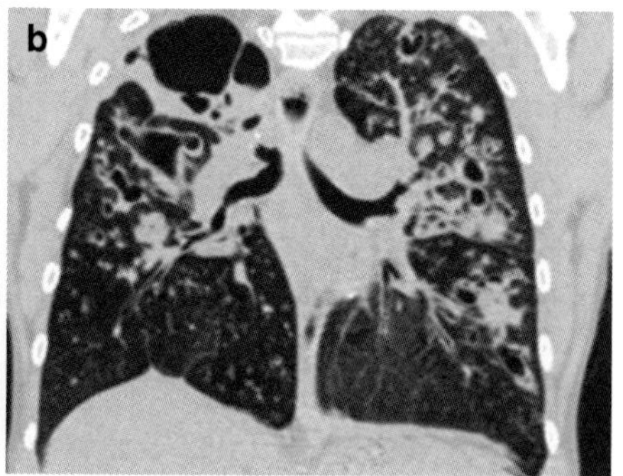

图 1

影像表现

腹部 CT 平扫横断位图像显示胰腺几乎完全被脂肪替代（图 1a，粗箭头），可见钙化灶（图 1a，细箭头）。胸部 CT 平扫冠状面重建（图 1b）显示双肺支气管扩张，上叶为著，伴黏液栓和纤维化。

鉴别诊断

囊性纤维化，Shwachman-Diamond 综合征，Johanson-Blizzard 综合征，严重慢性胰腺炎，糖尿病，类固醇治疗后改变。

诊断

慢性胰腺炎囊性纤维化，导致胰腺完全脂肪化和钙化。

讨论

囊性纤维化（cystic fibrosis，CF）是最常见的致死性常染色体隐性遗传病，2012 年在美国，约有 33 000 名白种人罹患本病[1]。该疾病是由 CF 跨膜转导调节因子（CFTR）的 1000 多种已知突变之一引起的[2]。

CF 是 30 岁以下患者胰腺外分泌功能不全的最常见原因[3]。近 90% 的 CF 患者出现胰腺功能障碍[4]。CFTR 基因编码的表面离子通道参与多个器官中水盐的分泌和吸收[5]。对于胰腺，这会导致胰管中黏性分泌物的聚集，引起导管扩张和进行性萎缩、纤维化及脂肪化，进而导致胰腺内分泌和外分泌功能不全[3]。

胰腺受累包括一系列改变，如完全性纤维脂肪浸润和肿大（脂肪瘤样假性肥大）[6]、部分纤维脂肪浸润、无纤维脂肪浸润的胰腺萎缩和胰腺囊性变[7]。这些变化也可能伴有钙化，钙化是胰腺功能不全和糖尿病的标志[8]（图 1）。囊性变常见，多为小于 1 cm 的微囊性改变（因黏液蛋白阻塞导管所致）[3]。大于 1 cm 的囊肿少见，如果这种囊肿呈多发，则需要考虑到一种罕见病——胰腺囊虫病[9]。囊性纤维化患者可表现为胰腺纤维化、纤维脂肪浸润、钙化和囊性变中的任何一种或组合[10]。

尽管肺功能恶化和相关并发症是 CF 患者发病和死亡的主要原因，然而新治疗方法延长了众多 CF 患者的寿命，但也间接导致更晚期肺外并发症的出现，如胰腺功能恶化[11-12]。

教学重点

囊性纤维化患者中，胰腺脂肪化同时伴有钙化可能是严重胰腺功能不全的标志。

参考文献

1. Sanders DB, Fink AK. Background and epidemiology. Pediatr Clin N Am. 2016;63(4):567–84. doi:10.1016/j.pcl.2016.04.001.
2. Davis PB. Therapy for cystic fibrosis – the end of the beginning? N Engl J Med. 2011;365(18):1734–5. doi:10.1056/NEJMe1110323.
3. Agrons GA, Corse WR, Markowitz RI, Suarez ES, Perry DR. Gastrointestinal manifestations of cystic fibrosis: radiologic-pathologic correlation. Radiographics. 1996;16(4):871–93. doi:10.1148/radiographics.16.4.8835977.
4. Park RW, Grand RJ. Gastrointestinal manifestations of cystic fibrosis: a review. Gastroenterology. 1981;81(6):1143–61.
5. Ramsey BW, Davies J, McElvaney NG, Tullis E, Bell SC, Dřevínek P, et al. A CFTR potentiator in patients with cystic fibrosis and the G551D mutation. N Engl J Med. 2011;365(18):1663–72. doi:10.1056/NEJMoa1105185.
6. Nakamura M, Katada N, Sakakibara A, Okumura N, Kato E, Takeichi M, et al. Huge lipomatous pseudohypertrophy of the pancreas. Am J Gastroenterol. 1979;72(2):171–4.
7. Murayama S, Robinson AE, Mulvihill DM, Goyco PG, Beckerman RC, Hines MR, et al. MR imaging of pancreas in cystic fibrosis. Pediatr Radiol. 1990;20(7):536–9.
8. Iannaccone G, Antonelli M. Calcification of the pancreas in cystic fibrosis. Pediatr Radiol. 1980;9(2):85–9.
9. Berrocal T, Pajares MP, Zubillaga AF. Pancreatic cystosis in children and young adults with cystic fibrosis: sonographic, CT, and MRI findings. Am J Roentgenol. 2005;184(4):1305–9. doi:10.2214/ajr.184.4.01841305.
10. Daneman A, Gaskin K, Martin DJ, Cutz E. Pancreatic changes in cystic fibrosis: CT and sonographic appearances. Am J Roentgenol. 1983;141(4):653–5. doi:10.2214/ajr.141.4.653.
11. Bargon J, Stein J, Dietrich CF, Muller U, Caspary WF, Wagner TO. Gastrointestinal complications of adult patients with cystic fibrosis. Z Gastroenterol. 1999;37(8):739–49.
12. Dietrich CF, Chichakli M, Hirche TO, Bargon J, Leitzmann P, Wagner TO, et al. Sonographic findings of the hepatobiliary-pancreatic system in adult patients with cystic fibrosis. J Ultrasound Med. 2002;21(4):409–16.

病例 80 慢性胰腺炎和胰腺导管腺癌

J. Paul Nielsen，Sajal Pokharel

邱若薇 译 吴元魁 校

临床病史

老年男性，黄疸，胆道支架置入后黄疸改善。

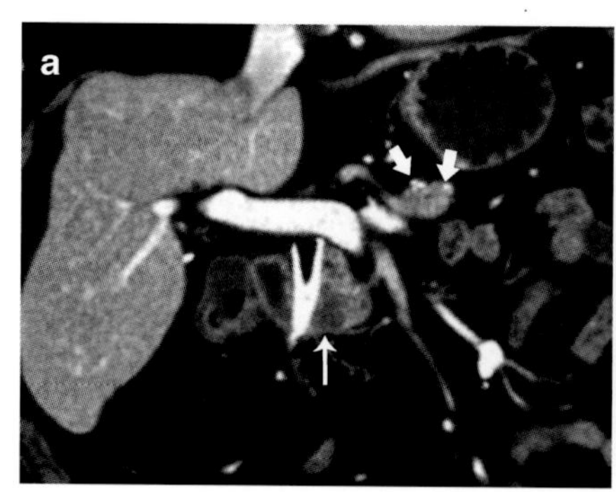

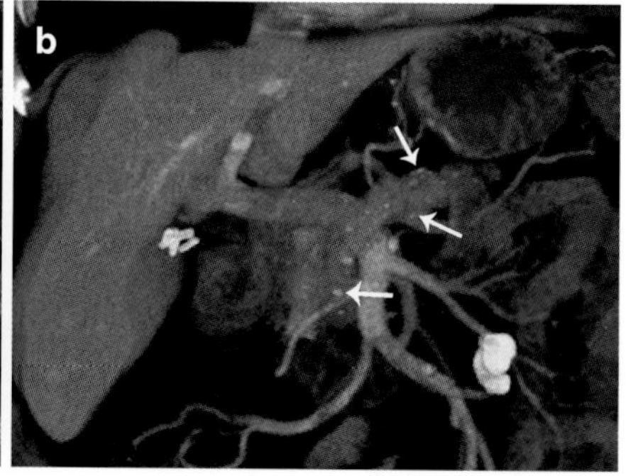

图 1

影像表现

CT 增强冠状面重建显示胰腺钩突低密度肿块（图 1a，细箭头）。胆管支架在位。胰腺可见钙化灶（图 1a，粗箭头）。容积重建显示胰腺弥漫性钙化（图 1b，箭头）。

鉴别诊断

胰腺癌，局灶性慢性胰腺炎，局灶性脂肪萎缩。

诊断

慢性胰腺炎并发胰腺癌。

讨论

胰腺导管腺癌是导致美国癌症死亡的第三大原因，其 5 年生存率为 8%[1]。高龄、家族史和吸烟是公认的胰腺癌危险因素[2]。此外，回顾性和前瞻性分析已表明，慢性胰腺炎，特别是家族性慢性胰腺炎，也可能导致胰腺癌的发病[3-4]。一项前瞻性分析表明，慢性胰腺炎患者胰腺癌的发病率高于无慢性胰腺炎的对照组[4]。慢性胰腺炎和胰腺钙化之间的关系已较为明确[5-6]。慢性胰腺炎患者罹患胰腺癌的风险增加，提示放射科医生对于慢性胰腺炎的患者应仔细寻找发生腺癌的细微征象。

CT 是胰腺癌筛查和分期最常用的方法[7]（图 1）。CT 对明确肿瘤的可切除性、肿瘤对胰腺周围结构（尤其是邻近血管）的侵犯具有高度特异性。

图 1 患者接受了胰十二指肠切除术，病理提示为慢性胰腺炎背景下的导管腺癌（图 2）。

与 CT 相比，MRI 具有更好的软组织对比度，有助于发现微小的胰腺肿块。平扫 T1WI 脂肪抑制序列图像会表现出特征性的胰腺正常高信号丢失，可能是由于腺泡蛋白的减少所致[8]，对于因肾功能不全而无法进行对比增强检查的患者，这可能对明确病变区域有所帮助（图 3）。

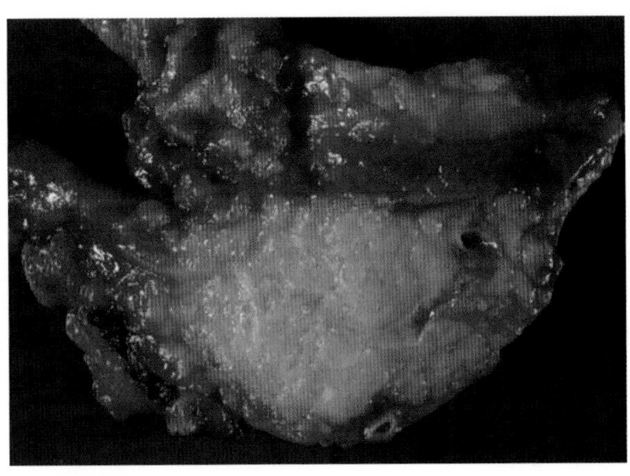

图 2　Whipple 手术的大体病理标本。肿瘤呈实性，色灰白，广泛浸润，累及胰头，紧邻胆总管和十二指肠壶腹部

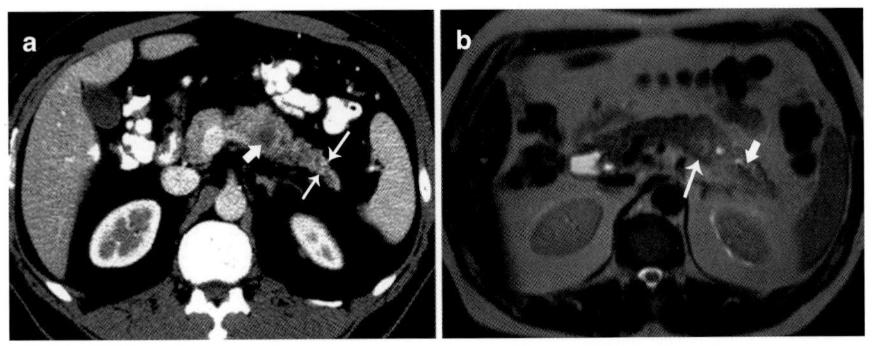

图 3　类似病例。61 岁男性胰腺癌患者。腹部 CT 增强静脉期横断位图像显示胰体低密度肿块（**a**，粗箭头），伴有小钙化灶（**a**，细箭头），提示慢性胰腺炎。相应区域 MRI T2WI 显示稍高信号的肿块（**b**，细箭头），同时远端主胰管扩张（**b**，粗箭头）。在 T1WI 脂肪抑制序列，与邻近胰腺组织（**c**，粗箭头）相比，病变区域的正常胰腺信号消失（**c**，细箭头），增强后病灶呈相对低信号（**d**，箭头）（注意，在 CT 图像上的微小钙化灶在 MRI 图像未显示）。胰腺远端切除术显示该病灶为慢性胰腺炎背景下的胰腺腺鳞癌（**e**）

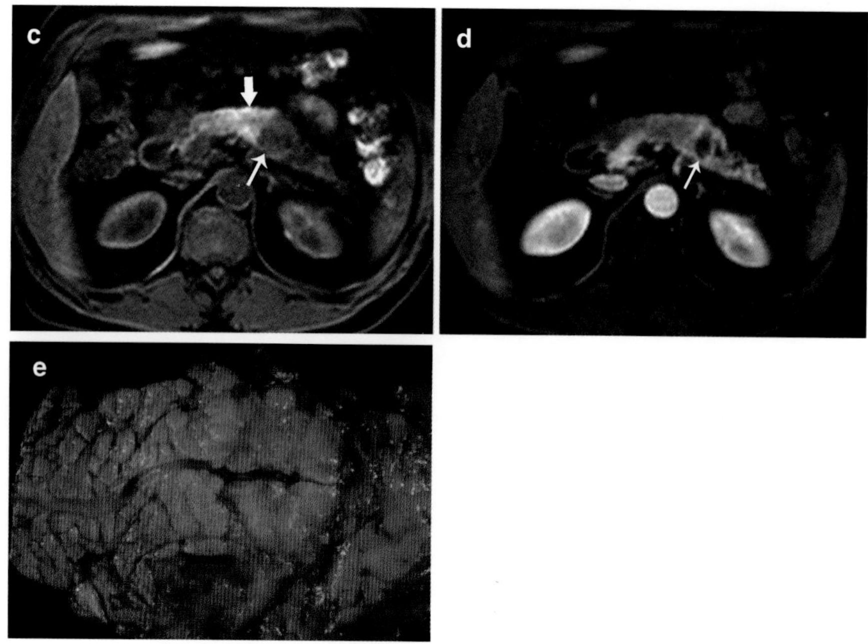

图3　续

教学重点

慢性胰腺炎背景下发生胰腺癌的风险增加，提示放射科医生应仔细寻找慢性胰腺炎患者患有腺癌的细微证据。

参考文献

1. Siegel RL, Miller KD, Jemal A. Cancer statistics, 2016. CA Cancer J Clin. 2016;66(1):7–30. doi:10.3322/caac.21332.
2. Schenk M, Schwartz AG, O'Neal E, Kinnard M, Greenson JK, Fryzek JP, et al. Familial risk of pancreatic cancer. J Natl Cancer Inst. 2001;93(8):640–4.
3. Lowenfels AB, Maisonneuve P, Cavallini G, Ammann RW, Lankisch PG, Andersen JR, et al. Pancreatitis and the risk of pancreatic cancer. International Pancreatitis Study Group. N Engl J Med. 1993;328(20):1433–7. doi:10.1056/NEJM199305203282001.
4. Malka D, Hammel P, Maire F, Rufat P, Madeira I, Pessione F, et al. Risk of pancreatic adenocarcinoma in chronic pancreatitis. Gut. 2002;51(6):849–52.
5. Lesniak RJ, Hohenwalter MD, Taylor AJ. Spectrum of causes of pancreatic calcifications. AJR Am J Roentgenol. 2002;178(1):79–86. doi:10.2214/ajr.178.1.1780079.
6. Sinha A, Singh VK, Cruise M, Afghani E, Matsukuma K, Ali S, et al. Abdominal CT predictors of fibrosis in patients with chronic pancreatitis undergoing surgery. Eur Radiol. 2015;25(5):1339–46. doi:10.1007/s00330-014-3526-x.
7. Hafezi-Nejad N, Singh VK, Johnson SI, Makary MA, Hirose K, Fishman EK, et al. Surgical approaches to chronic pancreatitis: indications and imaging findings. Abdom Radiol (NY). 2016;41(10):1980–96. doi:10.1007/s00261-016-0775-y.
8. Miller FH, Rini NJ, Keppke AL. MRI of adenocarcinoma of the pancreas. AJR Am J Roentgenol. 2006;187(4):W365–74. doi:10.2214/AJR.05.0875.

病例 81 神经内分泌肿瘤

James Horton，Sajal Pokharel
莫海珠 译 吴元魁 校

临床病史

男性，60 岁，腹部隐痛。行 CT 和 MRI 检查。

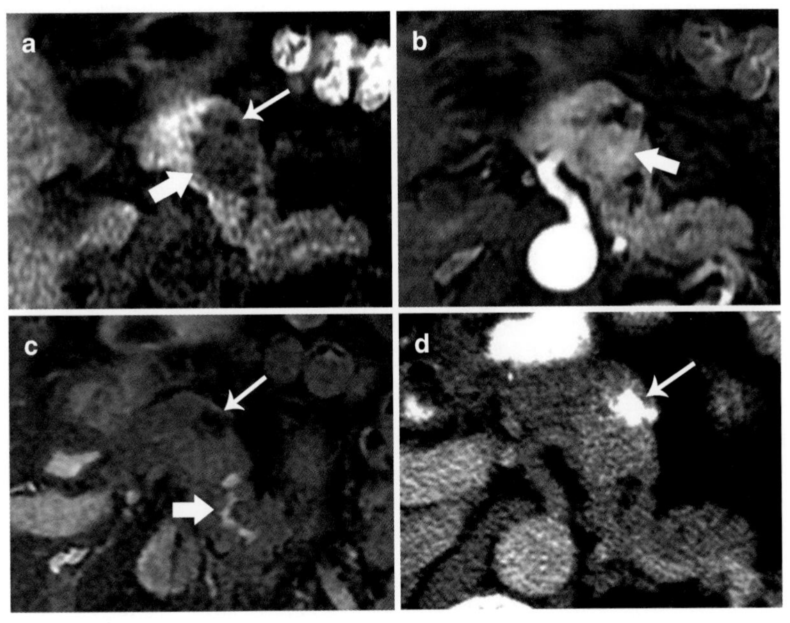

图 1

影像表现

MRI 平扫 T1WI 横断位图像显示胰体一约 3 cm 低信号肿块（图 1a，粗箭头），增强动脉期轻度强化（图 1b，粗箭头）。T2WI 显示肿块远端主胰管扩张（图 1c，粗箭头）。CT 增强横断位图像显示肿块内局部钙化灶（图 1d，箭头），其在所有 MRI 脉冲序列上均呈低信号（图 1a、b 和 c，细箭头）。

鉴别诊断

胰腺神经内分泌肿瘤，富血供胰腺转移瘤，实性浆液性腺瘤，实性假乳头状瘤。

诊断

胰腺神经内分泌肿瘤伴局灶性钙化、胰管轻度梗阻。

讨论

胰腺神经内分泌肿瘤（pancreatic neuroendocrine tumor，PanNET）是实性胰腺原发肿瘤，可根据神经内分泌组织分化和功能状态进行分类。大多数 PanNET 是无功能的，临床上不产生激素分泌异常的症状。功能性 PanNET 包括胰岛素瘤、胃泌素瘤、胰高血糖素瘤、血管活性肠肽瘤和生长抑素瘤[1]。功能性 PanNET 因为会产生与释放的激素相关的症状，患者更早就医并进行影像学检查，所以发现肿瘤时通常比非功能性肿瘤小。胰岛素瘤通常会产生低血糖症状。胃泌素瘤产生 Zollinger-Ellison 综合征，包括胃炎、腹泻、胃食管反流和消化性溃疡。胰高血糖素瘤综合征也被称为“4D”综合征，由于它与皮炎（**d**ermatitis）、糖尿病（**d**iabetes）、深静脉血栓（**d**eep vein thrombosis）和抑郁症（**d**epression）有关。

绝大多数 PanNET 是散发性的，只有 1% ～ 2% 并发遗传综合征，如多发性内分泌腺瘤病（MEN）Ⅰ型、von Hippel-Lindau（VHL）综合征、神经纤维瘤病Ⅰ型和结节性硬化症。并发遗传综合征的 PanNET 可以多发，发病年龄通常比散发性更早。

所有大于 0.5 cm 的 PanNET 都归为恶性，其远处扩散的风险与临床状态（有无功能）、大小和肿瘤细胞的增殖率有关[2]。例如，10% 的胰岛素瘤表现为恶性肿瘤的临床进程[3]，而 75% ～ 80% 的胰高血糖素瘤为恶性[4]。肝和淋巴结的转移灶通常是富血供的。

CT 图像上，与正常胰腺组织相比，由于血管增多，肿瘤呈明显强化，此征象在动脉晚期图像上最为明显（图 1）。与功能性神经内分泌肿瘤相比，非功能性肿瘤中更常见到钙化[5]，其比例可高达 20%[6]（图 1 和图 3）。而病变不均质、局部器官和血管侵犯、转移更常见于非功能性 PanNET[5]。

MRI 增强特征与 CT 相似。平扫 T1WI 通常表现为低信号，T2WI 表现为轻度高信号。当肿瘤增大时，可能会引起远端胰管扩张，继发胰腺萎缩。肿瘤分泌的 5- 羟色胺可

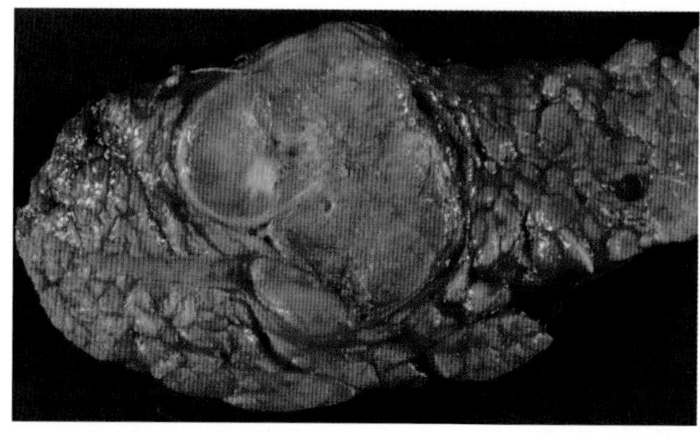

图 2　图 1 所示的患者接受了胰腺远端切除术，大体病理显示位于胰体的边界清楚肿块。免疫组化显示为高分化神经内分泌肿瘤，Ki-67 标记指数为 2%

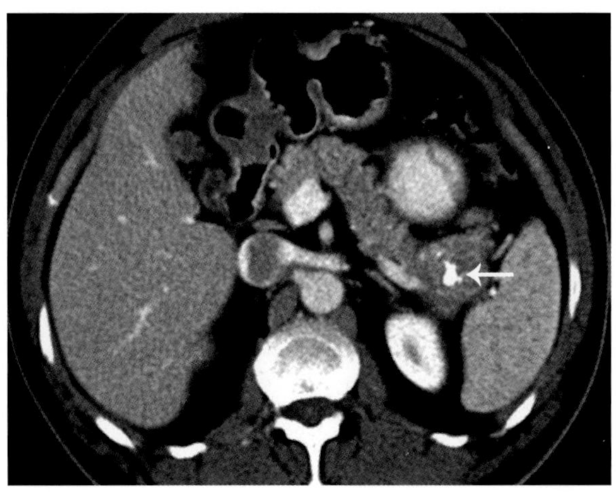

图 3　类似病例。59 岁男性，胰尾肿块。CT 增强静脉期横断位图像显示肿块中央钙化（图 3，箭头）。手术病理证实为胰腺神经内分泌肿瘤 2 级，并转移至淋巴结和肝

引起纤维化，导致胰管梗阻。当肿瘤很小，但存在导管梗阻时，应该想到可能存在这种情况[7]。与胰腺导管腺癌截然不同的是，PanNET 通常表现为推压而不是侵犯邻近结构。

大体病理与肿瘤的影像表现相似，均表现为血供丰富、边界清楚的肿块。较小的肿瘤通常质地均匀，较大的肿瘤可有坏死、囊变或钙化。病理学检查是确诊的金标准，并可用于判断预后。2010 年 WHO 分类中，根据细胞有丝分裂率和细胞增殖率对肿瘤进行分类，Ki-67 指数＞ 20% 和（或）有丝分裂＞ 20/10 高倍镜视野（HPF）为低分化肿瘤，即神经内分泌癌。1 级和 2 级为高分化肿瘤，Ki-67 指数分别为＜ 3% 和 3% ～ 20%，有丝分裂分别为＜ 2/10 HPF 和 2 ～ 20/10 HPF[8]。

神经内分泌肿瘤的治疗包括对功能性肿瘤的对症治疗，如果条件允许，应该予以手术切除。

教学重点

与功能性神经内分泌肿瘤相比，钙化、密度 / 信号不均匀、局部和血管侵犯以及转移灶在非功能性胰腺神经内分泌肿瘤更常见。

参考文献

1. Raman SP, Hruban RH, Cameron JL, Wolfgang CL, Fishman EK. Pancreatic imaging mimics: part 2, pancreatic neuroendocrine tumors and their mimics. AJR Am J Roentgenol. 2012;199(2):309–18. doi:10.2214/AJR.12.8627.
2. Kent 3rd RB, van Heerden JA, Weiland LH. Nonfunctioning islet cell tumors. Ann Surg. 1981;193(2):185–90.
3. Horton KM, Hruban RH, Yeo C, Fishman EK. Multi-detector row CT of pancreatic islet cell tumors. Radiographics. 2006;26(2):453–64. doi:10.1148/rg.262055056.
4. Lewis RB, Lattin Jr GE, Paal E. Pancreatic endocrine tumors: radiologic-clinicopathologic correlation. Radiographics. 2010;30(6):1445–64. doi:10.1148/rg.306105523.
5. Buetow PC, Parrino TV, Buck JL, Pantongrag-Brown L, Ros PR, Dachman AH, et al. Islet cell

tumors of the pancreas: pathologic-imaging correlation among size, necrosis and cysts, calcification, malignant behavior, and functional status. AJR Am J Roentgenol. 1995;165(5):1175–9. doi:10.2214/ajr.165.5.7572498.
6. Humphrey PE, Alessandrino F, Bellizzi AM, Mortele KJ. Non-hyperfunctioning pancreatic endocrine tumors: multimodality imaging features with histopathological correlation. Abdom Imaging. 2015;40(7):2398–410. doi:10.1007/s00261-015-0458-0.
7. Kawamoto S, Shi C, Hruban RH, Choti MA, Schulick RD, Fishman EK, et al. Small serotonin-producing neuroendocrine tumor of the pancreas associated with pancreatic duct obstruction. AJR Am J Roentgenol. 2011;197(3):W482–8. doi:10.2214/AJR.10.5428.
8. Bosman FT, Carneiro F, Hruban RH, Theise ND. WHO classification of tumours of the digestive system. 4th ed. WHO, Geneva: Switzerland; 2010.

病例 82 未分化肉瘤样癌

James Horton，Sajal Pokharel
莫海珠　译　吴元魁　校

临床病史

老年女性，因急性憩室炎进行了 CT 检查，发现胰腺肿块。

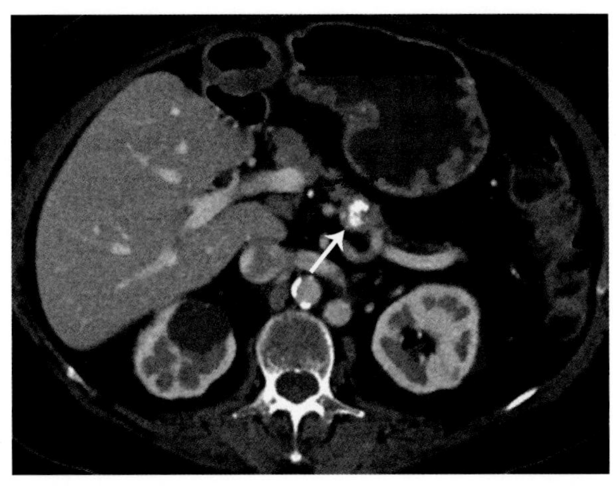

图 1

影像表现

CT 增强门静脉期横断位图像显示胰体内实性肿块（图 1，箭头）。由于中央存在大量粗大钙化，不能准确评估肿块的强化模式。位于肿块上游的胰尾部萎缩，无导管扩张。

鉴别诊断

浆液性囊腺瘤，胰腺神经内分泌肿瘤，实性假乳头状瘤，慢性胰腺炎，钙化性转移灶，未分化癌。

诊断

胰腺未分化肉瘤样癌。

讨论

未分化癌是胰腺癌的罕见变异，为一种没有明显腺体分化的恶性上皮性肿瘤。镜下可见从多形性上皮样单核细胞到单形性梭形细胞的各种形态[1]。因为具有明显的梭形细胞形态，类似于肉瘤，所以被称为肉瘤样癌[2]。未分化癌通常具有侵袭性，诊断时已经发生转移，最常见的转移部位是淋巴结，其次是肝、肺和腹膜[1]。神经元特异性烯醇化酶（NSE）水平偶有升高，其他肿瘤标志物为阴性[3]。

影像表现无特异性。肿瘤通常表现为不均质，含有实性、囊性或坏死性成分，偶尔可见钙化（图 1）。肿瘤较小时一般无症状，影像检查发现时，肿瘤往往非常巨大。大体病理检查显示为多间隔的实性肿块，有出血和坏死区[1]。

手术切除是首选治疗方法，而放疗和化疗是否有效尚未定论。由于本病为罕见的恶性肿瘤，生存数据少，可能在几个月左右[4]。

图 1 患者在发病时影像学上没有转移的证据，接受了胰腺远端切除术和脾切除术。光镜下显示肿瘤具有梭形细胞的特征，病理诊断为未分化癌。

教学重点

未分化癌是胰腺癌的一种罕见变异，含有实性和囊性病理成分，也可能有钙化。

参考文献

1. Hruban RH, Pittman MB, Klimstra DS. Tumors of the pancreas, 4th series. DC: ARP Press; 2007.
2. Alguacil-Garcia A, Weiland LH. The histologic spectrum, prognosis, and histogenesis of the sarcomatoid carcinoma of the pancreas. Cancer. 1977;39(3):1181–9.
3. Ren CL, Jin P, Han CX, Xiao Q, Wang DR, Shi L, et al. Unusual early-stage pancreatic sarcomatoid carcinoma. World J Gastroenterol. 2013;19(43):7820–4. doi:10.3748/wjg.v19.i43.7820.
4. Paal E, Thompson LD, Frommelt RA, Przygodzki RM, Heffess CS. A clinicopathologic and immunohistochemical study of 35 anaplastic carcinomas of the pancreas with a review of the literature. Ann Diagn Pathol. 2001;5(3):129–40. doi:10.1053/adpa.2001.25404.

病例 83 未分化多形性肉瘤的钙化转移

James Horton，Sajal Pokharel
莫海珠 译 吴元魁 校

临床病史

中年女性，腹部隐痛 3 个月。

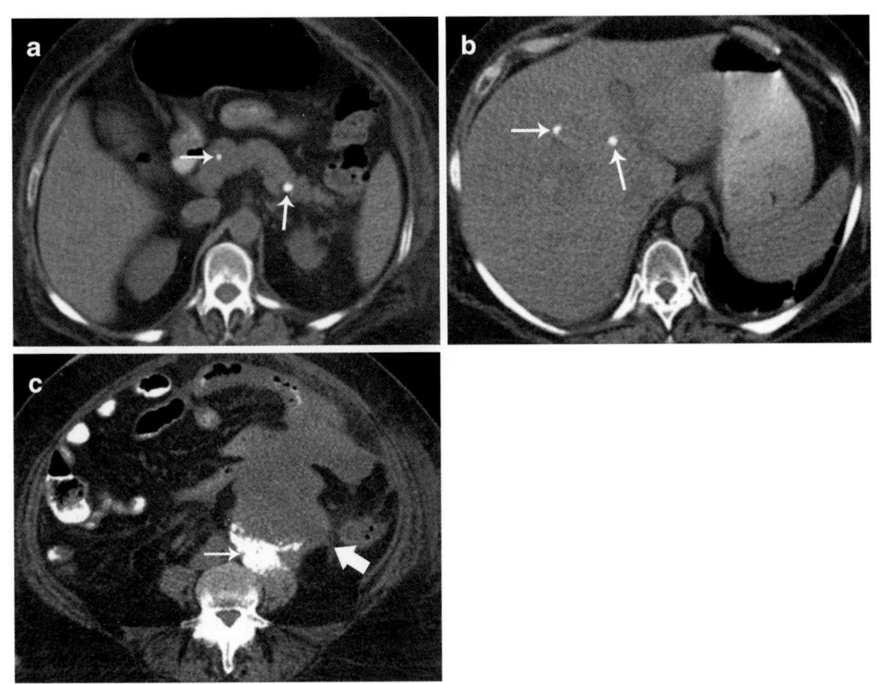

图 1

影像表现

CT 平扫横断位图像显示胰颈、体两枚粗大钙化灶（图 1a，箭头）。肝层面的 CT 平扫横断位图像显示肝 S4 两枚钙化灶（图 1b，箭头）。CT 平扫横断位图像显示主动脉分叉水平巨大不均匀的实性肿块，累及腹膜和腹膜后间隙（图 1c，粗箭头），其后部见钙化（图 1c，细箭头）。

鉴别诊断

孤立性纤维瘤，未分化多形性肉瘤，腹膜间皮瘤，腹膜后纤维化，硬化性肠系膜炎，腹膜癌病。

诊断

伴有胰腺和肝转移的未分化多形性肉瘤。

讨论

未分化多形性肉瘤以往称为恶性纤维组织细胞瘤，是成人最常见的软组织肉瘤，约占所有软组织肿瘤的 25%。它通常发生于老年人，男性略多见。肉瘤最常发生在四肢，大约 50% 发生在下肢，25% 发生在腹腔[1]。尽管转移率和复发率很高，手术切除仍是首选的治疗方案。最常见的转移部位是肝，约占患者的 70%[1]。CT 通常表现为不均匀的巨大肿块，有轻度强化和坏死区，可伴有钙化[2]。

胰腺转移瘤罕见（图 1）。多形性肉瘤很少发生胰腺转移。胰腺转移瘤多来源于乳腺、肺、肾、皮肤（黑色素瘤）和结肠，其中以肾细胞癌最为常见，约占胰腺转移瘤的 30%[3]。结肠癌、肾细胞癌及肉瘤均可发生钙化转移[4-5]。对于孤立性胰腺转移癌病例，手术切除可能会提高长期存活率[6]。

图 1 所示腹膜后肿块的经皮活检证实为高级别多形性肉瘤。

教学重点

胰腺钙化性转移瘤少见，可来源于结肠黏液腺癌、肾细胞癌和肉瘤。

参考文献

1. Karki B, Xu YK, Wu YK, Zhang WW. Primary malignant fibrous histiocytoma of the abdominal cavity: CT findings and pathological correlation. World J Radiol. 2012;4(4):151–8. doi:10.4329/wjr.v4.i4.151.
2. Ko SF, Wan YL, Lee TY, Ng SH, Lin JW, Chen WJ. CT features of calcifications in abdominal malignant fibrous histiocytoma. Clin Imaging. 1998;22(6):408–13.
3. Klein KA, Stephens DH, Welch TJ. CT characteristics of metastatic disease of the pancreas. Radiographics. 1998;18(2):369–78. doi:10.1148/radiographics.18.2.9536484.
4. Akpinar B, Obuch J, Fukami N, Pokharel SS. Unusual presentation of a pancreatic cyst resulting from osteosarcoma metastasis. World J Gastroenterol. 2015;21(27):8452–7. doi:10.3748/wjg.v21.i27.8452.
5. Lesniak RJ, Hohenwalter MD, Taylor AJ. Spectrum of causes of pancreatic calcifications. AJR Am J Roentgenol. 2002;178(1):79–86. doi:10.2214/ajr.178.1.1780079.
6. Sperti C, Pasquali C, Liessi G, Pinciroli L, Decet G, Pedrazzoli S. Pancreatic resection for metastatic tumors to the pancreas. J Surg Oncol. 2003;83(3):161–6; discussion 6. doi:10.1002/jso.10262.

病例 84 伴有中央钙化的浆液性囊腺瘤

Christopher Fung
刘小闽 译 郭 蕾 校

临床病史

老年女性，影像检查偶然发现胰腺肿块。

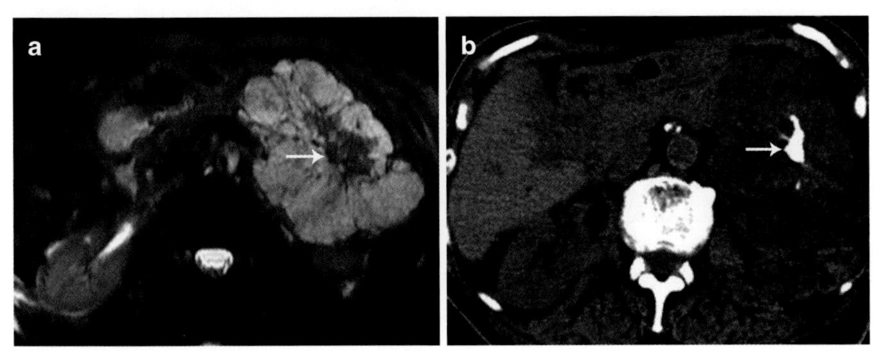

图 1

影像表现

MRI T2WI 横断位图像显示胰尾部边界清楚的巨大囊性病变，伴有多发细小间隔和中央瘢痕（图 1a，箭头）。CT 平扫横断位图像显示中央瘢痕内粗大的钙化（图 1b，箭头）。

鉴别诊断

浆液性囊腺瘤（微囊型），黏液性囊性肿瘤，神经内分泌肿瘤伴囊变，慢性假性囊肿，实性假乳头状瘤，浆液性囊腺癌。

诊断

浆液性囊腺瘤（微囊型）。

讨论

绝大多数浆液性囊腺瘤是完全良性的，仅有少数浆液性囊腺癌被报道出现恶变。

浆液性囊腺瘤预后良好，普遍可长期存活[1]。典型的影像特征有助于区分浆液性囊性肿瘤和其他囊性肿瘤。钙化也可见于其他囊性病变，包括黏液性囊性肿瘤、导管内乳头状黏液性肿瘤（IPMN）、实性假乳头状瘤和囊性神经内分泌肿瘤。然而，浆液性囊腺瘤的钙化模式有很高的特异性[2]。浆液性囊腺瘤的钙化几乎总是在中央星状瘢痕内（图 1），而边缘的蛋壳样钙化见于黏液性囊性肿瘤。CT 和超声可以很好地显示这个特征。

一般来说，对于无症状的浆液性囊腺瘤患者，可通过影像随访以评估其生长情况。一项大型研究发现，倍增时间小于 12 年的病变应该在出现症状前切除[3]。切除适应证包括诊断不明确、缓解临床症状或者肿瘤继续增大会导致严重后果[3-4]。手术切除的胰腺囊性病变中，浆液性囊腺瘤占 10%[5]，确诊的患者应该进行临床和影像随访（图 2）。

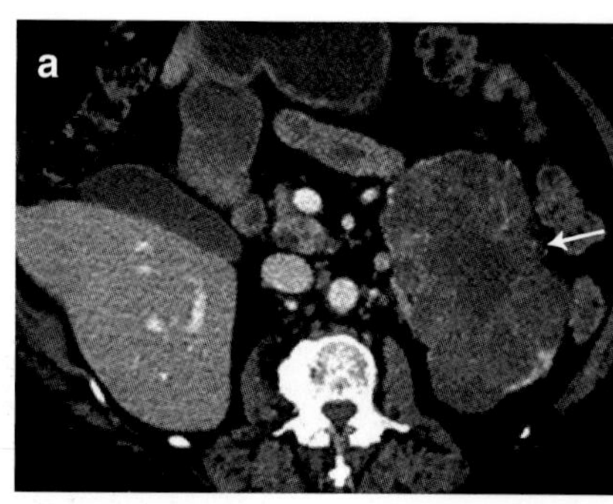

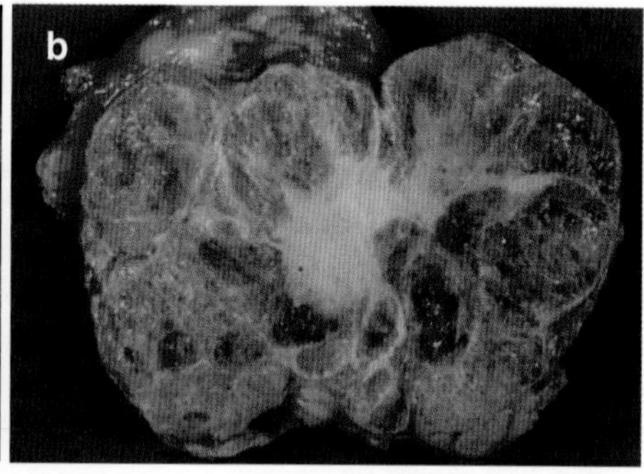

图 2 类似病例。65 岁女性，左上腹痛，CT 上发现囊性肿块。CT 增强静脉期横断位图像显示巨大肿块，内有多个小囊肿，间隔纤细（**a**，箭头）。因患者有症状，切除了肿块。大体病理显示边界清楚的肿块，由多个小囊肿和一个巨大的中央星状纤维瘢痕组成，可见浆液性囊腺瘤的特征——“日出”征

教学重点

中央星状瘢痕伴钙化是确诊浆液性囊腺瘤的可靠征象。

参考文献

1. King JC, Ng TT, White SC, Cortina G, Reber HA, Hines OJ. Pancreatic serous cystadenocarcinoma: a case report and review of the literature. J Gastrointest Surg. 2009;13(10):1864–8. doi:10.1007/s11605-009-0926-3.
2. Chu LC, Singhi AD, Haroun RR, Hruban RH, Fishman EK. The many faces of pancreatic serous cystadenoma: radiologic and pathologic correlation. Diagn Interv Imaging. 2016; doi:10.1016/j.diii.2016.08.005.
3. El-Hayek KM, Brown N, O'Rourke C, Falk G, Morris-Stiff G, Walsh RM. Rate of growth of pancreatic serous cystadenoma as an indication for resection. Surgery. 2013;154(4):794–800; discussion-2. doi:10.1016/j.surg.2013.07.005.
4. Brugge WR. Diagnosis and management of cystic lesions of the pancreas. J Gastrointest Oncol. 2015;6(4):375–88. doi:10.3978/j.issn.2078-6891.2015.057.
5. Pozzessere C, Castanos Gutierrez SL, Corona-Villalobos CP, Righi L, Xu C, Lennon AM, et al. Diffusion-weighted magnetic resonance imaging in distinguishing between mucin-producing and serous pancreatic cysts. J Comput Assist Tomogr. 2016;40(4):505–12. doi:10.1097/RCT.0000000000000403.

病例 85 伴有包膜钙化的黏液性囊性肿瘤

Christopher Fung
莫海珠 译 吴元魁 校

临床病史

女性，59 岁，偶然发现胰腺肿块。

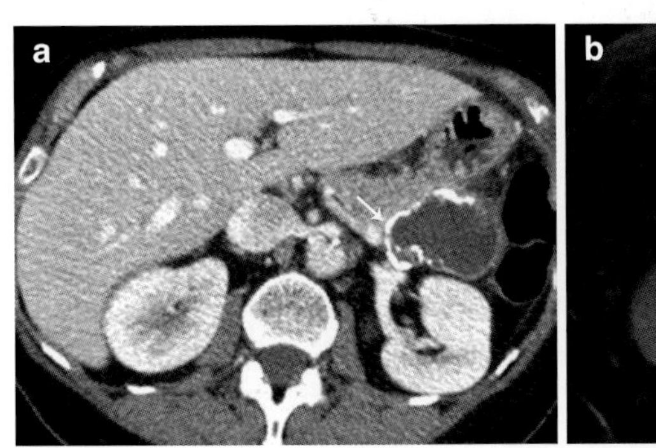

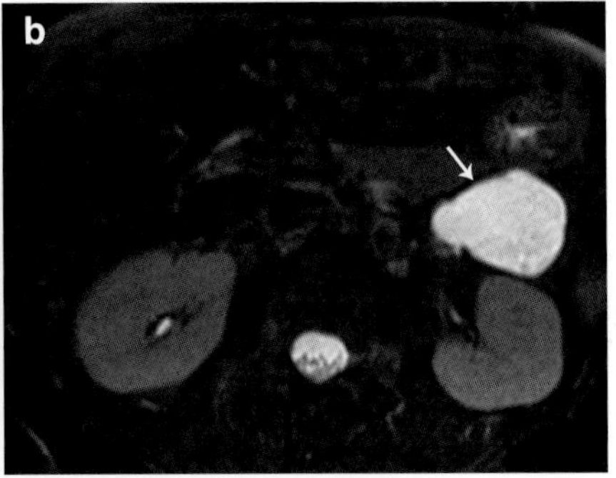

图 1

影像表现

CT 增强横断位图像显示胰尾囊性病变，边缘环状钙化（图 1a，箭头）。MRI T2WI 横断位图像显示胰尾囊性病变（图 1b，箭头）。

鉴别诊断

黏液性囊性肿瘤，神经内分泌肿瘤伴囊变，慢性假性囊肿，实性假乳头状瘤。

诊断

黏液性囊性肿瘤。

讨论

黏液性囊性肿瘤具有多个影像特征，边缘蛋壳样钙化是其中之一。肿瘤边缘钙化与黏液性肿瘤显著相关[1]。虽然有慢性假性囊肿钙化的报道，但绝大多数假性囊肿没有钙化。此外，无慢性胰腺炎病史有助于从钙化性囊性病变的鉴别诊断中排除假性囊肿[2]。其他胰腺病变也可能出现钙化。30% 的浆液性囊腺瘤可显示特殊的中央纤维瘢痕，伴或不伴钙化，但这些病变通常没有边缘钙化。神经内分泌肿瘤也可有钙化[3]，但通常位于实性成分内，呈散在、随机分布，而不是在肿瘤边缘[4]。囊变和周围包膜钙化也是实性假乳头状瘤的典型表现。然而，这些肿瘤通常见于比黏液性囊性肿瘤更年轻的患者。此外，实性假乳头状瘤应该有实性成分，而良性黏液性囊性肿瘤没有。

图 1 所示的患者接受了胰腺远端切除术。病理显示黏液性囊性肿瘤伴中级别异型增生（图 2）。

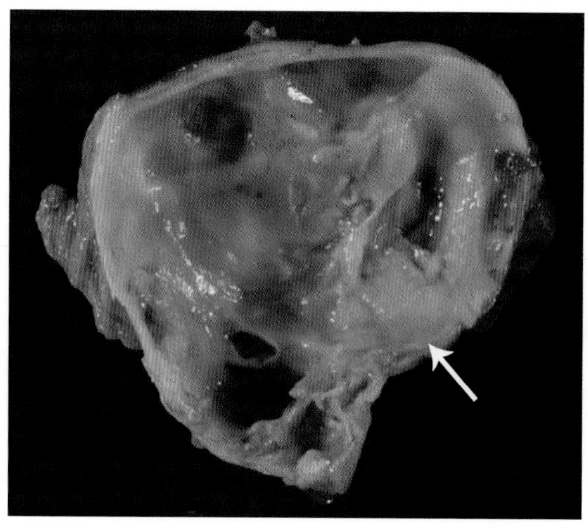

图 2　大体病理标本显示单房性囊性肿瘤，有厚壁（包膜），切面坚硬且较脆（箭头）。组织学检查显示典型的黏液性囊性肿瘤形态，囊壁钙化和卵巢型细胞间质

教学重点

边缘环状钙化是区分黏液性囊性肿瘤、浆液性囊腺瘤（中央瘢痕伴或不伴钙化）和其他钙化性胰腺病变的特征。

参考文献

1. Curry CA, Eng J, Horton KM, Urban B, Siegelman S, Kuszyk BS, et al. CT of primary cystic pancreatic neoplasms: can CT be used for patient triage and treatment? AJR Am J Roentgenol. 2000;175(1):99–103. doi:10.2214/ajr.175.1.1750099.
2. Munn J, Altergott R, Prinz RA. Calcified pancreatic pseudocysts. Surgery. 1987;101(4):511–3.
3. Gallotti A, Johnston RP, Bonaffini PA, Ingkakul T, Deshpande V, Fernandez-del Castillo C, et al. Incidental neuroendocrine tumors of the pancreas: MDCT findings and features of malignancy. AJR Am J Roentgenol. 2013;200(2):355–62. doi:10.2214/AJR.11.8037.
4. Horton KM, Hruban RH, Yeo C, Fishman EK. Multi-detector row CT of pancreatic islet cell tumors. Radiographics. 2006;26(2):453–64. doi:10.1148/rg.262055056.

病例 86 实性假乳头状瘤

Sumera Ali，Atif Zaheer
刘小闽　译　吴元魁　校

临床病史

女性，30 岁，上腹部隐痛。

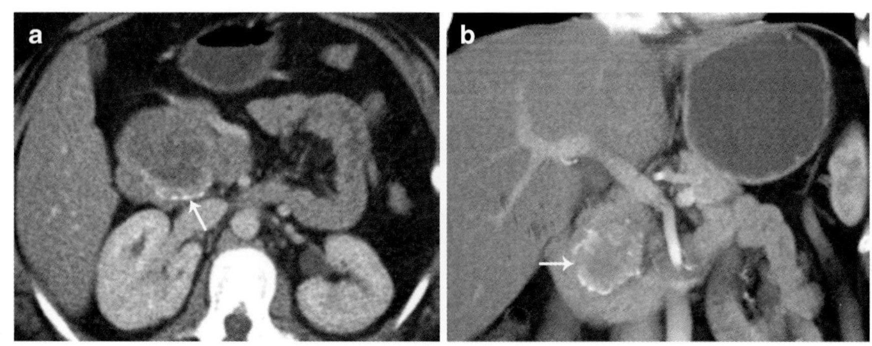

图 1

影像表现

CT 增强横断位图像显示胰头巨大的多分叶、囊实性肿块，有增厚的强化包膜并伴有钙化（图 1a，箭头）。CT 冠状位容积重建图像清晰显示肿块周边钙化（图 1b，箭头）。

鉴别诊断

囊性胰腺神经内分泌肿瘤，实性假乳头状瘤。

诊断

胰腺实性假乳头状瘤。

讨论

胰腺实性假乳头状瘤（SPN）是一种低度恶性潜能的肿瘤，多见于年轻女性，仅占胰腺外分泌肿瘤的 1% ～ 2%，预后良好。

影像上，大多数 SPN 表现为较大肿块和增厚的强化包膜。肿块的内部成分在 CT 上可呈现不同的密度，与肿瘤实性的相对含量、变性或坏死的成分和内部出血情况有关[1]（图 1）。肿瘤的中央或包膜可出现局灶性钙化。

MRI 上，大多数 SPN 中央囊变，T1WI 呈低信号或不均匀信号，T2WI 呈高信号，增强扫描强化程度低。在 T1WI 平扫脂肪抑制图像和 T2WI 图像上可见液-液平面或出血[1]。肿瘤体积大（＞ 6 cm）和肿瘤包膜的局灶性中断提示该肿瘤可能有较强的侵袭性[2]。根据位置的不同，肿瘤可侵犯局部邻近的结构，如十二指肠、脾和邻近的网膜[3]。多达 20% 的 SPN 会发生转移，最常见的转移部位是肝。

大体病理上，SPN 通常界限清楚，呈囊实性。组织学检查可见大小均匀的细胞，胞质嗜酸性或透明，胞核呈椭圆形。这些细胞可能生长在实性成分中，也可能在实性区域退化时形成假乳头状叶，只留下一层薄薄的细胞排列在毛细血管内。虽然 SPN 只发生在胰腺，但与通常在胰腺中发现的任何细胞类型并没有明确的关系[4]。

治疗上需要完全手术切除。手术后长期存活率很高[5]。只有很少的情况下，因为远处转移而不进行手术切除。

图 1 中的患者接受了 Whipple 手术（胰十二指肠切除术），病理证实为 SPN（图 2）。

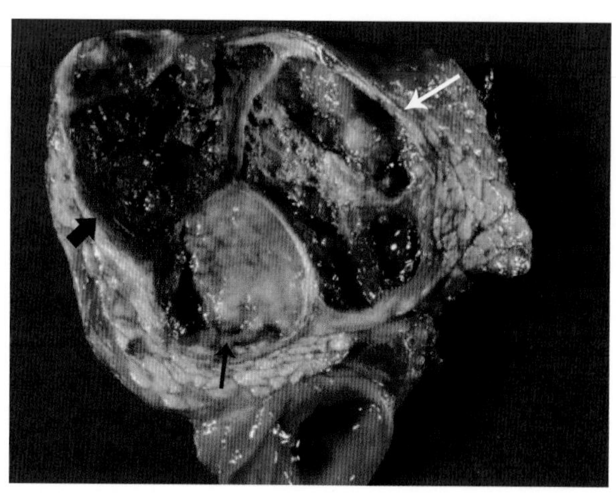

图 2 切除的肿块显示有出血和坏死区（黑色粗箭头），周围是实性软组织区域（黑色细箭头）。肿块周围有一层厚包膜（白色箭头）

教学重点

SPN 可出现局灶性钙化，钙化可出现在中央或包膜内。

参考文献

1. Buetow PC, Buck JL, Pantongrag-Brown L, Beck KG, Ros PR, Adair CF. Solid and papillary epithelial neoplasm of the pancreas: imaging-pathologic correlation on 56 cases. Radiology. 1996;199(3):707–11. doi:10.1148/radiology.199.3.8637992.

2. Yin Q, Wang M, Wang C, Wu Z, Yuan F, Chen K, et al. Differentiation between benign and malignant solid pseudopapillary tumor of the pancreas by MDCT. Eur J Radiol. 2012;81(11): 3010–8. doi:10.1016/j.ejrad.2012.03.013.
3. Estrella JS, Li L, Rashid A, Wang H, Katz MH, Fleming JB, et al. Solid pseudopapillary neoplasm of the pancreas: clinicopathologic and survival analyses of 64 cases from a single institution. Am J Surg Pathol. 2014;38(2):147–57. doi:10.1097/PAS.0000000000000141.
4. Adsay NV, Klimstra DS, Compton CC. Cystic lesions of the pancreas. Introduction. Semin Diagn Pathol. 2000;17(1):1–6.
5. Reddy S, Cameron JL, Scudiere J, Hruban RH, Fishman EK, Ahuja N, et al. Surgical management of solid-pseudopapillary neoplasms of the pancreas (Franz or Hamoudi tumors): a large single-institutional series. J Am Coll Surg. 2009;208(5):950–7; discussion 7–9. doi:10.1016/j.jamcollsurg.2009.01.044.

病例 87 伴有胶样癌的导管内乳头状黏液性肿瘤

Christopher Fung
刘小闽 译 吴元魁 校

临床病史

女性，76 岁，黄疸、瘙痒和上腹部疼痛 4 周。

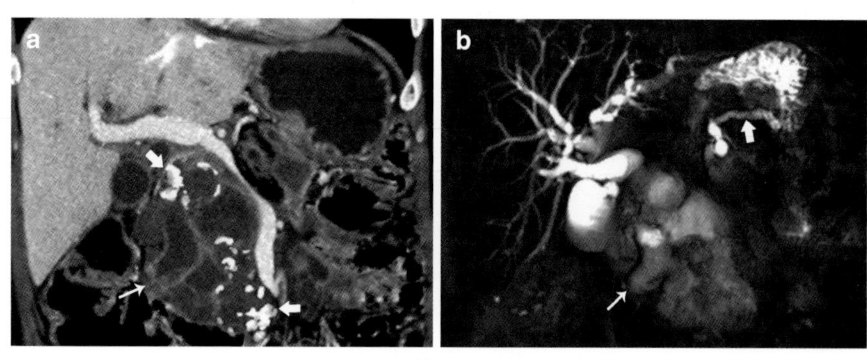

图 1

影像表现

CT 增强门静脉期冠状位图像（图 1a）和磁共振胰胆管造影（图 1b）显示胰头部巨大囊性肿块（细箭头），肿块内可见大量粗大钙化（图 1a，粗箭头）。门静脉受压导致严重狭窄。肿块阻塞胆总管，肝内外胆管扩张（图 1b），主胰管远端扩张（图 1b，粗箭头）。

鉴别诊断

浆液性囊腺瘤，黏液性囊性肿瘤，导管内乳头状黏液性肿瘤（IPMN），导管内乳头状黏液性肿瘤恶变，复杂假性囊肿。

诊断

IPMN 并发浸润性胶样癌。

讨论

胶样癌是一种浸润性腺癌，其特征是在细胞外黏蛋白池中存在产生黏蛋白的肿瘤性上皮细胞[1]。这种肿瘤相对罕见，占所有胰腺外分泌恶性肿瘤的 1% ～ 3%，男性发病率略高于女性，平均发病年龄为 65 岁[2]。胶样癌几乎都是由高级别异型增生的肠型 IPMN 恶变而来[3]。胶样癌多发生在胰头，边界清楚，呈囊性，在影像上比更常见的管状 / 导管癌体积更大。

钙化可见于各种胰腺肿瘤，如黏液性囊性肿瘤、浆液性囊腺瘤、实性假乳头状瘤和神经内分泌肿瘤。在切除的 IPMN 中，多达 20% 的病例存在钙化。钙化与不典型增生的程度或侵袭性癌的存在没有直接关系。然而，钙化如果与其他可疑特征（如实性肿块）并存，则肿瘤恶性的可能性增大[4-5]（图 1）。

本病主要的鉴别诊断是黏液性囊性肿瘤，与本病不同，黏液性囊性肿瘤几乎总是发生在胰尾部。

胶质癌手术切除的预后好于浸润性导管腺癌，5 年存活率高达 57%，而导管腺癌的 5 年存活率仅为 12%[2]。当肿瘤分期控制不佳时，预后较差。

图 1 中的患者接受了胰十二指肠切除术，病理为 IPMN 伴高级别异型增生，继发胶样癌（图 2）。

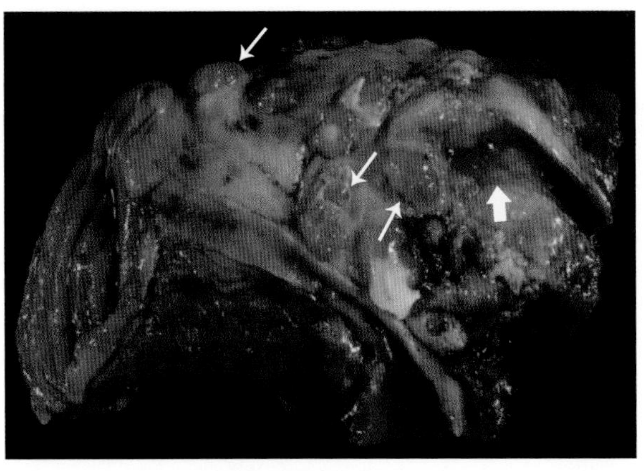

图 2 切除后的大体病理标本显示巨大的肿瘤完全破坏了胰腺实质，阻塞了主胰管（白色粗箭头）。胶状物质的区域（白色细箭头）与组织学表现相符

教学重点

在切除的 IPMN 中，多达 20% 的病例存在着钙化，钙化的存在与是否恶性没有直接关系，但当与其他可疑特征并存时，恶性的可能性增大。

参考文献

1. Hruban RH, Pittman MB, Klimstra DS. Tumors of the pancreas, 4th series. Washington, DC: American Registry of Pathology Press; 2007.
2. Adsay NV, Pierson C, Sarkar F, Abrams J, Weaver D, Conlon KC, et al. Colloid (mucinous noncystic) carcinoma of the pancreas. Am J Surg Pathol. 2001;25(1):26–42.
3. Seidel G, Zahurak M, Iacobuzio-Donahue C, Sohn TA, Adsay NV, Yeo CJ, et al. Almost all infiltrating colloid carcinomas of the pancreas and periampullary region arise from in situ papillary neoplasms: a study of 39 cases. Am J Surg Pathol. 2002;26(1):56–63.
4. Perez-Johnston R, Narin O, Mino-Kenudson M, Ingkakul T, Warshaw AL, Fernandez-Del Castillo C, et al. Frequency and significance of calcification in IPMN. Pancreatology. 2013;13(1):43–7. doi:10.1016/j.pan.2012.11.306.
5. Taouli B, Vilgrain V, Vullierme MP, Terris B, Denys A, Sauvanet A, et al. Intraductal papillary mucinous tumors of the pancreas: helical CT with histopathologic correlation. Radiology. 2000;217(3):757–64. doi:10.1148/radiology.217.3.r00dc24757.

第六部分

导管异常：弥漫性导管异常

病例 88 混合型导管内乳头状黏液性肿瘤

Satomi Kawamoto
刘小闽　译　吴元魁　校

临床病史

男性，70 岁，近期有急性胰腺炎病史，淀粉酶水平为 19 000 U/L，CT 检查发现胰腺囊性肿块，伴主胰管扩张。

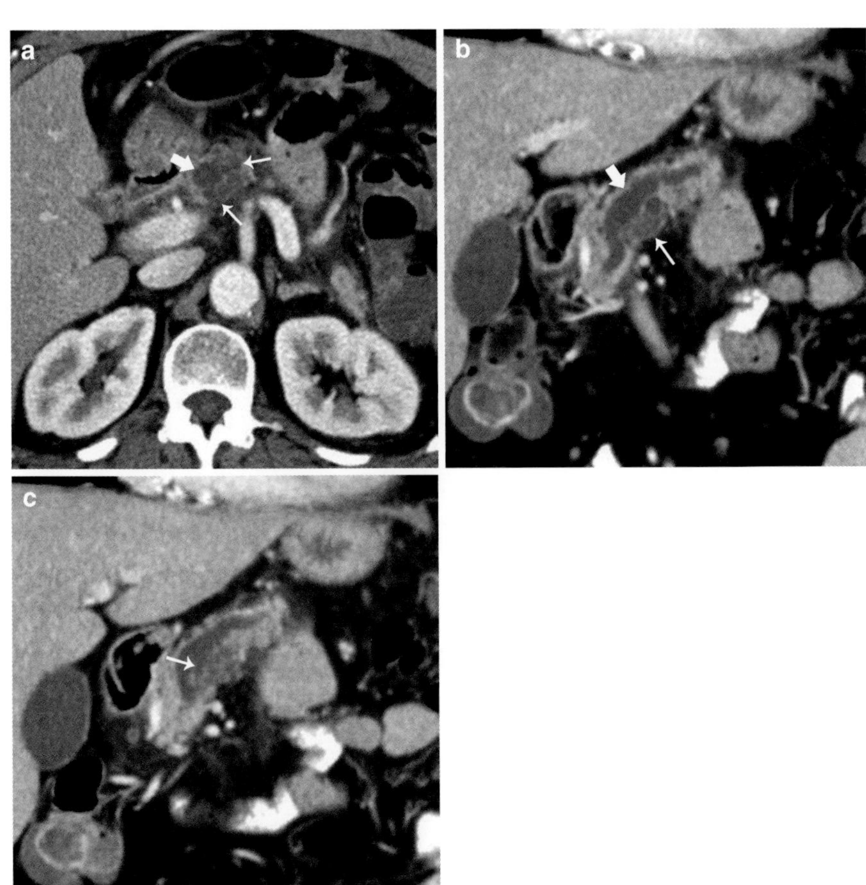

图 1

影像表现

CT 增强静脉期横断位图像显示胰颈部大小约 2.8 cm 囊性病变，可见多发分隔（图 1a，细箭头），主胰管扩张（图 1a，粗箭头）。CT 增强静脉期冠状位图像显示弥漫性扩张的主胰管（图 1b，粗箭头），靠近胰颈部的囊性病变旁最为显著（图 1b，细箭头），宽达 10 mm。胰周脂肪弥漫性轻度炎性渗出，符合患者近期急性胰腺炎病史。CT 增强静脉期冠状位图像显示囊性病变与主胰管相通（图 1c，箭头）。

鉴别诊断

混合型导管内乳头状黏液性肿瘤伴或不伴有浸润性癌，慢性胰腺炎伴假性囊肿。

诊断

累及主胰管和分支胰管的导管内乳头状黏液性肿瘤（混合型）。

讨论

导管内乳头状黏液性肿瘤（IPMN）是胰腺中可以产生黏蛋白的肿瘤，发生在主胰管或其主要分支。IPMN 的特征是乳头状生长模式和肿瘤细胞分泌黏蛋白[1-2]。

IPMN 最常见于 60～70 岁的患者[3]。临床表现多样，IPMN 多在影像检查中偶然发现，患者也可表现为慢性胰腺炎反复急性发作或出现新发糖尿病症状[1]。

组织学上，IPMN 分为低级别异型增生、中级别异型增生和高级别异型增生。手术切除的 IPMN 中有 1/3 的患者并存浸润性癌[2-4]。文献报道，低级别异型增生可逐渐进展到浸润性癌[2]。由于高级别不典型决定了疾病进展的风险等级，所以 IPMN 的分级是根据病变中不典型增生的最高级别进行的[2]。

根据胰导管受累的模式，大体可将 IPMN 分为三种类型：主胰管型、分支胰管型、混合型[2-5]。

影像学上，主胰管型 IPMN 表现为主胰管节段性或弥漫性扩张（＞ 5 mm），而非因导管阻塞引起的扩张[3]。胰腺实质可萎缩。分支胰管型 IPMN 中，主胰管的一个或多个分支扩张，呈现囊状外观[2-5]。与主胰管相通、直径＞ 5 mm 的胰腺囊肿应考虑为分支胰管型 IPMN（图 1）[3]。混合型同时符合主胰管型和分支型 IPMN 的标准[2-5]。

如果主胰管扩张直径≥ 10 mm，出现实性肿块，或囊肿、扩张的导管出现强化的壁结节（图 2），或者病变已经产生临床症状，都提示恶变可能。此时应选择手术切除而不是随访观察[2-3, 5]。手术切除的主胰管型 IPMN 中，约 43%（11%～81%）为浸润性癌[3]。

图 1 中的患者接受了胰十二指肠切除术和脾切除术，显示主胰管型 IPMN 伴低级别异型增生（图 2）。

大体病理标本显示扩张的主胰管（图 2，细箭头）和邻近分支胰管扩张（图 2，粗箭头）。

根据 IPMN 和胰腺黏液性囊性肿瘤国际治疗指南（2012 年）[3]，如果有高危恶性表现，如梗阻性黄疸伴胰头囊性病变、囊肿内实性部分强化、主胰管≥ 10 mm 或有临床症状，应考虑手术切除（图 3）。具有可疑恶性特征（临床胰腺炎、囊肿≥ 3 cm、囊壁增厚强化、主导管直径 5 ～ 9 mm、无强化壁结节、胰管管径突然改变伴胰腺远端萎缩）的患者，应进一步行内镜超声检查[3]。

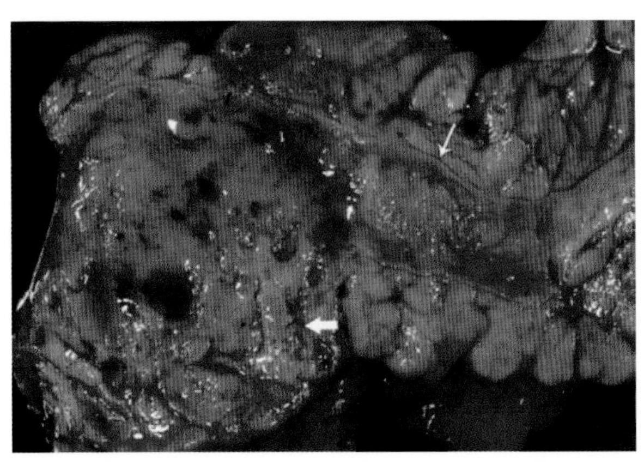

图 2　大体病理标本显示扩张的主胰管（细箭头）和邻近扩张的分支胰管（粗箭头）

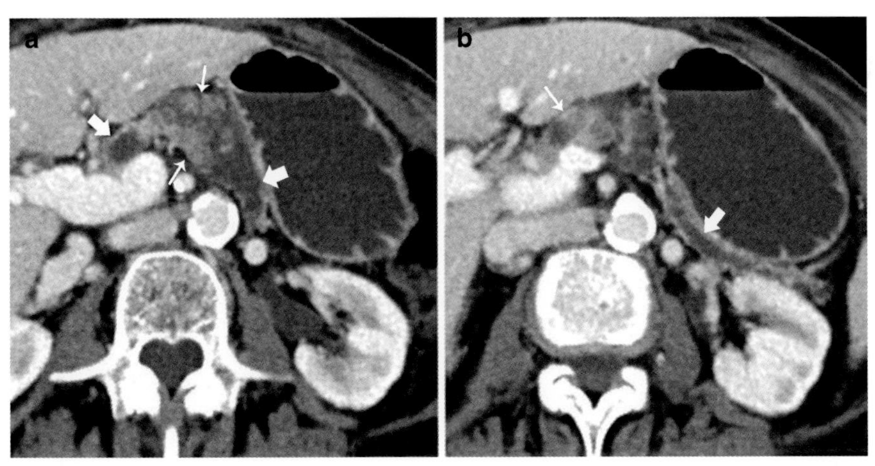

图 3　类似病例。80 多岁的老年患者，有腹痛史。CT 显示胰腺内囊性肿块。CT 增强静脉期横断位图像（**a**，**b**）显示主胰管明显扩张（粗箭头），扩张的主胰管内可见边界不清的软组织肿块（**a**、**b**，细箭头）。胰尾部主胰管扩张和胰腺实质萎缩（**b**，粗箭头）。患者接受了 Whipple 手术。病理标本显示浸润性导管腺癌合并广泛的 IPMN 和高度不典型增生

教学重点

IPMN 根据导管受累的模式大体分为三类：主胰管型、分支胰管型和混合型。

参考文献

1. Kang HJ, Lee JM, Joo I, Hur BY, Jeon JH, Jang JY, et al. Assessment of malignant potential in intraductal papillary mucinous neoplasms of the pancreas: comparison between multidetector CT and MR imaging with MR cholangiopancreatography. Radiology. 2016;279(1):128–39. doi:10.1148/radiol.2015150217.
2. Kawamoto S, Horton KM, Lawler LP, Hruban RH, Fishman EK. Intraductal papillary mucinous neoplasm of the pancreas: can benign lesions be differentiated from malignant lesions with multidetector CT? Radiographics. 2005;25(6):1451–68. discussion 68–70 doi:10.1148/rg.256055036.
3. Tanaka M, Fernandez-del Castillo C, Adsay V, Chari S, Falconi M, Jang JY, et al. International consensus guidelines 2012 for the management of IPMN and MCN of the pancreas. Pancreatology. 2012;12(3):183–97. doi:10.1016/j.pan.2012.04.004.
4. Procacci C, Graziani R, Bicego E, Bergamo-Andreis IA, Guarise A, Valdo M, et al. Serous cystadenoma of the pancreas: report of 30 cases with emphasis on the imaging findings. J Comput Assist Tomogr. 1997;21(3):373–82.
5. Sahani DV, Kadavigere R, Saokar A, Fernandez-del Castillo C, Brugge WR, Hahn PF. Cystic pancreatic lesions: a simple imaging-based classification system for guiding management. Radiographics. 2005;25(6):1471–84. doi:10.1148/rg.256045161.

病例 89 导管内管状乳头状肿瘤

Satomi Kawamoto
刘小闽 译 吴元魁 校

临床病史

老年男性，近期有急性胰腺炎病史。影像学检查发现胰腺肿块。

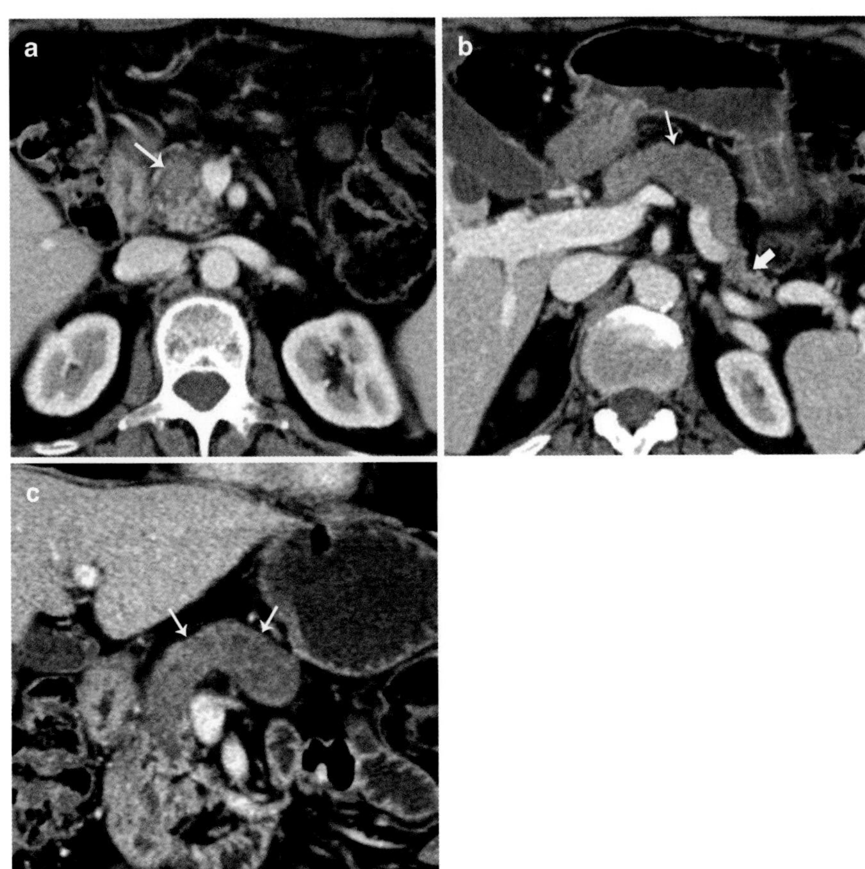

图 1

影像表现

CT 增强静脉期横断位（图 1a、b）和冠状位（图 1c）图像显示胰腺颈、体部的主胰管明显扩张，其内见不规则形、混杂低密度实性肿块样病灶（细箭头）。胰尾萎缩（图 1b，粗箭头）。

鉴别诊断

导管内乳头状黏液性肿瘤伴或不伴浸润性癌，导管内管状乳头状肿瘤伴或不伴浸润性癌，浸润性胰腺导管腺癌。

诊断

导管内管状乳头状肿瘤。

讨论

导管内管状乳头状肿瘤（intraductal tubulopapillary neoplasm，ITPN）是一种罕见的胰腺导管内肿瘤，由 Yamaguchi 等 2009 年首先报道[1]。在 2010 年 WHO 胰腺肿瘤分类中，胰腺导管内肿瘤被分为两组：导管内乳头状黏液性肿瘤（IPMN）和导管内管状乳头状肿瘤（ITPN）[2]。ITPN 很少见，占胰腺导管内肿瘤的 3%，占所有胰腺外分泌肿瘤的不到 1%[1]。

ITPN 是发生在胰管内的实性结节状肿瘤，可充满扩张的胰管。ITPN 通常发生在主胰管，但也可累及分支胰管[3]。ITPN 最常见于胰头[1, 3-4]。在大约 40% 的病例可见浸润性癌的成分[1, 5]。

IPMN 和 ITPN 有一些相似的特点。两者都是发生在导管内，都可能发展为浸润性癌，并产生导管阻塞的症状[6]。二者差异主要体现在显微镜下所见。与 IPMN 不同，ITPN 只分泌很少的黏蛋白。此外，ITPN 更可能出现高度不典型增生[1, 6]。最后，顾名思义，ITPN 是以管状乳头模式生长[1]。

影像学诊断 ITPN 的关键在于正确判断肿瘤位于导管内[4]。Motosugi 等报道了 CT 和 MRI 上的“双色导管征”，即扩张的胰管显示两种不同的颜色（分别代表液体和导管内肿瘤）[3]（图 1）。在 MRCP 和 ERCP 上，肿瘤表现为扩张的胰管内完全或不完全充盈缺损[3-4]。在平扫 CT 上，导管内肿瘤相对于周围胰腺实质呈等密度或略高密度，增强扫描因不强化而呈低密度[3]。ITPN 在 MRI T1WI 像上通常为低信号，在 T2WI 像上为高信号[3-4]。

ITPN 的主要鉴别诊断为主胰管型 IPMN。在 IPMN 中，可以看到肿瘤细胞的乳头状突起，但它通常不占据扩张的主胰管或囊肿[3]。然而，由于 IPMN 和 ITPN 的影像表现类似，二者难以区分[4]（图 2）。

图 1 中的患者接受了全胰腺切除术，病理显示为 ITPN 伴有高级别异型增生，累及整个胰腺，并伴有几个微小的浸润性癌灶（图 3）。

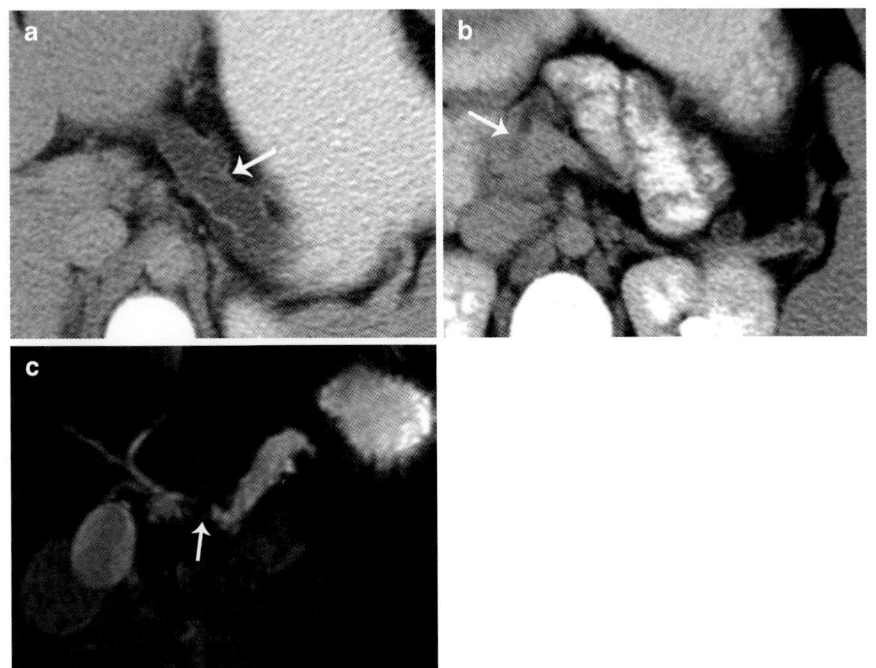

图 2　类似病例。该年轻女性有腹部疼痛（向背部放射）病史，后来发展为糖尿病，近期有胰腺炎发作史。CT 增强延迟期横断位图像显示远端主胰管（**a**，箭头）明显扩张，胰头段主胰管内有一小的软组织肿块（**b**，箭头）。胰腺实质明显萎缩。MRCP 图像显示远端主胰管明显扩张，并分支胰管扩张。肿瘤表现为胰头区域充盈缺损（**c**，箭头）。患者接受了全胰腺切除加脾切除。病理标本显示为导管内管状乳头状肿瘤（ITPN）伴高级别异型增生

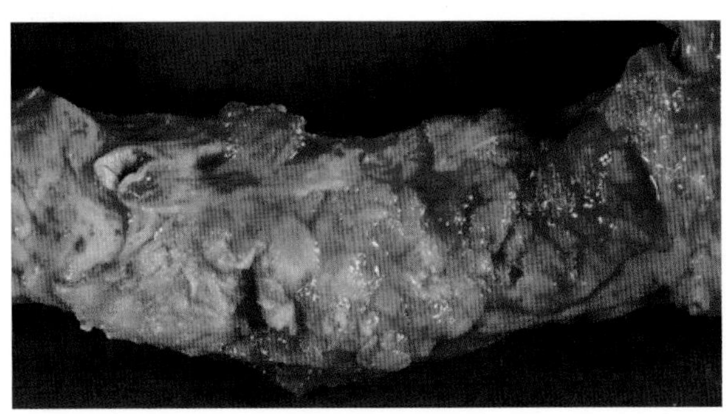

图 3　图 1 中患者的大体病理标本（经胰管的横切面），显示一个突起的巨大乳头状肿瘤

教学重点

ITPN 的影像表现与 IPMN 相似。一些提示 ITPN 诊断的特征包括 CT 和 MRI 上的“双色导管征”，即扩张的胰管有两种不同的颜色，分别代表扩张导管内的肿瘤和其周围液体。

参考文献

1. Yamaguchi H, Shimizu M, Ban S, Koyama I, Hatori T, Fujita I, et al. Intraductal tubulopapillary neoplasms of the pancreas distinct from pancreatic intraepithelial neoplasia and intraductal papillary mucinous neoplasms. Am J Surg Pathol. 2009;33(8):1164–72. doi:10.1097/PAS.0b013e3181a162e5.
2. Bosman FT, Carneiro F, Hruban RH, Theise ND. WHO classification of tumours of the digestive system. 4th ed. WHO, Geneva: Switzerland; 2010.
3. Motosugi U, Yamaguchi H, Furukawa T, Ichikawa T, Hatori T, Fujita I, et al. Imaging studies of intraductal tubulopapillary neoplasms of the pancreas: 2-tone duct sign and cork-of-wine-bottle sign as indicators of intraductal tumor growth. J Comput Assist Tomogr. 2012;36(6):710–7. doi:10.1097/RCT.0b013e31826d1fc8.
4. Ishigami K, Yoshimitsu K, Irie H, Shinozaki K, Nagata S, Yamaguchi K, et al. Imaging of intraductal tubular tumors of the pancreas. AJR Am J Roentgenol. 2008;191(6):1836–40. doi:10.2214/AJR.07.4005.
5. Brosens LAA Offerhaus G. Molecular pathology of pancreatic cancer precursor lesions. In: Molecular genetics of pancreatic cancer. Springer: New York; 2013. p. 24–47.
6. Kolby D, Thilen J, Andersson R, Sasor A, Ansari D. Multifocal intraductal tubulopapillary neoplasm of the pancreas with total pancreatectomy: report of a case and review of literature. Int J Clin Exp Pathol. 2015;8(8):9672–80.

病例 90 MRI 双胰管伪影

Steven P. Rowe
刘小闽 译 吴元魁 校

临床病史

女性，60 岁，有胰腺炎反复发作的病史。

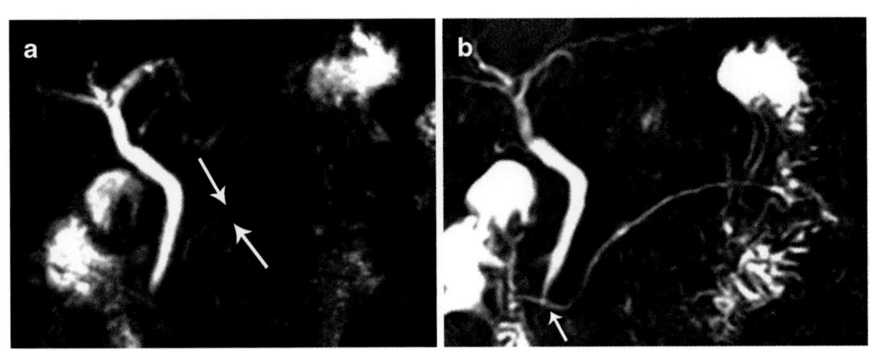

图 1

影像表现

磁共振胰胆管成像（MRCP）最大密度投影（MIP）冠状位图像显示两条截然不同的胰管（图 1a，箭头）。第二次 MRCP 图像上，前次检查显示的重复胰管消失不见（图 1b）。存在胰腺分裂（图 1b，箭头）。

鉴别诊断

先天性主胰管重复畸形，呼吸运动伪影。

诊断

呼吸运动伪影。

讨论

磁共振胰胆管成像（MRCP）图像是重 T2 加权成像，可以得到 3D 重建图像。图像是在呼吸周期的呼气末阶段在冠状平面进行采集，前后覆盖约 6 ～ 8 cm，所需时间约 5 min。主胰管容易受到呼吸运动伪影的影响。为了限制运动伪影，通常使用呼吸垫、气囊或呼吸门控触发序列来进行图像采集。即便如此，仍有可能产生运动伪影，因此识别运动伪影非常重要。在这种情况下，主要的鉴别诊断是先天性主胰管重复畸形[1-2]。本病例中，MRCP MIP 图像显示两条胰管呈镜像精确平行，据此可排除主胰管重复畸形。仔细检查 MRCP 图像的原始图像或重复扫描（图 1b）有助于判断是否为运动伪影[3-4]。

教学重点

主胰管对呼吸运动很敏感，通常使用呼吸垫、气囊或呼吸门控触发序列来进行图像采集，以减少运动伪影。

参考文献

1. Mortele KJ, Rocha TC, Streeter JL, Taylor AJ. Multimodality imaging of pancreatic and biliary congenital anomalies. Radiographics. 2006;26(3):715–31. doi:10.1148/rg.263055164.
2. Turkvatan A, Erden A, Turkoglu MA, Yener O. Congenital variants and anomalies of the pancreas and pancreatic duct: imaging by magnetic resonance cholangiopancreatography and multidetector computed tomography. Korean J Radiol. 2013;14(6):905–13. doi:10.3348/kjr.2013.14.6.905.
3. Griffin N, Charles-Edwards G, Grant LA. Magnetic resonance cholangiopancreatography: the ABC of MRCP. Insights Imaging. 2012;3(1):11–21. doi:10.1007/s13244-011-0129-9.
4. Mandarano G, Sim J. The diagnostic MRCP examination: overcoming technical challenges to ensure clinical success. Biomed Imaging Interv J. 2008;4(4):e28. doi:10.2349/biij.4.4.e28.

病例 91 慢性胰腺炎胰管改变

Steven P. Rowe
尹映丽 译 叶 靖 校

临床病史

男性，32 岁，有高胆固醇血症及酗酒史。

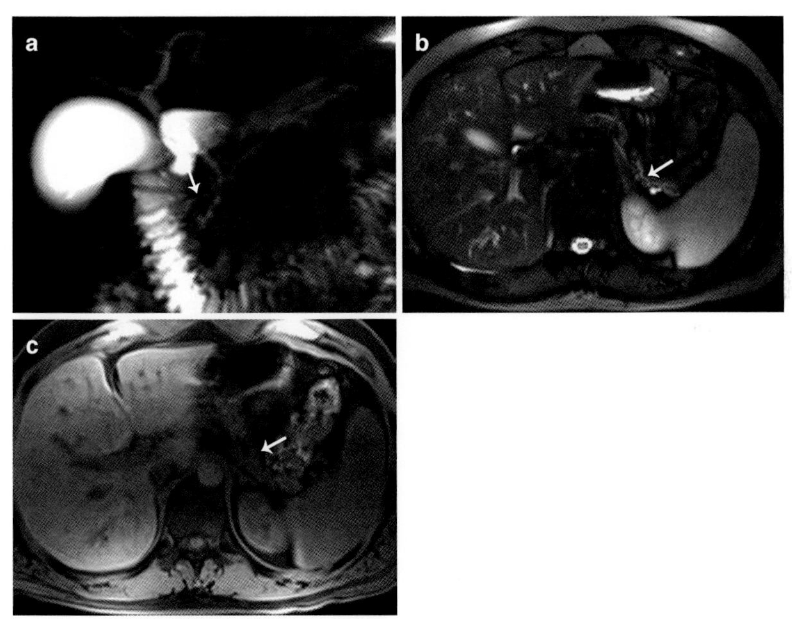

图 1

影像学表现

厚层磁共振胰胆管成像（MRCP）冠状面像显示不规则的胰管和胰腺分裂（图 1a，箭头）。MRI 平扫 T2WI 横断位像显示胰腺远端实质萎缩、胰管扩张、主胰管和分支胰管不规则（图 1b，箭头）。MRI 平扫 T1WI 脂肪抑制像显示整个胰腺实质 T1 信号降低（图 1c，箭头）

鉴别诊断

慢性胰腺炎实质及胰管改变。

诊断

慢性胰腺炎实质及胰管改变。

讨论

慢性胰腺炎是由胰腺的炎症性损伤导致胰腺实质不可逆转的丧失。慢性胰腺炎的病因多种多样，与急性胰腺炎（可逆性炎症损伤）的病因有相当大的重叠。在美国，慢性胰腺炎最常见的原因是酗酒，其他原因包括遗传性胰腺炎（与 *CFTR*、*PRSS1*、*SPINK1* 基因突变有关）、胰管系统的肿瘤（如导管内乳头状黏液性肿瘤）、自身免疫性疾病（IgG4 相关）、多发胆管结石以及高甘油三酯血症。胰腺分裂被认为会增加慢性胰腺炎的风险。胰腺分裂中，大部分胰液通过 Santorini 管（副胰管）和十二指肠小乳头输送，而不是 Wirsung 管（主胰管）和十二指肠乳头相通。据推测，这些通过十二指肠小乳头输送的额外的胰液可导致急性复发性胰腺炎[1]。

图 1 显示了慢性胰腺炎典型 MRI 表现。在疾病的早期，MRCP 显示胰管不规则和分支扩张。晚期，主胰管扩张、不规则，形成慢性假性囊肿、胰管结石（图 2），分支进一步扩张，呈湖链样改变。正常胰腺在上腹部 MRI 平扫 T1WI 脂肪抑制像上信号最高。在炎症早期，由于胰腺中正常蛋白质含量减少，这种正常高信号消失。腺体进行性纤维化导致胰腺萎缩和延迟强化[2-3]。多种伴发的胰腺实质和胰管异常与胰腺分泌功能障碍相关，是晚期慢性胰腺炎的特征性表现[4]。

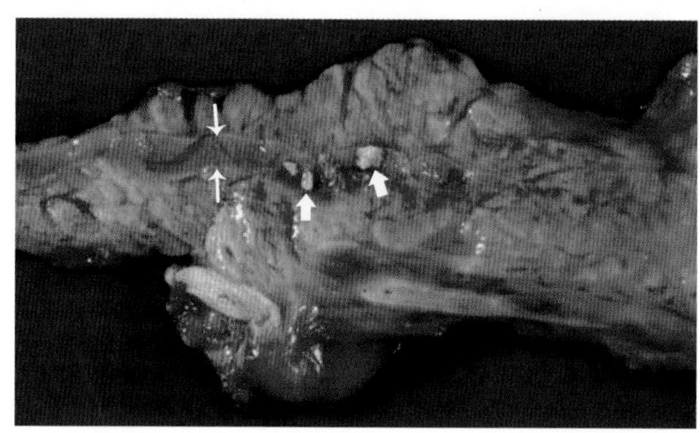

图 2　慢性胰腺炎胰管及实质改变示例，胰管扩张（细箭头）伴结石形成（粗箭头），胰腺实质萎缩伴灰白色纤维化

教学重点

慢性胰腺炎的重要影像特征是胰腺实质萎缩，MRI 平扫 T1WI 脂肪抑制像上正常高信号消失，以及胰管改变，包括主支和分支的不规则扩张。

参考文献

1. Wang DB, Yu J, Fulcher AS, Turner MA. Pancreatitis in patients with pancreas divisum: imaging features at MRI and MRCP. World J Gastroenterol. 2013;19(30):4907–16. doi:10.3748/wjg.v19.i30.4907.
2. Semelka RC, Shoenut JP, Kroeker MA, Micflikier AB. Chronic pancreatitis: MR imaging features before and after administration of gadopentetate dimeglumine. J Magn Reson Imaging. 1993;3(1):79–82.
3. Zhang XM, Shi H, Parker L, Dohke M, Holland GA, Mitchell DG. Suspected early or mild chronic pancreatitis: enhancement patterns on gadolinium chelate dynamic MRI. Magnetic resonance imaging. J Magn Reson Imaging. 2003;17(1):86–94. doi:10.1002/jmri.10218.
4. Sainani NI, Kadiyala V, Mortele K, Lee L, Suleiman S, Rosenblum J, et al. Evaluation of qualitative magnetic resonance imaging features for diagnosis of chronic pancreatitis. Pancreas. 2015;44(8):1280–9. doi:10.1097/MPA.0000000000000466.

病例 92 慢性胰腺炎并胰管结石

Steven P. Rowe

尹映丽 译 叶 靖 校

临床病史

50 岁男性，急性复发性胰腺炎。

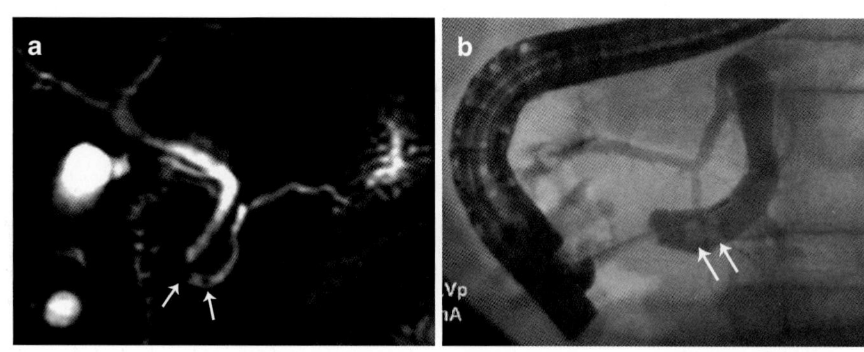

图 1

影像表现

磁共振胰胆管成像（MRCP）冠状位图像显示主胰管内两枚小充盈缺损（图 1a，箭头），在内镜逆行胰胆管造影（ERCP）图像中亦可见（图 1b，箭头）。

鉴别诊断

胰管结石，胰管胰液淤积，胰管血块。

诊断

胰管结石。

讨论

MRI/MRCP 越来越多地用于评估慢性胰腺炎相关实质和胰管改变。虽然 ERCP 被认为是诊断慢性胰腺炎相关胰管改变的金标准，但 MRCP 提供了一种无创性替代方法[1]，是诊断胰管结石的一种高度可靠的影像检查技术，以 ERCP 作为参照，其敏感性大于 75%，特异性大于 73%[2]。此外，MRCP 有助于改善对胆管结石患者的管理，显著提高了 ERCP 的阳性率（95%）[3]。MRCP 有助于显示胰管狭窄、不规则、扩张和胰管结石，这些表现是晚期慢性胰腺炎的标志[4]。此外，在 Roux-en-Y 重建等手术后解剖结构发生改变的患者中，MRCP 已经取代了 ERCP。

在图 1 所示的复发性胰腺炎患者中，两枚充盈缺损经 ERCP 证实为胰管结石。慢性胰腺炎引起的实质和胰管改变（胰管扩张和不规则，胰腺外分泌功能降低）会导致结石的形成，一旦结石出现，就会增加胰管压力，甚至引起胰管阻塞，这会导致患者病情恶化，例如腹痛加剧[5-6]。

在 MRCP 图像上，胰管结石通常表现为低信号充盈缺损，周围包绕明亮的液体信号。它们在 T1WI 上可能为明亮高信号。其他固体或半固体物质，如胰腺分泌物淤积或血凝块，也可能有类似的影像表现，根据影像学可能无法区分。

这例患者接受了 ERCP 手术，成功移除了胰头部主胰管内的结石。

教学重点

MRCP 是诊断胰管结石的一种高度可靠的影像检查方法。

参考文献

1. Bilgin M, Bilgin S, Balci NC, Momtahen AJ, Bilgin Y, Klor HU, et al. Magnetic resonance imaging and magnetic resonance cholangiopancreatography findings compared with fecal elastase 1 measurement for the diagnosis of chronic pancreatitis. Pancreas. 2008;36(1):e33–9. doi:10.1097/mpa.0b013e318150e557.
2. Giljaca V, Gurusamy KS, Takwoingi Y, Higgie D, Poropat G, Stimac D, et al. Endoscopic ultrasound versus magnetic resonance cholangiopancreatography for common bile duct stones. Cochrane Database Syst Rev. 2015;2:CD011549. doi:10.1002/14651858.CD011549.
3. Ward WH, Fluke LM, Hoagland BD, Zarow GJ, Held JM, Ricca RL. The role of magnetic resonance cholangiopancreatography in the diagnosis of choledocholithiasis: do benefits outweigh the costs? Am Surg. 2015;81(7):720–5.
4. Sugiyama M, Haradome H, Atomi Y. Magnetic resonance imaging for diagnosing chronic pancreatitis. J Gastroenterol. 2007;42(Suppl 17):108–12. doi:10.1007/s00535-006-1923-x.
5. Choi EK, Lehman GA. Update on endoscopic management of main pancreatic duct stones in chronic calcific pancreatitis. Korean J Intern Med. 2012;27(1):20–9. doi:10.3904/kjim.2012.27.1.20.
6. Di Sebastiano P, di Mola FF, Buchler MW, Friess H. Pathogenesis of pain in chronic pancreatitis. Dig Dis (Basel, Switzerland). 2004;22(3):267–72. doi:10.1159/000082798.

病例 93 慢性胰腺炎胰管狭窄

Steven P. Rowe
尹映丽　译　叶　靖　校

临床病史

70 余岁老人，慢性腹痛。

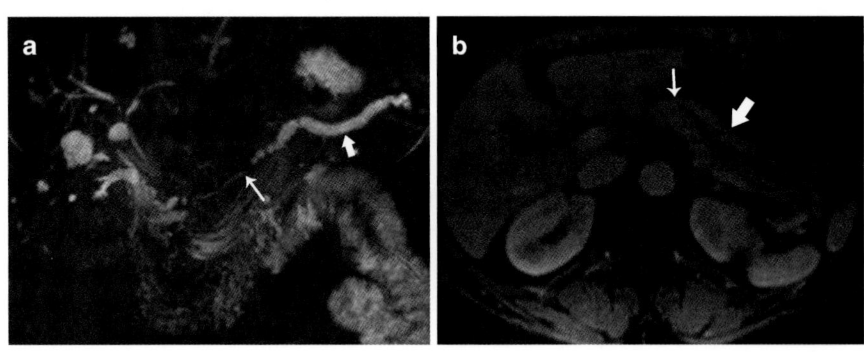

图 1

影像表现

磁共振胰胆管成像（MRCP）中的最大密度投影（MIP）显示胰头和胰体长范围狭窄，管壁光滑（图 1a，细箭头），并伴有远端主胰管扩张（图 1a，粗箭头）。MRI 增强 T1WI 横断位像未发现肿块（图 1b，细箭头），胰腺尾部实质未见萎缩征象（图 1b，粗箭头）。

鉴别诊断

主胰管恶性狭窄（如胰腺腺癌），主胰管良性狭窄。

诊断

主胰管良性狭窄。

讨论

当影像检查发现主胰管管径截然改变时，需要引起我们的重视。因为胰腺癌可在影像学上表现为主胰管狭窄、远端胰管扩张和实质萎缩，但没有明显的肿块（图 1）。因此，当遇到这一影像学征象时，通常需要进行彻底的检查，包括用超声内镜（EUS）寻找隐匿性胰腺导管腺癌[1-2]。

通常情况下，胰腺导管腺癌患者主胰管的截断表现比本病例所示更为明显。本例出现长范围的胰管狭窄，提示可能为另一种引起狭窄的病因，即与慢性胰腺炎相关的炎症可导致正常胰腺实质被致密的纤维组织所取代，继而导致狭窄。应用促胰液素刺激可提高 MRCP 检测胰管狭窄的敏感性[3-4]。

此患者接受了超声内镜检查，未发现肿块，然后又进行内镜逆行胰胆管造影（ERCP）检查，并在主胰管狭窄区域多次活检。活检结果显示只有正常的胰腺实质。之后对这名患者进行影像学随访，以确保影像学检查结果的可靠性。

教学重点

同时具备慢性胰腺炎的临床和影像学特征时，不伴肿块的长范围狭窄可能是炎性狭窄。

参考文献

1. Schima W, Ba-Ssalamah A, Kolblinger C, Kulinna-Cosentini C, Puespoek A, Gotzinger P. Pancreatic adenocarcinoma. Eur Radiol. 2007;17(3):638–49. doi:10.1007/s00330-006-0435-7.
2. Singh H, Siddiqui AA. Endosonographic workup and preoperative biliary drainage for pancreatic cancer. Semin Oncol. 2015;42(1):59–69. doi:10.1053/j.seminoncol.2014.12.006.
3. Esposito I, Friess H, Kappeler A, Shrikhande S, Kleeff J, Ramesh H, et al. Mast cell distribution and activation in chronic pancreatitis. Hum Pathol. 2001;32(11):1174–83.
4. Sherman S, Freeman ML, Tarnasky PR, Wilcox CM, Kulkarni A, Aisen AM, et al. Administration of secretin (RG1068) increases the sensitivity of detection of duct abnormalities by magnetic resonance cholangiopancreatography in patients with pancreatitis. Gastroenterology. 2014;147(3):646–54.e2. doi:10.1053/j.gastro.2014.05.035.

病例 94 促胰液素引起的异常腺泡化

Steven P. Rowe

尹映丽　译　叶　靖　校

临床病史

男性，70 岁，应用促胰液素刺激磁共振胰胆管造影（MRCP）进行评估。

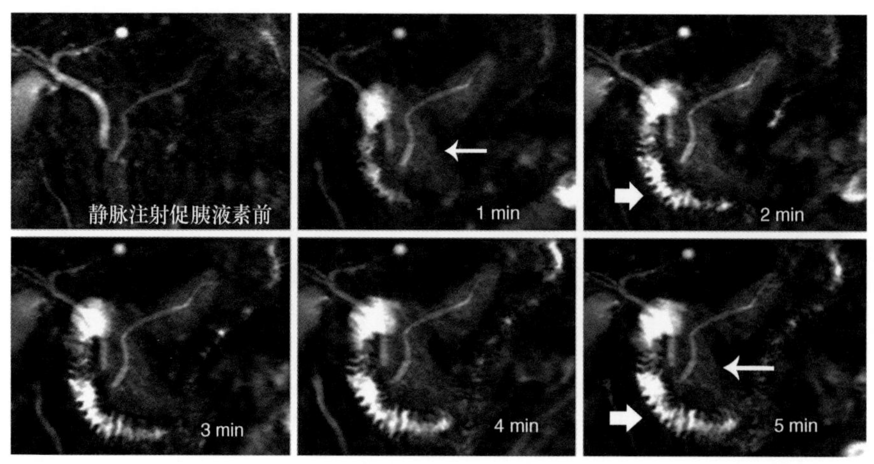

图 1

影像表现

静脉注射促胰液素前后的厚层磁共振胰胆管成像（MRCP）冠状位图像（图 1）显示胰腺渐进性强化超过 5 min（图 1，细箭头）。近端小肠内液体增加并向远端运输（粗箭头），主胰管直径进行性增大。

鉴别诊断

促胰液素引起的胰腺正常分泌反应，促胰液素引起的胰腺异常腺泡化。

诊断

促胰液素引起的胰腺异常腺泡化。

讨论

慢性胰腺炎有许多严重的并发症。促胰液素刺激的 MRCP 可以很好地评估其中一些并发症，包括胰腺外分泌功能障碍和胰腺导管异常。促胰液素是一种内源性多肽激素（市面上可买到人工合成的），可诱导胃和胰腺分泌增加。静脉注射促胰液素已被证明可以提高 MRCP 对复发性或慢性胰腺炎的诊断效能[1-3]。

正常的促胰液素刺激的 MRCP 表现为由胰腺到近端小肠的分泌增加，在连续动态图像上，小肠腔内的液体信号增加并逐渐到达肠腔远端。在促胰液素刺激期间，随着胰管内的分泌物增加，主胰管可能会稍微扩大。促胰液素刺激研究中，可以观察到的异常变化包括外分泌功能丧失，导致小肠腔内液体减少或移动缓慢；胰管狭窄或其他胰管内阻塞病变导致的远端主胰管明显扩张；与胰管相通的囊性病变增大[4]。

腺泡化是指在促胰液素刺激的 MRCP 检查中，外源性促胰液素引起主胰管两侧 T2WI 信号增加（图 1）。在腺泡细胞对促胰液素反应充分的情况下，如果胰液不能自由进入十二指肠，就可能发生腺泡化[3]。这一现象最早在 ERCP 中描述，见于 ERCP 检查时对比剂充盈量超过胰管容积时，并与 ERCP 术后胰腺炎的发生率增高有关[5]。微量的腺泡化可以看作是正常胰腺对促胰液素反应的一部分。然而，Oddi 括约肌功能障碍、胰管狭窄引起的壶腹梗阻、壶腹肿瘤或结石等梗阻性病变或胰腺分裂患者的胰管内压力升高，可能会发生强烈的腺泡化现象[3]。

本例患者被诊断为壶腹狭窄。

教学重点

Oddi 括约肌功能障碍、胰管狭窄引起的壶腹梗阻、壶腹肿瘤或结石等梗阻性病变或胰腺分裂患者的胰管压力增加时，可能会出现明显的腺泡化。

参考文献

1. Manikkavasakar S, AlObaidy M, Busireddy KK, Ramalho M, Nilmini V, Alagiyawanna M, et al. Magnetic resonance imaging of pancreatitis: an update. World J Gastroenterol. 2014;20(40):14760–77. doi:10.3748/wjg.v20.i40.14760.
2. Sanyal R, Stevens T, Novak E, Veniero JC. Secretin-enhanced MRCP: review of technique and application with proposal for quantification of exocrine function. AJR Am J Roentgenol. 2012;198(1):124–32. doi:10.2214/AJR.10.5713.
3. Sandrasegaran K, Bodanapally U, Cote GA, Benzinger S, Patel AA, Akisik FM, et al. Acinarization (parenchymal blush) observed during secretin-enhanced MRCP: clinical implications. AJR Am J Roentgenol. 2014;203(3):607–14. doi:10.2214/AJR.13.11414.
4. Tirkes T, Sandrasegaran K, Sanyal R, Sherman S, Schmidt CM, Cote GA, et al. Secretin-enhanced MR cholangiopancreatography: spectrum of findings. Radiographics. 2013;33(7):1889–906. doi:10.1148/rg.337125014.
5. Manes G, Di Giorgio P, Repici A, Macarri G, Ardizzone S, Porro GB. An analysis of the factors associated with the development of complications in patients undergoing precut sphincterotomy: a prospective, controlled, randomized, multicenter study. Am J Gastroenterol. 2009;104(10):2412–7. doi:10.1038/ajg.2009.345.

病例 95 慢性胰腺炎 Frey 手术后改变

Steven P. Rowe
罗先富 译 叶 靖 校

临床病史

女性，65 岁，反复发作重症胰腺炎，手术治疗后。

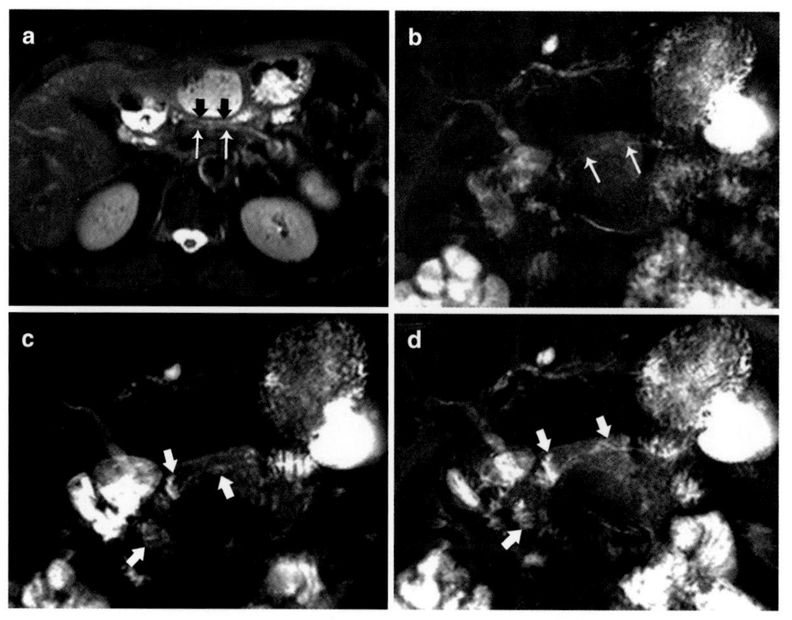

图 1

影像表现

MRI T2WI 脂肪抑制横断位图像显示主胰管（图 1a，细箭头）与空肠肠襻（图 1a，粗箭头）平行，两者非常接近。磁共振胆胰管成像（MRCP）冠状位图像显示注射促胰液素前的主胰管（图 1b，箭头）。在注射促胰液素后 1 min（图 1c，箭头）和 4 min（图 1d，箭头）后，可同时看到空肠肠袢增加的液体信号。

鉴别诊断

Frey 手术后改变，瘘管。

诊断

Frey 手术后改变。

讨论

慢性 / 复发性胰腺炎患者可能需要手术来控制症状。有多种手术方法可供选择，包括胰十二指肠切除术、保留十二指肠的胰头次全切除术（Beger 手术）、胰头部分切除术（包括 Santorini 管）和沿主胰管全长的胰肠吻合术（Frey 手术）。从胰十二指肠切除术到 Frey 手术，术式的改进降低了手术侵入范围。由于基础病（慢性 / 复发性胰腺炎）是良性的，Frey 手术取得了满意的结果[1-3]。最近的一项荟萃分析回顾了共包含 800 多名患者的多项研究，发现大多数患者在 Frey 手术后疼痛缓解，术后发病率低于胰十二指肠切除术或 Beger 手术[4]。

对于有顽固性疼痛的慢性胰腺炎患者，如果影像检查发现结石或炎性肿块阻塞导致的胃十二指肠动脉左侧胰管弥漫性扩张（＞ 1 cm），则适合接受 Frey 手术治疗。图 1 显示了典型的 Frey 手术后表现，有证据显示胰腺与空肠纵向侧侧吻合，胰液能自由流入空肠，而且没有吻合口渗漏[2]。

教学重点

对于有顽固性疼痛的慢性胰腺炎患者，如果影像检查发现结石或炎性肿块阻塞导致的胃十二指肠动脉左侧胰管弥漫性扩张（＞ 1 cm），则适合接受 Frey 手术治疗。

参考文献

1. Frey CF, Smith GJ. Description and rationale of a new operation for chronic pancreatitis. Pancreas. 1987;2(6):701–7.
2. Hafezi-Nejad N, Singh VK, Johnson SI, Makary MA, Hirose K, Fishman EK, et al. Surgical approaches to chronic pancreatitis: indications and imaging findings. Abdom Radiol (NY). 2016;41(10):1980–96. doi:10.1007/s00261-016-0775-y.
3. Rossi RL, Rothschild J, Braasch JW, Munson JL, ReMine SG. Pancreatoduodenectomy in the management of chronic pancreatitis. Arch Surg. 1987;122(4):416–20.
4. Zhou Y, Shi B, Wu L, Wu X, Li Y. Frey procedure for chronic pancreatitis: evidence-based assessment of short- and long-term results in comparison to pancreatoduodenectomy and Beger procedure: a meta-analysis. Pancreatology. 2015;15(4):372–9. doi:10.1016/j.pan.2015.05.466.

病例 96 自身免疫性胰腺炎伴胰管消失

Satomi Kawamoto
罗先富 译 叶 靖 校

临床病史

老年男性，无痛性黄疸，伴体重减轻。

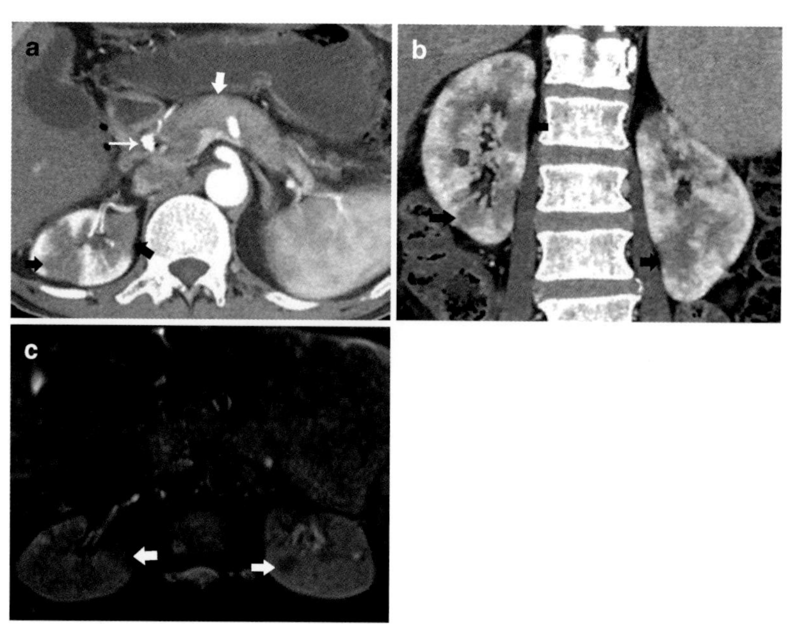

图 1

影像表现

CT 增强动脉期横断位图像显示胰腺弥漫性增大，小叶轮廓消失，胰腺裂消失（图 1a，粗箭头）。胆总管支架留置（图 1a，细箭头）。主胰管未见显示。右肾见低强化病灶（图 1a，黑色箭头）。CT 增强静脉期冠状位图像显示双肾多发低强化病变（图 1b，箭头）。MRI T2WI 横断位图像显示双肾多发低信号病变（图 1c，箭头）。

鉴别诊断

自身免疫性胰腺炎（IgG4 相关性淋巴浆细胞硬化性胰腺炎），淋巴瘤，胰腺转移瘤，伴有肾盂肾炎的胰腺导管腺癌。

诊断

自身免疫性胰腺炎累及肾（IgG4 相关性硬化性疾病）。

讨论

自身免疫性胰腺炎是一种特殊类型的慢性胰腺炎，其特征是腺体有大量 IgG4 阳性浆细胞浸润和纤维化，可导致器官功能障碍[1-2]。大多数自身免疫性胰腺炎病例的血清 IgG4 水平升高[2]。

已有研究表明，IgG4 相关性硬化性疾病可发生在不同的器官[3]，包括胰腺、胆管、胆囊、肾、腹膜后、肠系膜、甲状腺、涎腺、泪腺和眼眶、肺、纵隔、淋巴结和胃肠道，上述器官可同时受累或单独发病[2]。胰腺外器官受累是诊断自身免疫性胰腺炎的重要依据。

自身免疫性胰腺炎可弥漫性或局限性累及腺体。胰腺弥漫性增大伴胶囊状低密度边缘是自身免疫性胰腺炎的特征性 CT 表现。胰周脂肪常可见少量渗出[2, 4]。在 MRI 上，胰腺受累区域在 T1WI 呈低信号，在 T2WI 呈轻度高信号[2]。

自身免疫性胰腺炎中，导管周围的组织纤维化可引起主胰管弥漫性狭窄[2, 5-6]（图 1a）。未扩张的胰管通过肿块样异常信号区域，称为“胰管穿透征”，对于诊断自身免疫性胰腺炎具有高度特异性和准确性[7]。

约 1/3 的自身免疫性胰腺炎患者可见肾受累[1, 8]。肾实质受累典型表现为小的外周皮质结节、圆形或楔形病变或弥漫性斑片状受累。肾周软组织、肾窦内软组织结节、肾盂壁弥漫性增厚是少见的肾实质外表现[1]。肾实质病变在 CT 增强早期表现为典型的低密度（图 1a 和 b）。MRI 上，肾病变在 T1WI 呈等信号或低信号，在 T2WI 呈低信号（图 1c），增强扫描轻度强化，DWI 显示弥散受限[9]。

IgG4 相关性硬化性疾病患者尽管可自愈，但使用皮质激素通常有显著疗效，可在几周内改善胰腺形态和功能[2]，然而停止或减少激素使用后则容易复发[2]。

教学重点

自身免疫性胰腺炎患者主胰管由于导管周围纤维化而弥漫性狭窄。

参考文献

1. Takahashi N, Kawashima A, Fletcher JG, Chari ST. Renal involvement in patients with autoimmune pancreatitis: CT and MR imaging findings. Radiology. 2007;242(3):791–801. doi:10.1148/radiol.2423060003.
2. Vlachou PA, Khalili K, Jang HJ, Fischer S, Hirschfield GM, Kim TK. IgG4-related sclerosing disease: autoimmune pancreatitis and extrapancreatic manifestations. Radiographics. 2011; 31(5):1379–402. doi:10.1148/rg.315105735.

3. Kamisawa T, Funata N, Hayashi Y, Eishi Y, Koike M, Tsuruta K, et al. A new clinicopathological entity of IgG4-related autoimmune disease. J Gastroenterol. 2003;38(10):982–4. doi:10.1007/s00535-003-1175-y.
4. Kawamoto S, Siegelman SS, Hruban RH, Fishman EK. Lymphoplasmacytic sclerosing pancreatitis (autoimmune pancreatitis): evaluation with multidetector CT. Radiographics. 2008;28(1):157–70. doi:10.1148/rg.281065188.
5. Irie H, Honda H, Baba S, Kuroiwa T, Yoshimitsu K, Tajima T, et al. Autoimmune pancreatitis: CT and MR characteristics. AJR Am J Roentgenol. 1998;170(5):1323–7. doi:10.2214/ajr.170.5.9574610.
6. Sahani DV, Kalva SP, Farrell J, Maher MM, Saini S, Mueller PR, et al. Autoimmune pancreatitis: imaging features. Radiology. 2004;233(2):345–52. doi:10.1148/radiol.2332031436.
7. Choi SY, Kim SH, Kang TW, Song KD, Park HJ, Choi YH. Differentiating mass-forming autoimmune pancreatitis from pancreatic ductal adenocarcinoma on the basis of contrast-enhanced MRI and DWI findings. AJR Am J Roentgenol. 2016;206(2):291–300. doi:10.2214/AJR.15.14974.
8. Khalili K, Doyle DJ, Chawla TP, Hanbidge AE. Renal cortical lesions in patients with autoimmune pancreatitis: a clue to differentiation from pancreatic malignancy. Eur J Radiol. 2008;67(2):329–35. doi:10.1016/j.ejrad.2007.07.020.
9. Zaheer A, Halappa VG, Akshintala VS, Singh VK, Kamel IR. Renal lesions in autoimmune pancreatitis: diffusion weighted magnetic resonance imaging for assessing response to corticosteroid therapy. JOP. 2013;14(5):506–9. doi:10.6092/1590-8577/1400.

第七部分

导管异常：局限性导管异常

病例 97 共同管过长

Kristin K. Porter
罗先富 译 万 芸 校

临床病史

年轻女性，急性胰腺炎反复发作。

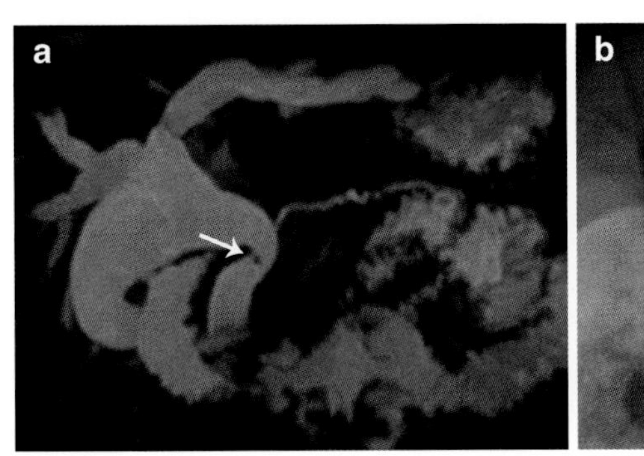

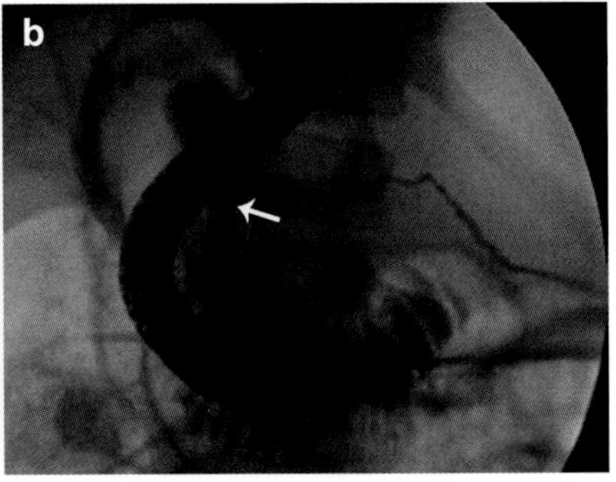

图 1

影像表现

磁共振胰胆管造影（MRCP）最大密度投影（MIP）冠状位图像显示胰管引流至胆总管中段（图 1a，箭头）。ERCP 图像显示主胰管与胆总管于 Oddi 括约肌上方 25 mm 处汇合（图 1b，箭头）。两幅图像均可显示胆总管扩张。

鉴别诊断

共同管过长并胆总管囊肿。

诊断

共同管过长并胆总管囊肿。

讨论

60% ～ 80% 的人主胰管和胆总管汇合形成共同管；20% ～ 40% 的人主胰管和胆总管分别开口于十二指肠降段[1]。共同管的长度约为 1 ～ 14 mm（平均长度为 4.5 mm），管径约为 3 ～ 5 mm[1]。共同管过长（long common channel，LCC）是指十二指肠外胰胆管汇合异常，共同管长度大于或等于 15 mm（图 1 和 2）。文献报道 LCC 的发生率为 1.6% ～ 3.2%，然而由于部分患者是无症状而未被发现[1]，因此发病率可能被低估。

日本学者 Komi 根据胆总管与主胰管的汇合角度以及是否出现 LCC 扩张，提出胰胆管汇合异常的分型[2]（图 3）。Ⅰa 型和Ⅰb 型，胆总管和主胰管之间夹角为 90°，Ⅰb 型伴 LCC 扩张。Ⅱa 型和Ⅱb 型，胆总管和主胰管之间夹角为锐角，Ⅱb 型伴 LCC 扩张。Ⅲ型伴胰腺分裂[3]。

Oddi 括约肌由三个单独的平滑肌束组成，可以防止胰液反流到胆总管。而在 LCC 患者中，主胰管和胆总管的汇合发生在括约肌之外，导致胰液反流到胆道系统[4]（图 2，弯箭头）。正常情况下，胰管内压力大于胆总管，因而会加重反流。

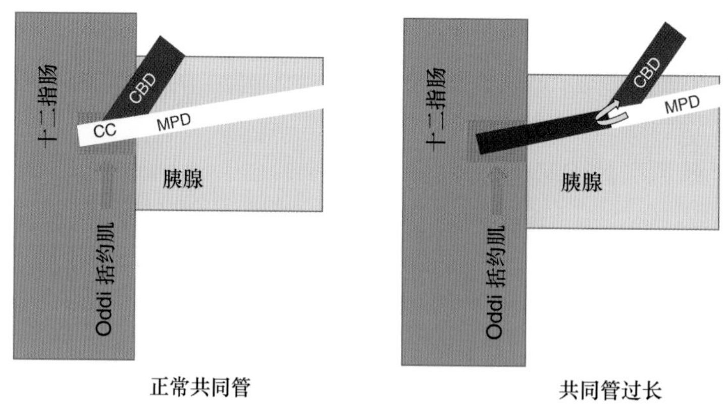

图 2　正常共同管与共同管过长（LCC）解剖示意图。MPD，主胰管；CBD，胆总管；CC，共同管

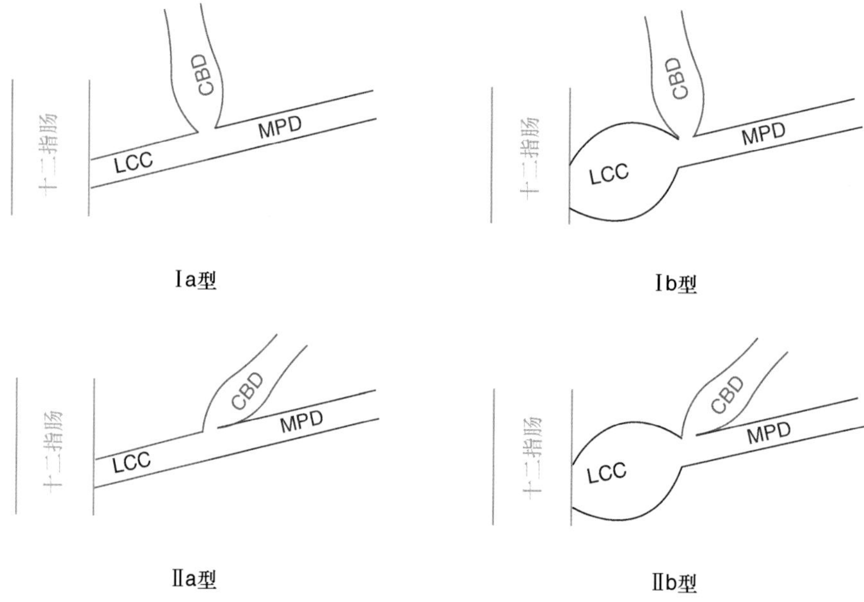

图 3　胰胆管汇合异常 Komi 分型Ⅰ型和Ⅱ型。CBD，胆总管；LCC，共同管过长；MPD，主胰管

30%～100% 的胆总管囊肿患者存在 LCC。现普遍认为，因胆道上皮直接接触胰酶使胆管壁受损，从而引起胆总管囊肿[3, 5]。此外，因胆道暴露在胰液下可导致慢性炎症和化生，所以 LCC 也是胆道囊肿内癌和胆囊癌的诱因[1, 3]。胆囊癌更常发生于没有胆总管囊肿的情况下。胰酶蓄积、存储在胆囊和胆总管囊肿内，使这些部位的上皮细胞更多地接触了胰酶。LCC 还与肝纤维化有关，可能与类似反流机制相关。考虑到发生肝纤维化和继发恶性肿瘤的风险增加，LCC 应尽早切除。图 1 所示患者行腹腔镜胆总管囊肿切除术并 Roux-en-Y 重建术。病理显示胆总管囊肿为慢性炎症而无恶性肿瘤。

教学重点

共同管过长为十二指肠外的胰胆管汇合异常，共同管长度≥ 15 mm，与胆总管囊肿形成有关。

参考文献

1. Nagi B, Kochhar R, Bhasin D, Singh K. Endoscopic retrograde cholangiopancreatography in the evaluation of anomalous junction of the pancreaticobiliary duct and related disorders. Abdom Imaging. 2003;28(6):847–52.
2. Komi N, Takehara H, Kunitomo K, Miyoshi Y, Yagi T. Does the type of anomalous arrangement of pancreaticobiliary ducts influence the surgery and prognosis of choledochal cyst? J Pediatr Surg. 1992;27(6):728–31.
3. Soares KC, Arnaoutakis DJ, Kamel I, Rastegar N, Anders R, Maithel S, et al. Choledochal cysts: presentation, clinical differentiation, and management. J Am Coll Surg. 2014;219(6):1167–80. doi:10.1016/j.jamcollsurg.2014.04.023.
4. Mortele KJ, Rocha TC, Streeter JL, Taylor AJ. Multimodality imaging of pancreatic and biliary congenital anomalies. Radiographics. 2006;26(3):715–31. doi:10.1148/rg.263055164.
5. Kim MJ, Han SJ, Yoon CS, Kim JH, Oh JT, Chung KS, et al. Using MR cholangiopancreatography to reveal anomalous pancreaticobiliary ductal union in infants and children with choledochal cysts. AJR Am J Roentgenol. 2002;179(1):209–14. doi:10.2214/ajr.179.1.1790209.

病例 98 胰腺分裂伴背侧胰管囊肿

Kristin K. Porter
罗先富 译 万 芸 校

临床病史

老年男性，急性胰腺炎反复发作。

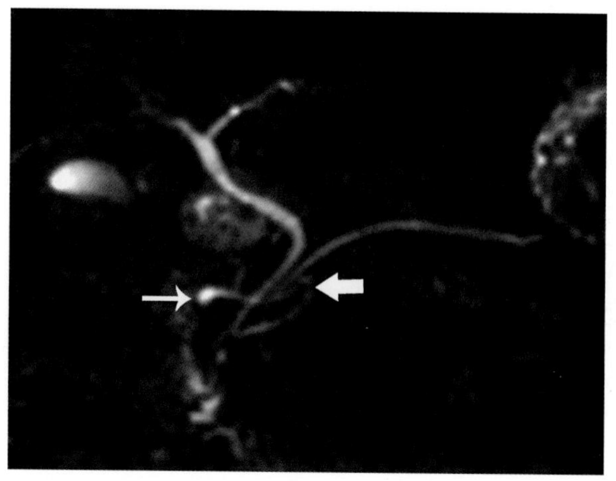

图 1

影像表现

磁共振胰胆管造影（MRCP）T2WI 冠状位图像显示胰腺分裂，可见背侧胰管（Santorini 管）和腹侧胰管（Wirsung 管）。背侧胰管管径大，与主胰管相连，末端见小囊肿（背侧胰管末梢于副乳头处局部扩张）（图 1，细箭头）。腹侧、背侧胰管之间有一小管连接，与不完全胰腺分裂一致（图 1，粗箭头）。

鉴别诊断

不完全胰腺分裂。

诊断

不完全胰腺分裂伴背侧胰管囊肿（3 型）。

讨论

妊娠第 7 周，腹侧、背侧胰管在形成胰颈的区域融合。融合后的胰管近端或上游部分（位于背胰的体尾部）称为主胰管。如果背侧胰管远端或融合点下游胰管持续存在，则称为副胰管（Santorini 管）（图 2）。副胰管通常引流入副乳头。在胰头后部或融合点下游（腹胰），主胰管与 Wirsung 管汇合，引流至大乳头[1]。

5% ～ 10% 的人在发育过程中出现背侧、腹侧胰管的融合异常，导致胰腺分裂[2]。当腹侧、背侧胰管完全没有融合时，就出现经典的 1 型胰腺分裂（图 3），这是胰腺分裂最常见的类型，70% ～ 80% 的病例为此型。1 型胰腺分裂中，Santorini 管引流背胰至副乳头，而 Wirsung 管引流腹胰至大乳头。胆总管与 Wirsung 管在大乳头汇合。2 型胰腺分裂，腹侧胰管（Wirsung 管）缺如，胰腺完全通过背侧胰管（Santorini 管）引流至副乳头，只有胆总管引流至大乳头。3 型胰腺分裂不完全，背侧胰管（Santorini 管）和腹侧胰管（Wirsung 管）之间可有非常细小的胰管相连，并在大乳头处与胆总管汇合[2]（图 1 和图 5）。

多数胰腺分裂患者无症状或不引起疾病，部分患者表现为急性胰腺炎反复发作或不明原因的慢性腹痛。这些症状被认为与副乳头水平的导管相对性阻塞和由此引起的胰液分泌后压力增加有关。腔内压力的增加和远端管壁的薄弱也被认为是背侧胰管囊肿的病因[3]。背侧胰管囊肿是指背侧胰管远端靠近副乳头处的扩张（图 4 和 5）。与胰腺分裂相似，大多数背侧胰管囊肿患者通常无症状。

约 1/3 的胰腺分裂患者会发生背侧胰管囊肿，促胰液素增强 MRCP 是最好的诊断手段[3-5]。背侧胰管囊肿与胰管相似，在促胰液素的作用下管径可增大。背侧胰管囊肿也见于不完全或细分支胰腺分裂（图 1 和图 5）。在没有胰腺分裂时，背侧胰管囊肿极

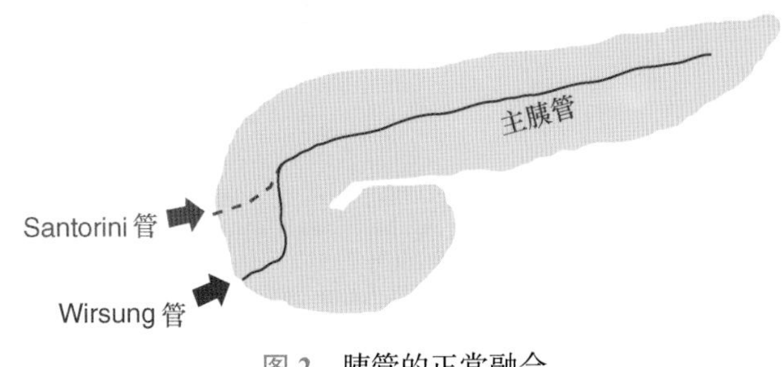

图 2　胰管的正常融合

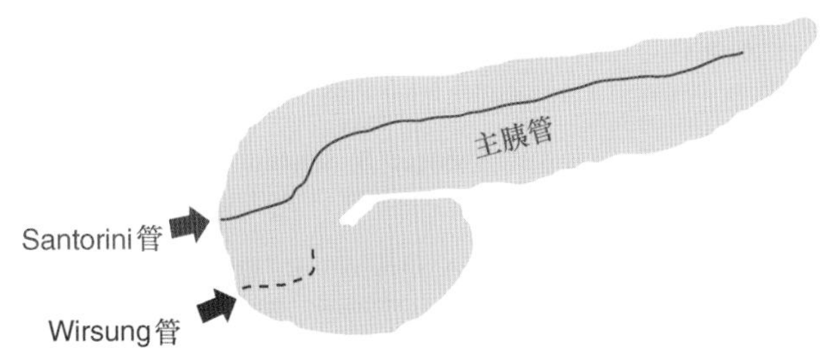

图 3　经典型或 1 型胰腺分裂

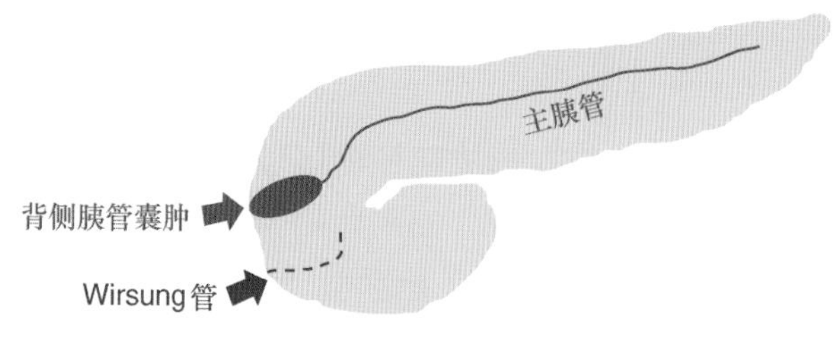

图 4 1 型胰腺分裂与背侧胰管囊肿

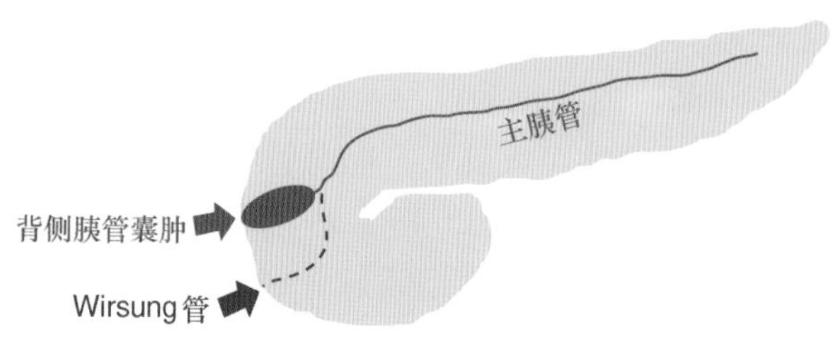

图 5 3 型不完全或细分支胰腺分裂与背侧胰管囊肿

其罕见，主要见于亚洲人群[6]。

胰腺分裂治疗方式都是副乳头括约肌切开术，与是否合并背侧胰管囊肿无关，影像随访显示主胰管和背侧胰管囊肿均缩小[6]。此外，接受副乳头括约肌切开术的患者也可改善临床症状，减少腹痛，特别是急性胰腺炎发作减少。

教学重点

背侧胰管囊肿是背侧胰管远端靠近副乳头处扩张，可能会导致部分胰腺分裂患者出现反复发作的急性胰腺炎或不明原因慢性腹痛。

参考文献

1. Mortele KJ, Rocha TC, Streeter JL, Taylor AJ. Multimodality imaging of pancreatic and biliary congenital anomalies. Radiographics. 2006;26(3):715–31. doi:10.1148/rg.263055164.
2. Morgan DE, Logan K, Baron TH, Koehler RE, Smith JK. Pancreas divisum: implications for diagnostic and therapeutic pancreatography. AJR Am J Roentgenol. 1999;173(1):193–8. doi:10.2214/ajr.173.1.10397125.
3. Manfredi R, Costamagna G, Brizi MG, Spina S, Maresca G, Vecchioli A, et al. Pancreas divisum and "santorinicele": diagnosis with dynamic MR cholangiopancreatography with secretin stimulation. Radiology. 2000;217(2):403–8. doi:10.1148/radiology.217.2.r00nv29403.
4. Sandrasegaran K, Cote GA, Tahir B, Ahmad I, Tann M, Akisik FM, et al. The utility of secretin-enhanced MRCP in diagnosing congenital anomalies. Abdom Imaging. 2014;39(5):979–87. doi:10.1007/s00261-014-0131-z.
5. Tirkes T, Sandrasegaran K, Sanyal R, Sherman S, Schmidt CM, Cote GA, et al. Secretin-enhanced MR cholangiopancreatography: spectrum of findings. Radiographics. 2013;33(7):1889–906. doi:10.1148/rg.337125014.
6. Boninsegna E, Manfredi R, Ventriglia A, Negrelli R, Pedrinolla B, Mehrabi S, et al. Santorinicele: secretin-enhanced magnetic resonance cholangiopancreatography findings before and after minor papilla sphincterotomy. Eur Radiol. 2015;25(8):2437–44. doi:10.1007/s00330-015-3644-0.

病例 99 环形胰管

Kristin K. Porter
罗先富　译　万　芸　校

临床病史

男性，43 岁，腹痛。

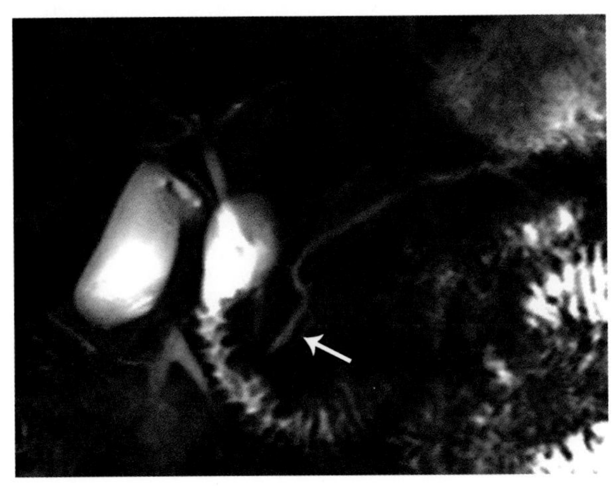

图 1

影像表现

磁共振胰胆管造影（MRCP）冠状位图像显示一环形胰管（图 1，箭头）连接主胰管（Wirsung 管）和副乳头，呈拱形引流至十二指肠副乳头。

鉴别诊断

胰腺分裂，重复胰管，部分重复胰管。

诊断

环形胰管。

讨论

Ansa 在拉丁语中是“把手”的意思，在此病例中，指一个环形的管道或分支。环形胰管中，背侧胰管闭锁，被起自主胰管的弯曲胰管所取代，先向下走行，然后向上转弯，终止于副乳头（图 1 和 2）[1]。胰管的大多数解剖变异都有胚胎学基础。早在妊娠前 3 个月，胚胎发生的第 4 周，十二指肠内胚层的腹侧和背侧出现胚芽[1-3]。妊娠第 7 周时，腹侧芽旋转至十二指肠后方，并在胰颈区与背侧芽融合。背侧芽形成胰腺的体尾部和胰头的前部。腹侧芽形成胰头的后部。腹侧芽和背侧芽均参与形成钩突。主胰管主要由腹侧胰管（Wirsung 管）通过大乳头引流（图 3）。腹-背侧融合胰管的近端（下端）部分背侧胰管称为 Santorini 管或副胰管，通过副乳头引流。在 30% 的人中，Santorini 管不再与副乳头相连，因此，Santorini 管相当于主胰管的一个分支（图 4）[3]。

腹侧和背侧胰管的融合以及背侧胰管的退化导致胰管解剖结构可能发生多种变异。胰腺分裂是最常见的变异，见于 5% ～ 10% 的人，但也有其他更罕见的胰管变异，如环形胰管[4]。在胰腺分裂中，主胰管通过副乳头引流，腹侧胰腺经短的 Wirsung 管引流至大乳头（图 5）。

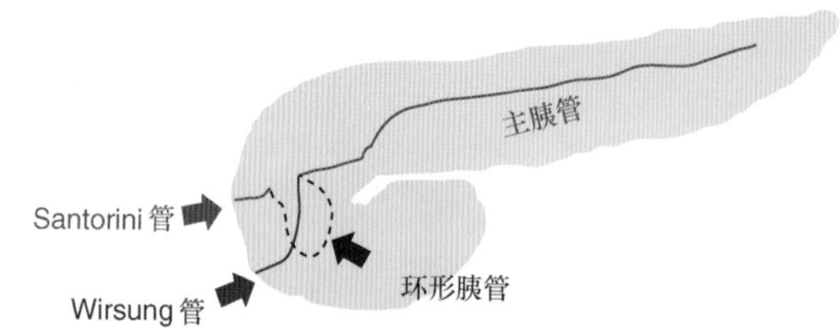

图 2　环形胰管。主胰管通过环形导管连接背侧胰管（Santorini 管）和腹侧胰管（Wirsung 管），主要经副乳头引流

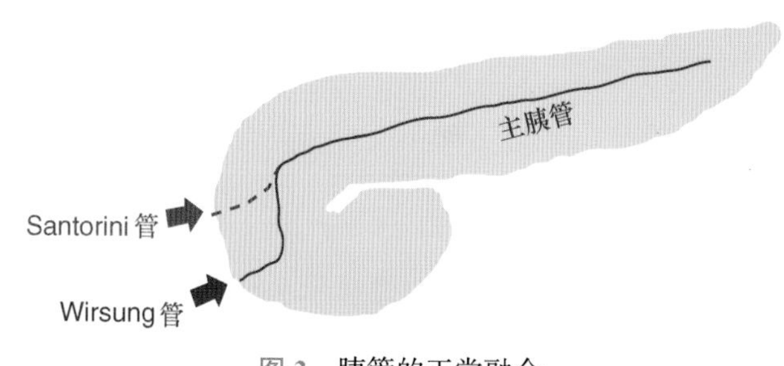

图 3　胰管的正常融合

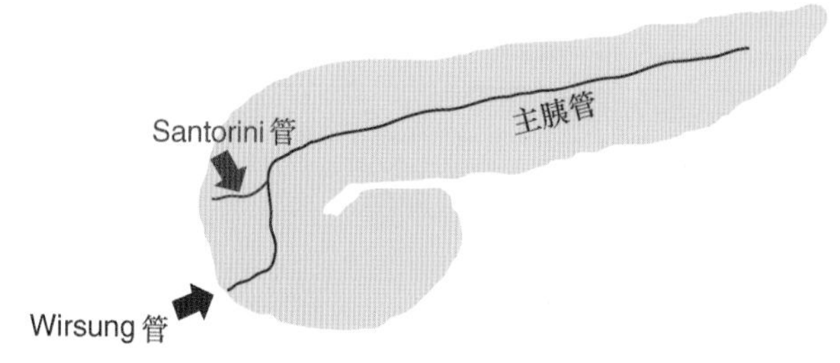

图 4　Santorini 管不与副乳头相连，即形成主胰管的一个分支

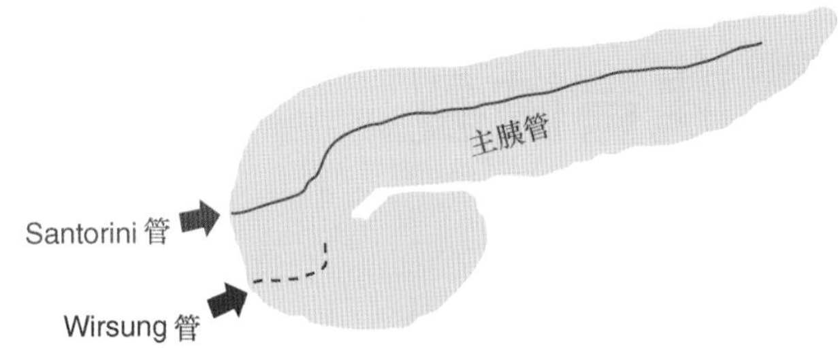

图 5 经典胰腺分裂

虽然大多数胰管变异在临床上无症状，多因内镜或影像学检查偶然发现，但大量证据表明，这些胰管变异使患者反复发生胰腺炎的风险增加[1]。胰腺分裂和环形胰管可导致导管系统相对阻塞，导致副乳头分泌后压力升高，而环形胰管的弧状形态可能使压力进一步增高。对于有症状的胰腺分裂和环形胰管，副乳头括约肌切开术是经典的治疗方式，可减小主胰管腔内压力，影像随访显示其管径缩小。其他治疗方法包括副乳头支架置入或注射肉毒杆菌毒素。

教学重点

环形胰管是胰腺导管的一种解剖变异，背侧胰管（Santorini 管）闭锁，代之为由主胰管发出的弯曲导管，先向下走行，而后向上转弯，终止于副乳头。

参考文献

1. Jarrar MS, Khenissi A, Ghrissi R, Hamila F, Letaief R. Ansa pancreatica: an anatomic variation and a rare cause of acute pancreatitis. Surg Radiol Anat. 2013;35(8):745–8. doi:10.1007/s00276-013-1103-7.
2. Alexander LF. Congenital pancreatic anomalies, variants, and conditions. Radiol Clin N Am. 2012;50(3):487–98. doi:10.1016/j.rcl.2012.03.006.
3. Mortele KJ, Rocha TC, Streeter JL, Taylor AJ. Multimodality imaging of pancreatic and biliary congenital anomalies. Radiographics. 2006;26(3):715–31. doi:10.1148/rg.263055164.
4. Yu J, Turner MA, Fulcher AS, Halvorsen RA. Congenital anomalies and normal variants of the pancreaticobiliary tract and the pancreas in adults: Part 2, pancreatic duct and pancreas. AJR Am J Roentgenol. 2006;187(6):1544–53. doi:10.2214/AJR.05.0774.

病例 100 胰管破裂

Kristin K. Porter
罗先富 译 万 芸 校

临床病史

女性，54 岁，急性坏死胰腺炎及顽固性胰周积液。

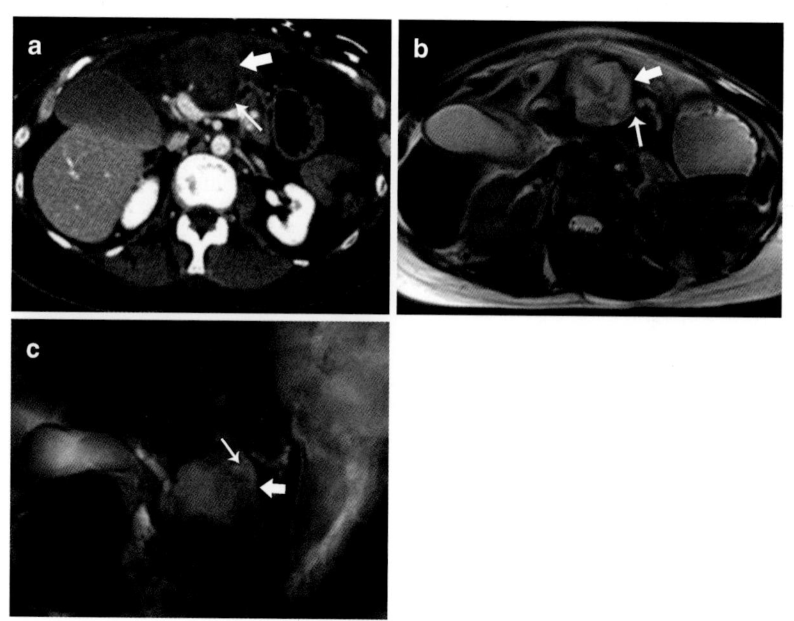

图 1

影像表现

CT 增强横断位图像显示胰周高密度积液（图 1a，粗箭头），似与主胰管相通（图 1a，细箭头）。相同层面的 MRI T2WI 横断位图像显示积液（图 1b，粗箭头）与扩张的主胰管相通（图 1b，细箭头）。磁共振胰胆管造影（MRCP）冠状位图像显示大量积液（图 1c，粗箭头）与扩张的主胰管远端后部相通（图 1c，白色细箭头）。在胰头部可见正常管径的主胰管（图 1c，黑色细箭头）。

鉴别诊断

胰腺坏死伴导管破裂，导管内乳头状黏液性肿瘤（IPMN）。

诊断

急性胰腺炎导管破裂。

讨论

胰管中断或破裂（DPD）多为坏死性胰腺炎的并发症，也可见于腹部外伤、慢性胰腺炎或胰腺手术后[1-2]。典型表现是因胰管上皮和管壁坏死，导致一段有功能的远端胰腺持续性漏出胰液、液体积聚或断端瘘形成。

DPD 患者通常表现为胰腺或胰腺周围无法吸收的积液或假性囊肿、持续性胰瘘、胰源性腹水、局部胰腺组织坏死，上述征象可以并存。DPD 的诊断可延迟至 9 个月，部分原因是放射科医师未能识别相关的系列影像征象[2]。虽然大多数胰周积液采用保守治疗或导管引流，但这些策略在 DPD 的情况下可能无效或导致持续性胰瘘形成。因此，早期诊断 DPD 可降低并发症的风险[2]。

胰腺实质坏死范围大于 2 cm、坏死部位上游有正常的胰腺组织（向胰尾部），以及积液紧邻主胰管的患者应高度怀疑 DPD[1, 3]。如积液位于胰腺颈部，则高度提示 DPD。这是由于胰腺颈部区域血供来自胰外侧动脉分支，更容易发生缺血性坏死，而胰头和胰尾则分别由胰十二指肠动脉或脾动脉供血。

目前 DDP 的诊断标准是 ERCP，其可显示对比剂在 DPD 部位溢出。MRCP 侵入性较小，可作为排除 DPD 的诊断方式[4]，正越来越多地被采用[5]（图 1）。促胰液素刺激胰腺分泌，可以改善对胰管中断部位的检出，更好地显示胰管中断与积液相连。增强 MRI/MRCP 也可评估主胰管和胰腺实质，其软组织分辨率比增强 CT 更高。

由于 DPD 患者发生持续性胰瘘的风险较高，通常需要做长期胃空肠吻合、胰空肠吻合术或手术切除离断的存活胰腺节段。手术方式的选择取决于离断胰腺节段的大小，当离断节段较小时可行胰腺远端切除术[2]。

教学重点

由于胰管破裂可继发持续性胰瘘，因此，在对急性胰腺炎进行影像评价时应予以重视。

参考文献

1. Fischer TD, Gutman DS, Hughes SJ, Trevino JG, Behrns KE. Disconnected pancreatic duct syndrome: disease classification and management strategies. J Am Coll Surg. 2014;219(4): 704–12. doi:10.1016/j.jamcollsurg.2014.03.055.

2. Nadkarni NA, Kotwal V, Sarr MG, Swaroop Vege S. Disconnected pancreatic duct syndrome: Endoscopic Stent or Surgeon's Knife? Pancreas. 2015;44(1):16–22. doi:10.1097/MPA.0000000000000216.
3. Sandrasegaran K, Tann M, Jennings SG, Maglinte DD, Peter SD, Sherman S, et al. Disconnection of the pancreatic duct: an important but overlooked complication of severe acute pancreatitis. Radiographics. 2007;27(5):1389–400. doi:10.1148/rg.275065163.
4. Kamal A, Singh VK, Akshintala VS, Kawamoto S, Tsai S, Haider M, et al. CT and MRI assessment of symptomatic organized pancreatic fluid collections and pancreatic duct disruption: an interreader variability study using the revised Atlanta classification 2012. Abdom Imaging. 2015;40(6):1608–16. doi:10.1007/s00261-014-0303-x.
5. Tirkes T, Sandrasegaran K, Sanyal R, Sherman S, Schmidt CM, Cote GA, et al. Secretin-enhanced MR cholangiopancreatography: spectrum of findings. Radiographics. 2013;33(7):1889–906. doi:10.1148/rg.337125014.

病例 101 胰十二指肠切除术后吻合口狭窄

Kristin K. Porter
罗先富　译　万　芸　校

临床病史

男性，21 岁，胰十二指肠切除术后评估。

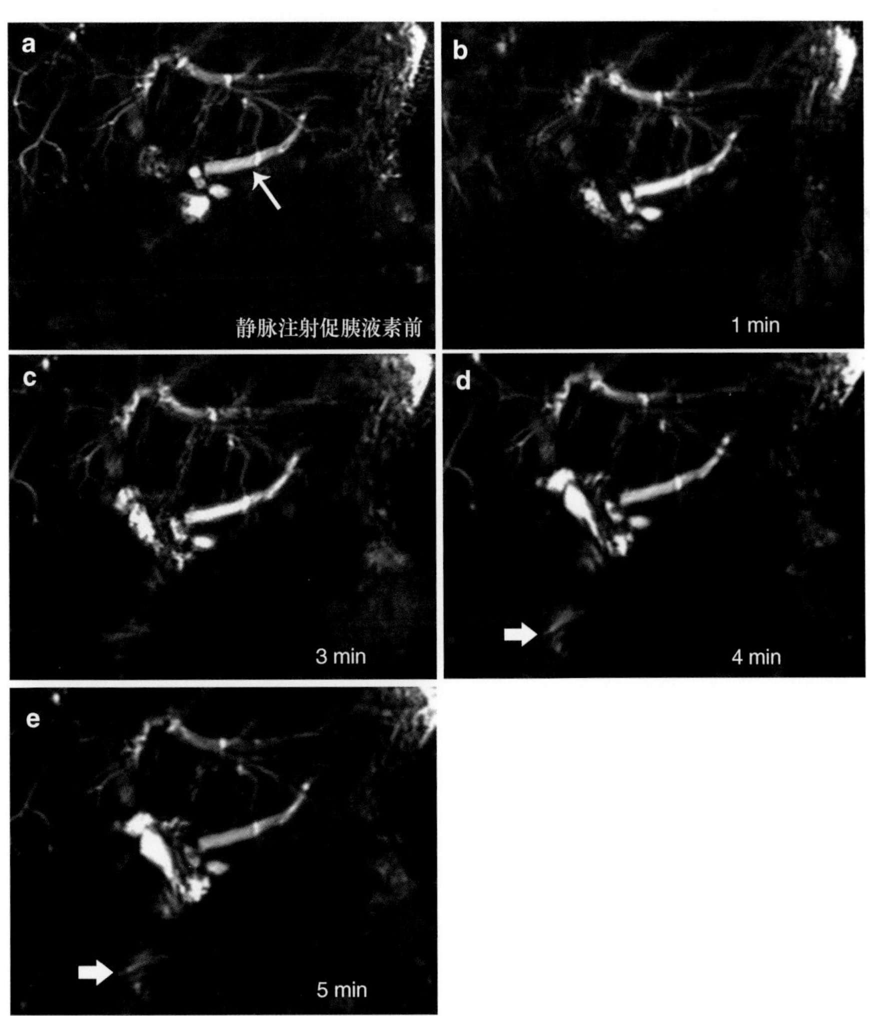

图 1

影像表现

以 0.2 μg/kg 剂量注射促胰液素后 5 min 内，斜冠状、脂肪抑制、重 T2 加权磁共振胰胆管造影（MRCP）图像显示胰管全程中度扩张（图 1a，细箭头），直至胰空肠吻合口，胰管管径在 5 min 内无明显变化。在 4 min 和 5 min 时空肠袢可见少量液体（图 1d、e，粗箭头）。

鉴别诊断

胰管梗阻，慢性胰腺炎。

诊断

胰肠吻合口狭窄。

讨论

胰空肠吻合术（pancreaticojejunostomy，PJ）手术部位的主胰管狭窄可能是胰十二指肠切除术的晚期并发症。这种狭窄可能导致患者出现相关症状，可能需要手术翻修吻合口部位。此外，吻合口狭窄患者也容易发生结石和分泌物淤积，加重主胰管梗阻。

通过合成的人促胰液素，可以进行胰腺的动态成像，得到主胰管和分支胰管影像，并对胰腺外分泌功能进行分级。促胰液素是一种含有 27 个氨基酸的肽，通常是在餐后由小肠细胞对酸性物质作出反应而自然产生的[1]。促胰液素受体位于胰腺的导管细胞和腺泡细胞上，促胰液素通过它刺激液体和碳酸氢盐的分泌。碳酸氢盐中和十二指肠的胃酸，从而“关闭”促胰液素的释放。促胰液素也可短暂增加 Oddi 括约肌的张力。

促胰液素通过分泌液体和碳酸氢盐引起胰管扩张，改善了 MRCP 成像中主胰管、副胰管（Santorini 管）和分支胰管的显示[2-4]。液体和碳酸氢盐通过增加胰管内的质子量来增加 MRI 信号，同时液体使胰管膨胀，从而改善了成像质量[3]。正常主胰管在促胰液素的作用下扩张 66%，并在注射后 3 ～ 5 min 出现峰值，在 10 min 内恢复到其基线直径[5]。而在慢性胰腺炎和胰管梗阻（与狭窄或结石有关，包括恶性或良性狭窄）中，可见主胰管扩张减轻。然而，需要注意的是，胰肠吻合术后没有狭窄或梗阻的患者，使用促胰液素后，胰管分支轻度扩张是常见的表现[1]。

胰腺分泌到十二指肠的液体量可以代表其碳酸氢盐的分泌量，从而可以对胰腺功能进行分级，肠液减少意味着胰腺外分泌功能障碍[5]。对于慢性胰腺炎或胰管梗阻患者，十二指肠的液体会延迟分泌或减少。

教学重点

促胰液素作用于胰腺导管细胞，分泌富含碳酸氢盐的液体到十二指肠，可以代表胰腺碳酸氢盐的分泌量，可评估胰空肠吻合口是否狭窄。

参考文献

1. Tirkes T, Sandrasegaran K, Sanyal R, Sherman S, Schmidt CM, Cote GA, et al. Secretin-enhanced MR cholangiopancreatography: spectrum of findings. Radiographics. 2013;33(7): 1889–906. doi:10.1148/rg.337125014.
2. Boninsegna E, Manfredi R, Ventriglia A, Negrelli R, Pedrinolla B, Mehrabi S, et al. Santorinicele: secretin-enhanced magnetic resonance cholangiopancreatography findings before and after minor papilla sphincterotomy. Eur Radiol. 2015;25(8):2437–44. doi:10.1007/s00330-015-3644-0.
3. Manfredi R, Costamagna G, Brizi MG, Spina S, Maresca G, Vecchioli A, et al. Pancreas divisum and "santorinicele": diagnosis with dynamic MR cholangiopancreatography with secretin stimulation. Radiology. 2000;217(2):403–8. doi:10.1148/radiology.217.2.r00nv29403.
4. Sandrasegaran K, Cote GA, Tahir B, Ahmad I, Tann M, Akisik FM, et al. The utility of secretin-enhanced MRCP in diagnosing congenital anomalies. Abdom Imaging. 2014;39(5):979–87. doi:10.1007/s00261-014-0131-z.
5. Sanyal R, Stevens T, Novak E, Veniero JC. Secretin-enhanced MRCP: review of technique and application with proposal for quantification of exocrine function. AJR Am J Roentgenol. 2012;198(1):124 32. doi:10.2214/AJR.10.5713.

索 引

B

包裹性坏死 48

C

肠系膜上动脉 9

D

导管内管状乳头状肿瘤 256
导管内乳头状黏液性肿瘤 111，116，246，252
短胰腺 66
多发导管内乳头状黏液性肿瘤（分支胰管型） 113

F

放射治疗 63

G

共同管过长 277
沟槽状胰腺炎 149
寡囊型浆液性囊腺瘤 93

H

环形胰管 283
混合型导管内乳头状黏液性肿瘤 252

I

Ishikawa 分型 12

J

急性胰腺炎 6，48
浆细胞瘤 28
浆液性囊腺瘤 87，91，239
局灶性慢性胰腺炎 81
局灶性自身免疫性胰腺炎 75
巨大淋巴结增生症（Castleman 病） 182

L

良性前肠囊肿 142
淋巴瘤 24

M

慢性胰腺炎 51，224，228
慢性胰腺炎囊性纤维化 226

N

囊内囊 104
囊性神经内分泌肿瘤 164
囊性纤维化 61
黏液性囊性肿瘤 96，98，241
黏液性囊性肿瘤伴浸润性癌 109
黏液性囊性肿瘤伴浸润性导管癌 101

P

脾静脉血栓 7

S

神经鞘瘤 30，148
生长抑素瘤 217
十二指肠憩室 161
实性假乳头状瘤 21，127，131，243
实性浆液性腺瘤 186
嗜酸性乳头状肿瘤 124

V

Von Hippel-Lindau 综合征 145

W

未分化多形性肉瘤 238
未分化脂肪肉瘤 36
胃泌素瘤 214
胃十二指肠动脉假性动脉瘤 185

X

腺鳞癌 15
腺泡细胞癌 18
腺泡细胞囊腺瘤 170
胶样癌 247
血管活性肠肽瘤 210

Y

胰肠吻合口狭窄　290
遗传性血色素沉着症　83
胰高血糖素瘤　219
胰管结石　264
胰管破裂　286
胰母细胞瘤　41
胰腺包裹性坏死　152
胰腺错构瘤　203
胰腺导管腺癌　228
胰腺动静脉畸形　202
胰腺分裂　280
胰腺假性囊肿　48，158
胰腺淋巴上皮囊肿　138
胰腺上皮样血管肉瘤　208
胰腺神经内分泌肿瘤　68，176，214，232
胰腺髓样癌　205
胰腺尾部裂　196
胰腺未分化癌　167
胰腺未分化肉瘤样癌　235
胰腺小脂肪瘤　134
胰腺异常腺泡化　268
胰腺脂肪化　61
胰腺脂肪浸润　59
胰腺转移瘤　39，56
异位脾（胰内脾）　189
异位胰腺　199
异位综合征　66

Z

脂肪瘤　33
脂肪肉瘤　36
转移性黑色素瘤　38
转移性上皮样血管肉瘤　208
自身免疫性胰腺炎　71，273